Dr ALEXANDRA DALU
En collaboration avec VALÉRIE DOMAIN
Préface de TEDDY RINER
Avant-propos de YANNICK ALLÉNO

LES 100 IDÉES REÇUES QUI VOUS EMPÊCHENT D'ALLER BIEN

Alimentation, Sommeil, Sport, Hormones, Intestin, Cerveau et Génétique : le guide santé pour tous

LEDUC

De la même auteure aux Éditions Leduc.s

Vive l'alimentation cétogène! avec Alix Lefief-Delcourt, 2016.

Suivi éditorial : Manuella Guillot
Maquette : PCA
Design de couverture : Antartik
Illustration : Freepik

Quatrième impression (mars 2024)
76, boulevard Pasteur
75015 Paris – France
ISBN : 979-10-285-0325-3
ISSN : 2427-7150

Sommaire

Préface

JE FAIS DU sport depuis l'âge de cinq ans. Enfant très actif, j'ai d'abord pratiqué tous les sports, sans limite. Il fallait que je bouge, que je me dépense, que je partage aussi avec mes camarades. Très tôt, j'ai senti que le sport ferait partie de mon équilibre de vie.

J'étais grand et mon corps semblait montrer des prédispositions dans plusieurs disciplines. J'ai eu la chance de pouvoir m'exprimer physiquement sans contrainte. Ni de quête absolue du haut niveau, ni de surentraînement. Du jeu, du plaisir aussi, de la bonne dépense physique, et ensuite – ensuite seulement – des résultats sportifs en compétition qui se sont avérés prometteurs.

Ma chance a été que mes parents m'ont laissé appréhender mon corps. Oui, j'ai pu faire beaucoup de sport même quand j'étais en pleine croissance. Oui, quand j'étais fatigué, c'était de passer trois heures au parc pour me défouler dont j'avais besoin et non pas de repos. Oui, aujourd'hui je m'autorise à ne pas manger obligatoirement lors d'une journée de compétition… Et pourtant que de mises en garde ai-je entendues sur tous ces sujets !

Aujourd'hui, garder mon corps au sommet de sa forme me demande travail et rigueur. Contrôler mon alimentation et mon hydratation fait partie de cette discipline. En développant mes routines alimentaires et en combattant les idées reçues, j'ai appris ce qu'il fallait boire ou manger et à quel moment. J'ai aussi pris l'habitude d'écouter mon corps et à ne pas le violenter avec des régimes alimentaires inadaptés ou un rythme de sommeil inapproprié.

Ce livre fait partie des ouvrages qui m'ont ouvert les yeux, un livre qui aide à combattre ces ***idées reçues*** que l'on transmet parfois de génération en génération et qui ne sont que rarement fondées.

Apprenez à connaître votre corps, il recèle des trésors inestimables.

Bonne lecture, et vive le sport !

TEDDY RINER
Judoka français, double champion olympique,
octuple champion du monde des poids lourds
et sportif le plus récompensé au monde
tout sport confondu

Avant-propos

« Bien manger est primordial et ne nécessite pas forcément de passer tout son temps en cuisine. Avec un peu d'imagination, de cœur à l'ouvrage et d'excellents produits – préférablement issus d'une filière courte et d'une agriculture biologique –, il est simple de varier et de rendre appétissants ses repas. De même, ne négligeons plus les sauces qui sont les liants généreux d'une assiette ; contrairement aux ***idées reçues***, elles peuvent aussi être légères et extrêmement digestes ! »

YANNICK ALLÉNO

« MIEUX VAUT PRÉVENIR que guérir. » Ce vieil adage me semble être on ne peut plus vrai à l'heure où de nombreuses maladies pourraient être évitées si le patient était suffisamment informé.

Car si l'on peut prévenir certaines pathologies, on peut aussi heureusement parfois les guérir.

Faire médecine, c'est vouloir transmettre aux autres, ses connaissances scientifiques à travers son expérience théorique et pratique pour leur bâtir une meilleure condition de vie.

Le médecin est en quelque sorte un architecte de la santé. Il cherche, avec la collaboration de son patient, la voie qui lui correspond le mieux, afin de répondre à ses quêtes de bien-être physique et psychologique.

Le médecin n'est pas seul : il est un étudiant à vie et pratique son art médical avec l'aide de son réseau professionnel, ses confrères et ses consœurs, chacun apportant une brique à la construction (car il s'agit bien de construire) d'un meilleur état de santé.

Aux patients et aux médecins de travailler ensemble pour rendre la prise en charge médicale et paramédicale la plus efficace possible, tout en gardant à l'esprit qu'une discipline de vie est une forme de liberté.

DR ALEXANDRA DALU

Introduction

« Le médecin du futur ne donnera pas de médicaments ; il formera ses patients à prendre soin de leur corps, à la nutrition et aux causes et à la prévention des maladies. »

Thomas A. Edison,
inventeur du phonographe, 1903

Dans notre monde industrialisé où le choix alimentaire rime avec abondance, où l'on est de plus en plus sédentaire, où l'on dort si mal et où hormones et génétique viennent changer la donne, préserver son capital santé relève du défi.

À l'heure où l'on cherche par tous les moyens à vivre mieux, plus longtemps, en voulant rester jeune, beau et en pleine forme, la triade « bien manger, bien dormir et bien bouger » prévaut.

Ce livre n'a pas pour but de remplacer la consultation médicale ni le traitement allopathique en relation avec la pathologie éventuelle du patient. C'est avant tout un guide avec des réponses claires à des questions que l'on se pose tous sur l'alimentation, le sport, le sommeil, les hormones, les rôles de l'intestin et du cerveau et la génétique, quels que soient son âge et son environnement. Un ouvrage dans lequel les connaissances scientifiques même vulgarisées trouvent leur place dans notre vie quotidienne.

Il est dédié à tous les hommes et les femmes qui se sentent concernés par leur poids, leur performance physique et mentale, leur image, leur santé et leur « bien-vieillir ».

Il y a aujourd'hui 347 millions de diabétiques dans le monde, 500 millions d'obèses dont 15 millions en France, un tiers de l'humanité en surpoids, et de plus en plus d'enfants et d'adolescents sont touchés. On parle d'épidémie d'obésité. Le problème de prise de poids a un impact sur toutes les comorbidités qui y sont liées… : les troubles du sommeil, l'infertilité, la dépression, les maladies hormonales, les pathologies cardio-vasculaires, les problèmes articulaires, les cancers, le diabète…

Sur le plan alimentaire, alors que de plus en plus de personnes semblent convaincues par l'intérêt de bien se nourrir, la malbouffe est omniprésente. Les leurres marketing et les pseudo-remèdes pour maigrir vite, et pas toujours bien, affluent. Nul besoin d'être un « top chef », de manger bio à tous les repas, de tomber dans l'orthorexie, de supprimer certains aliments si souvent bannis des régimes, ou encore de s'imposer des modes diététiques parfois ingérables socialement, et farfelues scientifiquement pour garder un poids stable. Nul besoin, non plus, d'être un athlète pour rester vigoureux et alerte.

Nous avons oublié d'écouter notre corps et nous le délaissons. Pourtant, il suffit parfois d'acquérir quelques notions simples en médecine quant au rôle et à l'impact de l'alimentation sur l'humeur, l'état de fatigue, la qualité du sommeil, le stress, la digestion, les allergies, les performances physiques et sportives, la qualité osseuse, la beauté de la peau, et comment booster son système immunitaire, pour aller mieux.

L'exercice physique reste l'une des clés pour garder un poids stable et un état général physique et psychique équilibré. Le fait de bouger est un traitement naturel, avec des effets sur l'équilibre neuro-hormonal impactant l'état de sommeil et le vieillissement mental et physique.

Les fausses idées sur la santé ne résistent pas aux preuves scientifiques et elles vous sont dévoilées ici pour votre plus grand plaisir. Sans tricher.

Ces 100 idées reçues peuvent se lire indépendamment les unes des autres, au gré de vos envies et de vos interrogations. Chacun et chacune pourront trouver ici des solutions simples et des réponses sérieuses à des questions légitimes. Afin de vous déculpabiliser et de vous simplifier la vie, pour vivre pleinement !

Alimentation

« Juliette a 32 ans. Elle est apparemment en forme, souriante, avenante. Mais on ne sait pas toujours du premier coup d'œil ce qui amène les patients à nous consulter, surtout quand ils ont bonne mine. Parfois, des traits fatigués, un surpoids, un teint gris, un visage creusé ou une lassitude visible nous permettent déjà d'envisager le pourquoi de leur venue. Mais dans le cas de Juliette, cela n'a rien d'évident.

D'ailleurs, elle ne s'en cache pas, son problème "n'est pas très important", mais il l'empêche de vivre pleinement. Depuis un an et demi, elle s'évertue à perdre cinq "petits" kilos sans que l'aiguille de la balance ne fléchisse. Elle a même davantage de cellulite qu'avant. Juliette n'a perdu qu'un kilo en un an, mais au prix de quels efforts ! Ni gras d'aucune sorte, ni crèmes, ni féculents, ni desserts : que de "l'allégé", de l'eau et des soupes. Et en pensant compenser le sucre des fruits, elle les avait supprimés afin de s'octroyer deux verres de vin par jour. Ça la fatigue, répète-t-elle, au sens propre comme au figuré.

Le plus difficile sera sans doute de lui faire admettre que, pour mincir, elle devra justement remanger ce qu'elle avait délaissé, que les féculents ne font pas grossir, qu'un peu de "bonne" graisse non plus ; mais qu'il faudra se contenter d'un seul verre de vin rouge et reprendre un fruit en dessert. Car tout est dans l'explication du rééquilibrage : qu'est-ce que le bon et le mauvais gras, comment associer les aliments, quand les déguster, pourquoi sont-ils pourvoyeurs d'énergie sans pour autant faire grossir… ?

Au-delà de l'alimentation, nous avons recherché le pourquoi du développement de sa cellulite et de ses tensions mammaires : sa pilule contraceptive est trop riche en œstrogène (favorisant la rétention d'eau). Une pilule plus rééquilibrée en progestérone permettra alors de réduire ces désagréments.

Puis, nous avons abordé l'exercice physique, primordial pour bien mincir en régulant les systèmes hormonaux, et décidé de reprendre le rythme avec un sport d'endurance régulier associé à des exercices de gainage: 3 × 10 minutes d'exercices par jour, matin, après le déjeuner et avant le dîner.

*Enfin, nous avons concocté le programme minceur idéal en remettant au goût du jour les pommes de terre (mais pas les chips ni les frites!), le riz basmati, les légumineuses, les oléagineux, les huiles d'olive, de noix et de colza, et un peu de beurre. Il est en effet important de retrouver des saveurs agréables en bouche, d'aimer prendre ses repas si l'on veut maigrir. Ainsi, comme elle a éradiqué de ses menus le chocolat qu'elle adore, je lui propose d'en recroquer quelques carrés de temps à autre au sein d'une collation ou en fin de repas afin de se lâcher un peu, d'aller vers le plaisir pour casser le cercle "frustration, culpabilité, punition, restriction et re-*craving*".

Elle ne boit qu'un jus d'orange au petit-déjeuner? Nous allons y ajouter de l'avoine, des œufs ou même de la dinde et du fromage car c'est un "bec salé". Si elle avait été un "bec sucré", je lui aurais conseillé un yaourt grec avec des fruits secs et des céréales complètes. Quand elle est pressée le matin, elle pourra se faire un shake *de boisson hyperprotéinée afin de ne pas se laisser tenter par le grignotage de 11 h.*

Pour le déjeuner, nous reprenons la recette gagnante: protéine, féculents, légumes, fruit, plus ou moins un laitage. Et, à l'heure du dîner, le même programme mais avec des portions plus petites. Nous avons bouclé notre dispositif avec des compléments alimentaires pour booster son énergie et quelques plantes pour l'aider à drainer son organisme.

Son énergie retrouvée, elle a apprécié de perdre doucement ses 4 kg. Doucement, car il aura fallu deux mois. Mais c'était primordial justement de s'en alléger sur le long terme car il ne s'agit pas de tomber dans le régime restrictif qui est fatalement abandonné au bout de quelques semaines car trop difficile physiquement et psychologiquement.

Juliette a ainsi retrouvé son "poids de forme" en remangeant plus qu'avant ! Mais mieux. Elle rêve déjà de perdre 2 kg de plus. Une mauvaise idée. En effet, à moins, justement, de conserver un régime strict associé à toujours davantage de sport tout au long de sa vie, l'exploit est difficilement tenable. Il est impératif de toujours retourner au poids que l'on a "tenu" le plus longtemps, pas moins. C'est la clé du bien-être. »

1

Consommer du gluten perturbe l'équilibre digestif et donc la santé

FAUX

La science n'est pas une mode ou une tendance, elle est raisonnée et prudente. Alors, attention aux rumeurs et aux amalgames car le sans gluten (*the No GLU*) est avant tout un beau succès marketing. En réalité, consommer les aliments qui en contiennent ne perturbe ni la santé ni l'équilibre digestif si l'on n'est pas atteint de maladie cœliaque ou d'allergie au gluten. Pour le savoir, il faut consulter un médecin puis réaliser des tests sanguins, une coloscopie et tout autre examen médical spécialisé qui, seuls, pourront poser un diagnostic.

Qu'est-ce que le gluten, qu'est-ce que le blé ? Le blé est une céréale qui contient des protéines, dont le gluten qui est un ensemble de protéines insolubles dans l'eau : les gliadines et les gluténines. Les autres protéines contenues dans le blé sont solubles dans l'eau et appartiennent aux albumines et globulines. Le gluten est présent dans de nombreuses céréales telles que le blé, kamut, épeautre, orge, seigle et un peu dans l'avoine qui contient de l'avénine similaire au gluten. Ces céréales sont récoltées et conservées dans des usines où le blé est présent, il y a alors transfert entre elles de leurs protéines, mais l'avoine peut, quand il est isolé de ces dernières, être dans certains cas toléré par des patients.

Les trois pathologies connues en rapport avec le gluten sont :

- La maladie cœliaque, maladie auto-immune, représente de 0,5 % à 1 % de la population mondiale, voire d'1 à 3 % pour la population du bassin sud-méditerranéen, très consommatrice de blé. Le mécanisme est immunologique. Un test sanguin très sensible et spécifique (anticorps antitransglutaminase) et une fibroscopie avec biopsie duodénale (atrophie villositaire) feront le diagnostic chez le patient, qui doit donc avoir une alimentation avec du gluten au moment des tests médicaux afin de ne pas biaiser les résultats.

  Elle affecte les hommes et les femmes, enfants ou adultes, et présente plusieurs degrés dans ses symptômes : trouble du transit et douleurs abdominales, fatigue chronique, migraines, infections, trouble de la croissance et, à un moindre degré, troubles de la digestion et malabsorption de micronutriments.

Elle peut donc être diagnostiquée très tardivement. Il y a également un contexte génétique d'hérédité. Le seul traitement est l'éviction du gluten à vie mais il doit être affirmé par ces diagnostics avant d'être recommandé au patient.

- L'allergie aux protéines de blé est rare. Elle s'exprime chez l'enfant, l'adolescent et l'adulte par des symptômes d'eczéma, d'urticaire, d'œdème de Quincke, voire un choc anaphylactique (choc allergique grave) avec perte de connaissance. Elle peut être découverte très tôt chez le nourrisson de l'âge de sept mois à un an lors de l'introduction des céréales avec gluten. Elle se manifeste par une symptomatologie digestive parfois associée à une cassure staturo-pondérale, soit un retard de croissance. La grande majorité de ces enfants guérissent naturellement vers l'âge de cinq ans grâce à un régime d'éviction du gluten.

  L'allergie peut aussi être découverte chez le grand enfant et l'adulte dans certains cas rares, associée à l'exercice physique sportif soutenu, après l'ingestion de blé. Une urticaire voire un état de choc peuvent apparaître après un entraînement d'au moins vingt-trente minutes. Cela correspond à une allergie retrouvée à l'oméga-5 gliadine, protéine du gluten. Le traitement conseillé est alors l'éviction du gluten dans les quatre heures précédant l'exercice physique.

  D'autres formes d'anaphylaxies au blé se rencontrent chez l'adolescent et l'adulte comme celle aux protéines solubles du blé (LTP) lors de la consommation de pizzas ou de certains pains spéciaux. Enfin, une forme particulière d'urticaire et d'allergie parfois sévères peut être liée à la sensibilisation au gluten désamidé. Il s'agit de gluten rendu soluble par hydrolyse chimique afin qu'il soit incorporé dans l'alimentation ou dans les cosmétiques. Il convient alors de faire là aussi des analyses spécifiques et le traitement sera encore une fois l'éviction de ces produits contenant du gluten.

- L'intolérance ou la sensibilité au blé n'est pas une allergie, c'est une incapacité à digérer les sucres du blé et non pas les protéines du blé cette fois. Ces sucres sont encore appelés fructanes ou oligosaccharides qui sont des fibres alimentaires. La symptomatologie de l'intolérance au blé est essentiellement digestive avec ballonnements, flatulences, gaz, alternance de diarrhées, selles molles ou constipation, et de douleurs abdominales post-ingestion d'aliments contenant du blé tels que biscuits, gâteaux, pizzas, pain blanc, seigle, orge… En résumé, ces fructanes arrivent dans le côlon et ne peuvent être dégradés, car les enzymes ne sont pas présentes pour le faire. Ces sucres sont fermentescibles et vont alors nourrir la flore bactérienne intestinale fermentative, elle-même gazogène, qui va alors se mettre à proliférer et faire augmenter cette symptomatologie digestive de type syndrome du côlon irritable.

  L'éviction du blé dans ce cas est bénéfique, mais il arrive très fréquemment que cette intolérance aux sucres du blé ne soit pas isolée et soit accompagnée d'une intolérance à d'autres sucres fermentescibles, les FODMAPS : oligosaccharides, disaccharides (lactose ou sucre des produits laitiers), monosaccharides (fructose) et polyols (sorbitol, mannitol, xylitol et maltitol).

Si ces sucres se retrouvent dans de nombreux aliments naturels tels que les crucifères (chou, chou-fleur, chou de Bruxelles, artichaut, asperge, légumineuses, salsifis), ils sont aussi présents dans les plats industriels préparés. Il ne suffit donc pas de réduire ses apports en blé, mais aussi en FODMAPS si tel est le cas.
Attention toutefois à ne pas les supprimer complètement : les consommer en petite quantité permet à l'organisme de s'y habituer et de pouvoir finalement les digérer. En effet, elles sont excellentes pour la santé du côlon.

Le +

Pour les individus atteints de maladie cœliaque, d'allergie et d'intolérance au blé, certaines céréales ne contiennent pas de gluten, comme le riz, le maïs ou le millet. D'autres graines comme le sarrasin et le quinoa en sont également exemptes. C'est aussi le cas des légumineuses (lentilles, petits pois, fèves, pois chiches, haricots rouges, blancs) et des tubercules (pommes de terre, manioc). Cela permet de redécouvrir quelques aliments délaissés...

2

Allergie et intolérance au lait, c'est la même chose

FAUX

IL NE FAUT pas confondre allergie aux protéines de lait et intolérance au lactose.

L'allergie aux protéines de lait de vache (APLV) concerne surtout le nourrisson et l'enfant jusqu'à l'âge de trois ans (2 à 3 % des nourrissons). L'APLV est la première allergie chez le nourrisson de moins d'un an, et la quatrième la plus fréquente après l'œuf de poule, l'arachide et le poisson chez l'enfant au-delà de cet âge. Elle guérit dans la majorité des cas (90 %) avant l'âge de six ans, même si elle peut persister chez environ 1 % des enfants scolarisés entre trois et quatorze ans. Elle demeure très rare chez l'adulte.

Ses symptômes sont multiples : eczéma, troubles digestifs (nausées, vomissements, diarrhées, reflux), urticaire, angio-œdème, rhinite, asthme, voire choc anaphylactique.

Le lait contient une quinzaine de protéines potentiellement allergisantes. Les plus connues sont les caséines et la bêta-lactoglobuline et alpha-lactabulmine. La forte sensibilisation aux caséines est associée à des APLV persistantes. Cette allergie peut être croisée avec le lait de chèvre et de brebis car leurs protéines sont très ressemblantes, et parfois même avec le soja d'origine végétale.

Le diagnostic d'APLV repose sur une histoire clinique compatible, des tests cutanés et biologiques de dosages d'IgE (immunoglobulines E) spécifiques que ce soit chez le nourrisson, l'enfant ou l'adulte.

Le traitement consiste en l'éviction du lait de vache et laitages et la substitution par un hydrolysat poussé de caséine ou de protéines du lactosérum. Dans certaines situations, il faut recourir à des formules d'acides aminés ou des hydrolysats de protéines de riz adaptés aux nourrissons.

L'éviction des produits laitiers est limitée dans le temps et stricte. Le but de cette éviction chez le nourrisson est de faciliter la restauration de la tolérance aux protéines de lait de vache, puis une réintroduction des aliments contenant des traces de protéines de lait est faite sous contrôle d'un médecin allergologue.

Si malheureusement, enfant ou adulte, l'allergie aux protéines de lait est confirmée par un diagnostic médical, tous les produits laitiers (vache, brebis, chèvre), donc lait, crème, yaourts, beurre, fromage, glaces… sont à éviter de façon plus ou moins stricte selon les degrés des symptômes. De nombreux produits alimentaires industriels contiennent des protéines de lait car elles donnent une texture et de la saveur. Pas d'inquiétude, la législation en vigueur stipule sa présence au consommateur.

Dans le cas d'une intolérance au lactose, ce n'est plus une allergie aux protéines de lait, mais une réaction qui correspond au sucre du lait des mammifères (vache, brebis, chèvre), les symptômes sont différents et sont principalement d'ordre digestif : ballonnements, flatulences, digestion difficile et troubles du transit. Ces symptômes sont la conséquence de la malabsorption du lactose. Non digéré, le lactose est utilisé par les bactéries coliques pour produire une fermentation dégageant des lactates et des gaz (hydrogène et gaz carbonique).

Ce glucide est digéré et détruit par une enzyme, la lactase, qui dégrade le lactose (disaccharide) en glucose et galactose, sucres facilement absorbés. Cette enzyme est fabriquée naturellement par l'épithélium intestinal en grande quantité chez le nourrisson et qui tend à diminuer à l'âge adulte. Environ 60 % des adultes de la population mondiale seraient intolérants au lactose.

La production de lactase à l'âge adulte est génétiquement déterminée. L'origine ethnique est importante dans ce cas, car la majorité de la population nord-européenne (80 %) produit une quantité de lactase suffisante pour une bonne digestion du lait, au contraire des populations méditerranéennes, africaines ou moyennes et extrême-orientales dont l'activité lactasique est inférieure ou égale à 10 % (alactasie physiologique).

Le diagnostic d'intolérance au lactose est confirmé par le test d'ingestion de 20 g de lactose pur chez l'adulte, suivi de la mesure de l'hydrogène expiré dans des laboratoires spécialisés.

Des moyens très simples, sans tomber dans l'éviction totale, sont à privilégier comme la consommation des fromages à pâte dure, pauvres en lactose, plutôt que des yaourts et le lait fermenté type kéfir et lassi. La consommation en petite quantité de lait ne pose généralement que peu de problèmes. La majorité des intolérants au lactose tolère 7 g de lactose (soit environ 145 ml de lait) par jour. La consommation de lait allégé en lactose doit être privilégiée. Des compléments alimentaires à base de lactase et de probiotiques (bonnes bactéries) aident à une meilleure digestion des produits laitiers riches en lactose et/ou aider leur digestion avec des compléments alimentaires à base de lactose.

Le +

L'éviction totale d'un aliment ne doit pas être prescrite sans diagnostic formel d'allergie et d'intolérance vérifiées par des tests médicalement validés. Votre médecin est alors votre meilleur conseiller.

L'origine ethnique est à notifier dans le dossier médical afin de déterminer avec votre médecin si elle peut être mise en cause dans une intolérance au lait avec ses symptômes digestifs, voire de prise de poids.

Si un bébé est découvert allergique aux protéines de lait de vache alors que son mode d'alimentation est l'allaitement maternel, il est conseillé à la mère de réduire sa consommation en produits laitiers, les molécules passant dans le lait maternel.

Les fromages dont l'affinage date d'au moins deux ans voient leurs protéines se dégrader dans le temps. Elles

→

sont également dénaturées par les levures présentes dans le fromage. Ainsi, il est possible pour certains allergiques de consommer du fromage très affiné en quantité modérée. D'autres allergiques aux protéines de lait peuvent même tolérer le fromage cuit des quiches, pizzas et gratins dont les allergènes ont été dénaturés par la cuisson à haute température. L'introduction de ces aliments doit se faire avec l'allergologue et après avoir effectué les explorations appropriées.

Si le diagnostic est plutôt une intolérance au sucre du lait, c'est-à-dire au lactose, ce dernier est lui aussi hydrolysé dans le temps lors de l'affinage du fromage. Les personnes intolérantes au lait pourront également consommer certains fromages affinés et du lait sans lactase (enzymes qui détruit le lactose) et/ou aider leur digestion avec des compléments alimentaires à base de lactose.

3

Boire du lait, c'est la même chose que consommer du fromage ou des yaourts

FAUX

On pourrait le penser, c'est vrai, car ils font partie de la famille des laitages. Mais leur digestion diffère en fonction de la nature moléculaire du lactose et des protéines du produit laitier.

En effet, le lait garde intacts le lactose et les protéines de lait. Tandis que dans les fromages – selon l'affinage – et dans les yaourts – selon le mode de préparation –, la dégradation du sucre du lait et de ses protéines est plus ou moins importante. De ce fait, fromages et yaourts seront beaucoup plus digestes que le lait. D'autant que chez les adultes, le lait peut être mal digéré par l'organisme car l'enzyme lactase est moins bien fabriquée. Bonne nouvelle, le calcium, lui, reste intact.

Mais l'origine ethnique joue un rôle non négligeable dans la digestion du lactose. Les Caucasiens, surtout les Scandinaves, et les Mongols par exemple conservent une quantité suffisante de lactase pour le digérer et ne présentent donc pas de symptômes digestifs (flatulences, douleurs abdominales) lors de sa consommation.

En résumé, ce qui est vrai pour les intolérants et les allergiques au lait l'est aussi pour les autres concernant le confort de digestion. Il serait dommage de s'en priver, car l'étude internationale MONICA (*Monitoring of trends and determinants of cardiovascular disease*, 1985-1995) a conclu que les produits laitiers font partie du régime cardio-vasculaire protecteur dans le cadre d'un régime de type crétois.

Préférer les fromages et les yaourts au lait est donc une bonne habitude alimentaire pour une meilleure digestion de ce type de produits. Un bémol toutefois : il faut surveiller l'apport sodé de certains fromages et éviter les fromages fondus (Carré frais®, La vache qui rit®, Kiri®) si la digestion du lait est déjà difficile, car ils sont très riches en lait (protéines et lactose).

Le bio est également conseillé afin d'avoir un maximum d'acides gras oméga-3 : les ruminants broutent de l'herbe ou sont nourris avec des céréales à base de lin riches en oméga-3, ce qui se répercutera sur les produits laitiers. CQFD.

Le +

Écouter son corps et consommer les produits que vous digérez bien est la première des attitudes à adopter. N'hésitez pas à demander conseil à votre fromager pour la durée d'affinage des fromages : plus l'affinage est long, plus les protéines et le sucre lactose se dégradent dans le temps, de même quand ils sont cuits. À titre d'exemples, les fromages affinés de type camembert sont peu riches en lactose et les fromages à pâte cuite comme la mimolette extra-vieille, le parmesan affiné deux ans et plus et le cantal extra-vieux sont moins riches en protéines allergènes. Enfin, choisissez vos yaourts nature (sans arômes, sans fruits ni sucres ajoutés) pour ne pas augmenter votre apport calorique. En effet, même un yaourt nature contient du sucre, le lactose. D'ailleurs, certains laits sont désormais allégés en lactose. Les laits fermentés de type kéfir riches en probiotiques sont aussi une bonne alternative au lait classique.

4

La meilleure source de calcium pour le corps, ce sont les produits laitiers

FAUX

POUR RAPPEL, LE calcium est l'élément minéral constituant essentiel (98 %) des os et des dents. Le calcium non osseux a, quant à lui, des fonctions neuromusculaires, un rôle majeur dans la contractilité cardiaque et la coagulation du sang.

S'il est vrai que les produits laitiers contiennent une bonne quantité de calcium et notamment certains fromages comme le parmesan, l'emmental, le gruyère, le beaufort, le comté, le roquefort et le lait, les yaourts, les petits-suisses, la crème fraîche et le beurre, de nombreux autres choix s'offrent à nous. On trouve du calcium dans les poissons. Il y en a aussi en belle quantité dans les crustacés, des moules aux huîtres en passant par les crevettes, le homard ou le poulpe. Le jaune d'œuf et la viande en contiennent également. Tout comme les algues, les lentilles, les haricots blancs, les pois chiches, les choux, les brocolis, les asperges, le soja, les fruits secs (amandes) sont des sources végétales intéressantes en termes d'apport calcique.

Et l'eau dans tout ça ? De nombreuses études montrent que ses apports en calcium sont tout aussi efficaces que le lait, que ce soit en termes de biodisponibilité (ce qui correspond à l'assimilation du nutriment présent dans un aliment, la matrice, dans l'organisme) qu'en termes d'absorption. En effet, une partie du calcium alimentaire ou de l'eau – environ 30 à 40 % – est absorbée. Tout comme 10 % du calcium végétal. Il faut donc varier ses sources alimentaires.

Certaines eaux riches en minéraux, en bouteille de 1,5 l, couvrent les apports journaliers recommandés en calcium (comme les marques Hépar®, Courmayeur®, Contrex®). Fait étudié et très intéressant, le calcium des eaux (tout comme le calcium pharmaceutique) freine l'hormone PTH (parathormone) et donc réduit la résorption (destruction) osseuse. On peut donc conseiller aux personnes de tout âge (sauf le bébé dont les reins ne sont pas prêts à recevoir des eaux trop minéralisées), ou allergiques et intolérantes au lait, de boire des eaux minérales en plus des aliments déjà cités.

Sans compter que le calcium a un rôle bénéfique dans la régulation de l'appétit et dans le métabolisme des graisses. Il permet leur élimination fécale. Une eau riche en calcium (l'eau n'apporte aucune calorie) devient indispensable dans le cadre d'un rééquilibrage alimentaire pour perdre de la masse grasse. Il permet de réduire la masse adipeuse abdominale chez les adultes et les enfants.

Ce qui nous amène aux régimes amaigrissants. Attention, lorsque ceux-ci sont très stricts, ils entraînent des carences en calcium. Il faut penser à faire doser son taux de vitamine D qui permet son absorption intestinale. On conseille par ailleurs aux plus récalcitrants au lait de maintenir une petite consommation de produits laitiers, comme du beurre bio par exemple contenant de l'acide myristique et qui permet l'absorption de la vitamine D et donc, indirectement, celle du calcium.

Enfin, attention si vous êtes un gros consommateur de café, de sel, de sodas et boissons énergisantes, mais aussi d'alcool, car tout cela augmente la fuite du calcium par les reins (c'est-à-dire par voie urinaire) et donc une possible insuffisance en calcium avec, à long terme, un risque d'ostéoporose. C'est aussi le cas du stress, qui en élevant le taux de l'hormone cortisol, fait fuir le calcium par les reins, alors détendez-vous !

La quantité journalière recommandée varie en fonction de l'âge et du sexe. Pour un adulte, l'apport nutritionnel de référence est en moyenne de 700 mg de calcium par jour. Il est plus important chez les enfants et adolescents en pleine croissance pour la constitution de leur capital osseux, les femmes enceintes et allaitantes, les anorexiques, les adultes souffrant d'ostéoporose, les femmes ménopausées sans traitement hormonal substitutif (car le traitement protège la masse osseuse) et les seniors. Selon l'étude SUVIMAX, 59 % des femmes en âge de procréer et, selon l'ANSES (Agence nationale de sécurité sanitaire de l'alimentation, de l'environnement et du travail), 75 % des femmes ménopausées et celles qui suivent un régime amaigrissant, ont des apports en calcium inférieurs à ceux recommandés. Donc réhabilitez le calcium à table, dans votre assiette, mais aussi dans votre verre d'eau !

Le +

Concrètement,

- un verre de lait (écrémé ou pas) apporte environ 150 mg de calcium,
- une portion d'emmental 360 mg,
- une portion de roquefort (brebis) 180 mg,
- un yaourt 175 mg,
- une portion de beurre 3 mg,
- une portion de poisson, de crustacés, de viande et deux œufs apportent 50 à 100 mg de calcium,
- les sardines en boîtes 600 mg,
- 1 litre d'eau minérale (Hépar®) 500 mg.

5

Quand on a une gastro-entérite, il faut manger des yaourts, c'est un pansement gastrique

FAUX

Rappelons pour commencer ce qu'est une gastro-entérite, terme souvent employé y compris lorsqu'on est seulement victime d'une méchante indigestion... La gastro-entérite est une infection du système digestif qui cause nausées et/ou vomissements, crampes abdominales et diarrhée.

Quelle que soit son origine infectieuse bactérienne, virale ou parasitaire, les microbes en cause altèrent la muqueuse intestinale. Cette dernière présente des microvillosités (bordure en brosse : genre de pics de brosse ou de peigne) qui contiennent les ganglions mésentériques responsables à 80 % du système immunitaire protecteur de l'organisme.

Cette muqueuse digestive, quand elle est en bonne santé, est intègre. C'est donc une barrière étanche, hermétique au passage des allergènes et des toxines provenant de l'alimentation. Lors d'une infection, les cellules de l'intestin, les entérocytes, sont altérées et la barrière en brosse devient alors poreuse, et les toxines passent dans le sang. Ce phénomène fait perdurer l'infection. De plus, les bonnes bactéries appartenant à la flore dite commensale sont par ailleurs moins nombreuses car détruites par l'infection elle-même et par les antibiotiques éventuellement prescrits, qui ne font pas la différence entre les bonnes et les mauvaises bactéries liées à l'infection.

Maintenant, faut-il manger des yaourts pour aller mieux, comme on l'entend ici et là ? Lors d'une gastroentérite, l'enzyme de dégradation du lait, la lactase produite par les entérocytes des microvillosités se retrouve à des taux diminués : on parle d'hypolactasie transitoire.

Il apparaît donc logique que tous les produits laitiers contenant naturellement du lactose (lait, fromage, yaourts) sont contre-indiqués pendant cette période. En effet, la lactase n'étant plus suffisamment présente, elle ne peut plus scinder et hydrolyser (ou dégrader) le sucre lactose en glucose et galactose, et donc le lactose va s'accumuler dans la lumière digestive et provoquer une rétention d'eau… aggravant ainsi la diarrhée.

Mieux vaut donc abandonner cette idée de se jeter sur tout ce qui est laitages dans le frigo en cas de gastro !

Le +

Si, dans tous les cas, il faut consulter un médecin en cas de soupçon de gastro-entérite, il existe pour les bébés et les enfants des produits de réhydratation Adiaril® et des poudres d'hydrolysat de lait qui peuvent la contrer. Chez l'adulte, il faut boire beaucoup d'eau, très minéralisée, plate ou gazeuse, et manger des produits alimentaires liquides donc solubles et plus digestes. Les aliments riches en fibres (fruits, oléagineux, légumes) sont à éviter pour ne pas aggraver la diarrhée. Évitez les piments, la moutarde, le vinaigre, l'alcool et le tabac qui sont des irritants pour la muqueuse digestive.

En revanche, le riz et les pommes de terre, les protéines animales hachées (poissons et viandes blanches), les carottes et les compotes de pommes et de coings riches en pectine sont conseillés.

6

Manger et consommer bio, ça fait maigrir

FAUX

AUJOURD'HUI, TOUT PEUT être bio. Et pas seulement ce qui fait maigrir : chocolat, desserts, biscuits, gâteaux, glaces, jus, fromages bio ont envahi nos rayons au supermarché. D'ailleurs, il n'a pas pour vocation de promouvoir l'amincissement. En effet, le bio a surtout pour but de consommer plus sain, doublé d'une vision écologique des procédés de production alimentaire et d'élevage. Pourtant, il a pris une telle ampleur en termes de demande de la population (avec un intérêt économique non négligeable pour la grande distribution) qu'il s'organise avec les mêmes critères que la production alimentaire industrielle non bio, selon un mode de production à grande échelle, intensive et rentable. On peut donc être en droit de s'interroger sur la véracité d'un rendez-vous bio 100 % garanti.

La culture biologique n'est pas exempte de pesticides même si ces derniers sont utilisés en moindre quantité ; elle n'est pas indemne des pluies transportant des résidus de polluants dans les sols et dans l'air. Sans compter que les fermes bio sont parfois voisines d'autres non bio, les contaminations par les polluants existant bel et bien.

De plus, depuis les résultats d'études récentes sur les conséquences des polluants appelés « perturbateurs endocriniens » (bisphénol A, phtalates, composés bromés), qui délivrent des œstrogènes, des mesures internationales de contrôle sont prises par des organismes tels que l'OCDE (Organisation de coopération et de développement économiques). L'OCDE étudie les niveaux des effets néfastes des substances suspectées être des perturbateurs endocriniens, afin d'établir des normes sécuritaires quant aux produits de consommation. Certains aliments en contiennent plus que d'autres, d'où le principe de diversification d'apport et de monotonie à éviter dans ses menus, plus que la consommation bio en elle-même.

C'est pour cette raison que l'ANSES exerce des missions de veille sanitaire et de nombreux travaux d'évaluation de risques sur la présence de toxiques dans l'industrie, l'agriculture et les biens de consommation.

Si consommer bio est appliqué dans le cadre d'un régime amaigrissant, il n'est pas indispensable ni suffisant à sa réussite. Cependant, on conseille aux individus ayant une hypersensibilité aux effets des œstrogènes de consommer bio afin de limiter certaines conséquences endocrinologiques défavorables provoquées par ces hormones en excès: rétention d'eau, cellulite, dérèglements hormonaux et métaboliques pourvoyeurs de prise de poids.

On déconseille également aux femmes enceintes et allaitantes, et sous pilule œstro-progestative, ainsi qu'aux nourrissons et aux enfants (garçons et filles) en pleine croissance de ne pas augmenter leur dose d'œstrogène avec ces polluants endocriniens qui ont pour conséquence sur la santé un risque tératogène, des kystes sur les ovaires et les seins, des dysménorrhées (troubles des règles), des migraines, des troubles de la fécondité, une puberté précoce, un risque accru de cancer hormono-dépendant (seins, endomètre, prostate, testicules)...

Si manger bio ne fait pas maigrir, on peut considérer d'un point de vue socio-psychologique qu'une volonté d'adopter une démarche bio s'inscrit dans le choix d'une hygiène de vie globale, qui considère que faire du bien à la planète, c'est aussi se faire du bien. Et se faire du bien, c'est quelque part surveiller son poids. Ainsi, la valeur sécurisante et rassurante des partisans du «manger bio» pour guérir ou maigrir aura un effet positif indéniable sur l'individu: convaincu, il mangera mieux, plus varié et en moindre quantité et aura donc tendance à être plus mince.

Le +

Les produits alimentaires issus de la culture biologique peuvent s'avérer très intéressants pour certaines personnes souffrant d'intolérances alimentaires et

→

d'allergies multiples, pour les femmes enceintes et les patients en cours de traitements lourds mais aussi pour les fumeurs. Cela ne peut que réduire les substances nocives ingérées...
En revanche, culture bio ne veut pas dire sans allergènes ! Une personne allergique au gluten le sera également au blé biologique ; il en est de même pour les allergiques au lait quant aux produits laitiers bio.

7

Contre les polluants, on ne peut rien faire

FAUX

SYNTHÉTIQUES OU NATURELS, les polluants sont partout. Ils proviennent de l'air pollué, de la nourriture, de l'eau, des éventuels traitements médicamenteux et des produits que l'on utilise au quotidien (cosmétiques, produits ménagers, jouets). Mais faut-il s'en inquiéter ? En effet, la plupart des toxines sont naturellement détruites au sein de l'organisme puis éliminées par les émonctoires tels que les poumons, le foie, les reins, les intestins et la peau. Par ailleurs, des normes réglementaires de sécurité en limitent les seuils.

Les polluants alimentaires sont certainement à l'heure actuelle l'inquiétude majoritaire du consommateur. L'alimentation contient divers résidus de pesticides et d'engrais, de métaux lourds et de médicaments utilisés par les vétérinaires et les agriculteurs.

Toutefois, les pesticides qui sont un mélange chimique qui tue les contaminants naturels des aliments tels que les insectes, les parasites, les bactéries et les champignons, nuisibles pour les cultures mais aussi pour le consommateur, sont introduits intentionnellement pour nous protéger des intoxications alimentaires. De même, la peur infondée du génie génétique, fruit de la biologie moléculaire humaine, permettant l'obtention d'OGM, est à relativiser. En effet, ces OGM améliorent certaines variétés de plantes cultivées et leur protection, ce qui permet de réduire l'utilisation des pesticides, et de protéger certains insectes non nuisibles pour les cultures… Rappelons que la transgenèse est l'un pilier de l'industrie pharmaceutique.

Le problème majeur réside dans la teneur des polluants. Les études montrent que les pesticides peuvent être toxiques pour l'organisme, voire responsables de pathologies hormonales et cancérigènes à haute dose ou à exposition chonique.

Soyons rassurés, les pesticides, engrais, métaux lourds, médicaments, édulcorants, additifs, et autres contaminants externes à l'aliment, sont contrôlés par des organismes d'experts selon des normes scientifiques codifiées et réglementées. L'autorisation d'utilisation de ces derniers se fait après de nombreuses phases de tests sur des animaux et leurs seuils sont évalués selon le principe des évaluations de dose journalière acceptable non toxique. Cependant, il est admis qu'il existe des impacts à court et long termes selon le mode de consommation plus ou moins monotone, donc de la dose ingérée, du sexe et de l'âge – les enfants étant les plus vulnérables, tout comme le fœtus chez la femme enceinte et les patients en cours de traitement. Il existe également une sensibilité propre individuelle.

Notons que les polluants ne proviennent pas toujours des engrais et pesticides, mais peuvent venir s'ajouter à un aliment lors de sa production, de son emballage ou bien encore lors de son traitement culinaire avec sa cuisson.

Fait intéressant, chez l'homme, le tissu adipeux (masse graisseuse) sert de protecteur de l'organisme face aux polluants organiques persistants (POP). En effet, les adipocytes les stockent évitant leur diffusion vers d'autres organes. Malheureusement, ce stockage peut s'avérer dangereux à long terme si l'accumulation s'intensifie. La graisse devient alors une source interne continuelle de libération chronique de toxines. Ce stock de toxines produit une inflammation de bas grade, à l'origine d'insulino-résistance, de production de masse graisseuse, de diabète, d'obésité et d'infertilité. Les deux exemples bien connus sont retrouvés chez des agriculteurs en surpoids car soumis à de fortes doses de pesticides, et dans l'étude ADIPOTOX qui montre la libération des toxines dans le sang après une perte de poids importante (– 70 kg) en post-chirurgie bariatrique (traitement de l'obésité) de patients obèses. Donc attention aux épisodes de yoyo puisque lors de la perte de poids, il y a « relarguage » de toxines provoquant alors des petites intoxications aiguës entraînant fatigue, tendinites, maux de tête, et ce plus sévèrement encore si le poids de la masse graisseuse perdue est élevé.

Limiter sa prise de poids s'avère ainsi une « technique » de non-stockage endogène de polluants.

Les polluants sont partout disions-nous : non seulement on peut les retrouver dans notre alimentation, mais aussi dans notre maison *via* les produits ménagers et d'entretien, les jouets pour enfants, les vêtements sortis du pressing, et les produits utilisés en cosmétique tels que vernis, parfum, gel douche, dentifrice, déodorant, crème, savon, mousse à raser, shampoing… les plus fréquemment retrouvés étant les parabènes et les phtalates.

En attendant, on peut, à notre échelle, agir sur la gestion de consommation des polluants en diminuant leur utilisation, en diversifiant l'apport alimentaire au quotidien et en favorisant leur destruction physiologique par notre corps. Il est donc possible de « contrer » les polluants en variant les légumes, féculents, céréales, fruits et autres végétaux, ainsi que les protéines animales. Consommer plus de produits frais et, quand il se peut, biologiques est un bon principe de base pour une meilleure santé. On peut donc s'aider de compléments alimentaires à base de chélateurs de métaux lourds (antioxydants naturels) tels que les algues spiruline et chlorelle.

Le +

Quelques exemples de toxines retrouvées au sein de l'alimentation, on ne stoppe donc pas leur consommation, mais on la modère : du plomb et du cadmium dans l'alcool, le pain, les pommes de terre et les produits de panification sèche ; de l'arsenic dans le café ; de l'aluminium également dans ce dernier, mais aussi dans l'eau,

→

le lait, les pâtes, les gâteaux et pâtisseries ; du mercure dans le thon ; des dioxines dans le babeurre, beurre, fromages, poissons ; des sulfites dans le vin ; de l'acrylamide dans les biscuits, frites, pommes de terre sautées, chips, café...

L'organisation environnementale américaine à but non lucratif EWG (*Environmental Working Group*) répertorie les aliments les plus chargés en résidus de pesticides tels que les pommes, fraises, raisins (donc le vin), raisins secs, céleri, pèches, nectarines, concombres, pommes de terre, tomates cerise, épinards, poivrons et piments. Ces derniers, s'ils ne sont pas bio, sont alors à éplucher. On évitera de consommer ces aliments en même temps et en grande quantité, afin de ne pas surcharger son organisme en polluants, au risque d'effets toxiques aigus plus ou moins sévères tels que des réactions similaires à des allergies avec urticaire, démangeaisons, toux, conjonctivite, irritation de la gorge, migraine, crampes musculaires, douleurs abdominales, nausées et diarrhées.

Selon l'EWG, les moins pollués sont l'avocat, l'oignon, l'ananas, le maïs, le chou, les brocolis, les petits pois, la papaye, le kiwi, la pastèque, le melon, les mandarines, les oranges et pamplemousses, les mangues, les asperges, les aubergines, les champignons, les patates douces et radis. Consommez-les fréquemment en les associant aux autres, afin de compenser les apports en toxines.

8

Prendre des compléments alimentaires riches en vitamines, c'est indispensable pour être en forme

FAUX

LE COMPLÉMENT ALIMENTAIRE a un rôle de supplément. Il complète un régime alimentaire équilibré pour pallier certaines carences et déficits éventuellement retrouvés chez un patient, tout en apportant un « plus » physiologique à l'apport alimentaire qui n'est pas toujours optimisé.

Ainsi, si l'état de santé général est bon et les repas riches et variés, le complément alimentaire à base de vitamines n'est pas nécessaire pour être en forme. Il est d'ailleurs rare à l'heure actuelle d'être carencé dans les pays industrialisés. Toutefois, le médecin évalue, au cas par cas, l'utilité et le bénéfice à prescrire et à conseiller un complément à son patient. En ce qui concerne le complément alimentaire à base de plantes, une prescription médicale adaptée est vivement recommandée afin d'éviter les interactions et effets secondaires possibles en phytothérapie.

Le complément alimentaire a une définition réglementaire depuis le 15 avril 1996 qui a été repris par la directive européenne de 2002 : ce sont « des denrées alimentaires dont le but est de compléter le régime alimentaire normal et qui constituent une source concentrée de nutriments ou d'autres substances ayant un effet nutritionnel ou physiologique seuls ou combinés, commercialisés sous forme de doses destinées à être prises en unités mesurées de faible quantité ».

Leur marché est en pleine expansion et représente un chiffre d'affaires de plusieurs milliards d'euros. En 2013, un adulte français sur cinq et un enfant sur dix en consomment régulièrement selon l'étude INCA-2 (étude individuelle nationale des consommations alimentaires) menée par l'ANSES.

Le complément alimentaire n'est pas un médicament, cependant une dose réglementaire quotidienne à ne pas dépasser est à respecter pour chaque principe actif retrouvé dans ces produits, car, contrairement à ce que l'on pense, leur consommation n'est pas anodine et des effets négatifs tels que surdosages, effets secondaires et interactions avec des médicaments en cours de traitement peuvent survenir. Il existe d'ailleurs depuis l'arrêté du 9 mai 2006 une liste des substances nutritionnelles autorisées pouvant être employées dans la fabrication des compléments alimentaires (vitamines, minéraux, acides aminés, antioxydants, polyphénols, acides gras essentiels et extraits de plantes). L'ANSES a mis en place en 2010 un dispositif national de nutrivigilance qui recense les effets indésirables liés aux compléments alimentaires comme les allergies et les troubles digestifs.

Dans certains cas, les compléments alimentaires sont même strictement déconseillés.

Les produits à base de bêta-carotène à forte dose ne doivent pas être consommés par les fumeurs pour qui le risque de cancer du poumon est alors accru. On se contente donc du retour aux sources pour les caroténoïdes : les carottes. Cependant, le tabac et la fumée de cigarette détruisent les vitamines. Il est donc important d'avoir un régime très varié et riche en aliments à haute valeur nutritionnelle quand on est fumeur.

Autre point essentiel : il faut éviter les accumulations de compléments alimentaires afin de ne pas dépasser les apports recommandés en micronutriments. Certaines vitamines et autres oligoéléments deviennent pro-oxydants (nocifs) lorsqu'ils sont présents en trop fortes quantités dans l'organisme. C'est le cas pour la vitamine C, E, le fer, le cuivre, le zinc et le sélénium. Au lieu de les éliminer lorsqu'ils sont en quantité adéquate, ils vont favoriser l'accumulation de toxines une fois devenus pro-oxydants.

Il existe aussi un risque de surdosage avec toutes les vitamines liposolubles (grasses), les vitamines A, D, E, et K, qui se stockent dans l'organisme et dont les « seuils santé » ne doivent pas être dépassés. Il convient donc de faire une prise de sang avant toute consommation de ces produits.

Attention également pour les patients atteints de pathologies cardiaques : si un patient suit un traitement à base d'AVK (médicaments anticoagulants), il doit proscrire les oméga-3 (acide gras essentiel) en forte quantité et les vitamines E et K qui augmentent la fluidité du sang et peuvent donc interagir avec son traitement. Là encore, l'apport alimentaire est favorisé et le conseil médical préconisé.

Toutefois, le stress, la pollution, la transformation des aliments au niveau industriel, les pesticides et autres polluants alimentaires, la consommation d'alcool, de tabac, de café et de thé, et de soda en trop grande quantité, font qu'il peut être justifié de consommer des compléments alimentaires afin de pallier leur destruction ou malabsorption malgré une alimentation saine et variée.

L'association entre un traitement allopathique et un complément alimentaire optimise parfois leurs effets thérapeutiques ou permet de réduire des effets secondaires dus au traitement classique. En effet, si les patients sous statines (pour leur hypercholestérolémie ou cardiopathies) ne doivent pas consommer de produits à base de levure de riz rouge qui feraient alors double emploi, on leur conseille de prendre un complément alimentaire à base de coenzyme Q10, antioxydant naturel, qui diminue le risque d'avoir des « crampes » musculaires, dont la plainte est fréquemment décrite avec les statines prises au long cours.

Par ailleurs, certaines personnes sont davantage concernées par la prise de compléments alimentaires.

Les folates (B9), le fer, l'iode et la vitamine D (si carence) sont préconisés chez la femme enceinte et allaitante, alors qu'on sera très vigilant sur l'apport d'autres vitamines telles que la vitamine A, dont le surdosage peut entraîner des malformations fœtales. De nombreuses études montrent même l'intérêt de supplémenter en folate le père (en plus de la mère), pour protéger du risque de spina-bifida chez l'enfant à naître (malformation entraînant la paralysie des membres).

Le fer et la vitamine B12 sont des suppléments importants chez les individus végétaliens ou végétariens qui présentent très souvent des carences par manque d'apport en viandes et poissons. Il en est de même chez des patients suivant un régime alimentaire restrictif strict.

Les personnes âgées, qui ressentent moins la faim, ont tendance à moins s'alimenter. Chez ces patients, des carences en acides aminés essentiels et en vitamines peuvent, de par leur régime restrictif, également survenir.

Les antioxydants tels que les coenzymes Q10, glutathion et acide lipoïque, sont conditionnellement essentiels. Ils sont naturellement fabriqués par notre propre organisme quand l'état de santé est bon. Cependant, en cas d'affaiblissement (infections, stress, fatigue, régime hypocalorique monotone, sport intensif), leur synthèse est réduite et la nourriture ne suffit pas à leur production. Ils sont alors indispensables et doivent être apportés par des compléments alimentaires afin de rétablir un taux optimal.

Les compléments alimentaires à base de fer et à base de magnésium sont indiqués chez les femmes pendant leurs règles (perte de fer dans les menstruations), afin de limiter la fatigue et la douleur.

La vitamine D est apportée par l'alimentation en petite quantité. Sa synthèse dépend aussi de l'exposition aux UV (soleil). Les individus enfants et adultes à phototype foncé (peaux mates et noires) dont les pigments (anti-UV) de la peau entravent son absorption, doivent effectuer une prise de sang afin d'être supplémentés en fonction des résultats biologiques obtenus. En 2007, l'étude publiée dans l'*American Journal of Clinical Nutrition* par l'équipe du Dr Van Dam, montrait que la population caucasienne (blanche) active et peu exposée à la lumière du jour manquait de vitamine D et qu'il était difficile d'obtenir des niveaux suffisants au vu de la pauvreté de sa présence dans l'alimentation (huile de foie de poisson). La supplémentation est alors une bonne alternative.

La vitamine D est également prescrite en cas de cancer du sein afin d'en prévenir les rechutes et, associée au calcium, pour les femmes ayant de l'ostéoporose pour limiter le risque de fracture osseuse.

En cas d'arthrose, on conseille un complément alimentaire à base de silice (pouvant être apportée sous forme de bambou), de chondroïtine et de glucosamine, trio indiqué au long cours afin de limiter l'évolution de cette maladie chronique de dégénérescence du cartilage.

Les compléments à base de zinc, d'onagre et de bourrache sont un outil thérapeutique pour traiter les problèmes dermatologiques type acné, eczéma et dermatite en plus des traitements classiques.

Enfin, notons que l'étude SUVIMAX, menée à partir du suivi de 13 000 sujets sains supplémentés en vitamines C et E, bêta-carotène, zinc et sélénium pendant 7,5 ans, a montré une réduction du risque de tout type de cancer de 31 %, et une diminution de 37 % de la mortalité chez les hommes.

Le point à souligner dans les résultats de cette étude est sans aucun doute que les hommes se nourrissant mal (peu de fruits et de légumes) parviennent à compenser leur manque d'antioxydants naturellement apportés par la nourriture, par des compléments alimentaires. On recommande évidemment de privilégier la nourriture comme source de vitamines, pour autant, les compléments restent bénéfiques dans les cas de déséquilibre alimentaire (malbouffe notamment).

En bref, c'est en fonction des symptômes et de l'état général du patient que des compléments alimentaires peuvent être prescrits en cure de courte durée et sous contrôle médical, tout en gardant à l'esprit qu'une hygiène de vie alimentaire prévaut sur ces produits.

Le +

Avant de se jeter sur les compléments alimentaires, et même si c'est la mode, on conseille en premier lieu un apport alimentaire très varié avec des journées hebdomadaires privilégiées où les repas seront plus riches en produits frais. Tenir un carnet alimentaire au jour le jour, pendant quinze jours, permet d'analyser objectivement si les repas contiennent à chaque fois des végétaux : fruits, légumes, légumineuses, salade, oléagineux et herbes.

Après une prise de sang ayant dosé taux de vitamines et niveau de stress oxydant, une cure de compléments alimentaires est à envisager selon les carences retrouvées. Soulignons que les antioxydants les plus

→

puissants et donc efficaces sont les coenzymes Q10, l'acide lipoïque, la carnosine, le glutathion et le resvératrol.

Les exemples de cures de compléments alimentaires qu'ils soient en vitamines ou avec des plantes, sont nombreux, parlez-en toujours avec votre médecin au lieu de vous auto-supplémenter de façon aléatoire.

9

Se soigner avec les plantes est sans danger pour l'organisme

FAUX

Nous parlerons ici plus particulièrement de phytothérapie qui n'est ni de l'homéopathie ni de l'aromathérapie, trois disciplines distinctes.

La phytothérapie a pour concept en médecine traditionnelle de prescrire un extrait naturel de plante selon les propriétés médicinales qu'elle possède. Selon la réglementation en vigueur du pays, certaines plantes sont considérées comme des médicaments (phytomédicaments) et donc vendus en pharmacie. En France, les médicaments à base de plantes sont enregistrés auprès de l'ANSM (Agence nationale de sécurité du médicament et des produits de santé) qui exige une expertise toxicologique avant leur mise sur le marché.

Les plantes contiennent des principes actifs curatifs qui sont efficaces sur une pathologie et ses symptômes, tout comme un médicament allopathique peut l'être, alors même que sa concentration est faible. Certaines plantes sont utilisées en médecine préventive. Elles ont donc des recommandations tout comme eux, avec leur posologie (dosage), leurs indications et leurs contre-indications. Il est vrai que leurs effets secondaires sont beaucoup moins fréquents et moins importants, mais à l'inverse, il est conseillé de ne pas poursuivre un traitement phytothérapique si les symptômes persistent.

En clair, ce n'est pas parce que ce sont des plantes qu'il ne faut pas se méfier. Leurs composants peuvent notamment interférer avec certains traitements allopathiques et doivent donc être prescrits en connaissance de cause pour ne pas entraver l'efficacité du traitement en cours. De nombreux compléments alimentaires à base de plantes sont contre-indiqués en cas de grossesse, d'allaitement, de pathologies cardio-vasculaires, de cancers en cours de traitement, de greffe, d'insuffisance rénale et avant une chirurgie (pour les risques hémorragiques). Tout comme pour les médicaments conventionnels, des allergies sont tout à fait possibles avec les phytomédicaments.

Un exemple parlant : les patients ayant des pathologies cardiaques ne doivent pas consommer les produits alimentaires « minceurs » à base de p-synéphrine qui accentue leur rythme cardiaque. De même, si un patient suit un traitement à base d'AVK (médicaments anticoagulants), il ne doit pas prendre de plante millepertuis prescrite en cas de dépression. Se rappeler aussi que ce qui est vrai en matière d'alimentation l'est tout autant pour les gélules en phytothérapie : les aliments riches en vitamine K, comme les crucifères (chou, chou-fleur, brocolis), les épinards et les bananes doivent être consommés en petite quantité lors du traitement à base d'AVK, donc les compléments alimentaires à base de vitamine K sont contre-indiqués. Quant aux gélules à base de curcuma, gingembre, ginseng et ginkgo biloba, elles sont intéressantes pour réduire la fatigue psychique et les symptômes d'insuffisance veineuse mais risquant d'augmenter le risque d'hémorragie dans le cas de certaines pathologies.

Autre exemple : de nombreux médicaments utilisés dans les pathologies cardiaques ne doivent pas être pris avec du pamplemousse qui modifie le métabolisme du médicament, donc *a fortiori* les gélules à base d'extrait de ce fruit sont contre-indiquées pour risque de surdosage ou d'annihilation du traitement cardiaque en cours.

En revanche, il est parfois intéressant de prescrire de la phytothérapie avec le traitement habituel allopathique, afin que les deux traitements rentrent en synergie et que leurs effets se potentialisent, optimisant ainsi leur efficacité, à une moindre dose pour le traitement de médecine conventionnelle. Un diabétique, par exemple, prend son traitement à base de metformine et peut y associer des plantes dites *metformine-like* et régulatrices de la glycémie, telles que la cannelle, le banaba et le gymnema sylvestre pour l'aider à gérer sa glycémie.

Parfois aussi, il est préférable de parier sur les plantes pour se soigner. C'est le cas pour la femme enceinte : le gingembre est indiqué dans le traitement et la prévention des troubles dyspeptiques (nausée, vomissements), ce qui a d'ailleurs été validé par l'OMS (Organisation mondiale de la santé).

D'autres plantes et épices sont utilisées depuis l'Antiquité et font encore leurs preuves, c'est le cas notamment du gattilier, efficace dans les syndromes prémenstruels douloureux, règles hémorragiques et le syndrome des ovaires polykystiques. Le soja et le houblon, eux, peuvent améliorer les symptômes du climatère lors de la ménopause. L'ortie et le tribullus ont des vertus intéressantes pour améliorer le niveau de testostérone. La passiflore et l'aubépine sont relaxantes et sédatives, donc utiles pour lutter contre l'insomnie d'endormissement. La valériane, elle, est anxiolytique. La rhodiole est une plante adaptogène qui permet de réduire le niveau de stress. La chorelle est une algue qui aide à la chélation et l'élimination des métaux lourds (fixe et élimine les toxines issues des métaux lourds comme le cadmium, le mercure et l'aluminium). La canneberge (cranberry) diminue la fréquence des infections urinaires en réduisant l'adhésion des bactéries E. coli. Enfin, l'artichaut, le desmodium, le chardon marie, l'aloé véra améliorent la digestion.

Mais la liste ne peut être exhaustive et tant mieux, car les plantes nous sont fort utiles et les recherches nous réservent encore bien des surprises.

Il faut simplement garder en tête que plantes naturelles ne veut pas dire plantes médicinales inoffensives !

Le +

Une très grande majorité de médicaments utilisés en médecine conventionnelle sont des copies de molécules thérapeutiques des végétaux (plantes, fruits, légumes). L'origine végétale de l'aspirine par exemple est le saule blanc et la reine-des-prés.
Attention aux plantes vendues en sachets en boutique ou sur Internet, et à ces recettes qui ne prennent pas en considération les contre-indications éventuelles et l'absence d'innocuité des plantes utilisées pour préparer des infusions et décoctions. Certaines toxines laissées par des bactéries ou parasites sur les feuilles, tiges, racines de plantes peuvent rendre moins efficace, voire inefficace le principe actif contenu dans la gellule. Elles peuvent aussi provoquer des gastro-entérites, des allergies et, pire, des intoxications. Le mieux est toujours de demander conseil à son médecin spécialisé en nutrition et en phytothérapie.

10

L'hiver, il faut manger davantage

FAUX

NON, ET CE n'est pas ça qui vous protégera du froid ou de la grisaille !

Si votre activité physique et intellectuelle est stable durant l'année, à moins de dormir dehors, la dépense énergétique (DE) de votre organisme ne change pas en hiver. En effet, la température extérieure baisse, mais elle reste la même dans les lieux de vie, et les vêtements chauds portés à l'extérieur protègent du frisson en réponse à l'exposition au froid. La température centrale est donc maintenue sans élévation de la DE (qui dépend de plusieurs facteurs dont l'âge, le sexe, le poids, l'exercice physique, les hormones et l'environnement climatique). En hypothermie sévère, la dépense énergétique peut être cinq fois supérieure à la

DE de repos, ce qui n'est pas le cas dans les conditions d'hiver tempéré et d'activité sédentaire.

Cependant, les jours sont plus courts en cette saison, et entraînent une baisse du temps de luminosité dans la journée. Cela ne change pas votre dépense énergétique, mais implique des taux de sécrétions hormonales et de neurotransmetteurs différents de ceux identifiés en été. On aura moins de catécholamines et sérotonine « produites le jour » (neurotransmetteurs de la bonne humeur), plus de mélatonine (hormone du sommeil) et d'orexines (hormones qui augmentent la faim). Donc, en plus des troubles de l'humeur, de dépression saisonnière éventuelle, de fatigue matinale et de baisse de vigilance dans la journée, la sensation de faim est décuplée. On aura alors tendance à augmenter ses apports alimentaires et… à prendre du poids car la dépense énergétique, elle, n'aura pas changé. Donc, vous l'aurez compris, il ne sert à rien de manger davantage en hiver, sauf les légumes de saison, et pensez à vous éclairer plus !

Le +

Pour limiter ses fringales hivernales, il faut bien se couvrir, chauffer suffisamment son logement et allumer la lumière pour avoir davantage de sérotonine. Il faut reproduire le cycle naturel veille/sommeil lié à la lumière du soleil pendant la journée et l'obscurité graduelle en fin de journée, afin de remédier au décalage de la phase responsable des troubles du sommeil et des conséquences qui en découlent.

→

Mais, comme les lumières artificielles ne sont pas aussi efficaces que la lumière du soleil, l'alternative est d'installer des appareils de luminothérapie chez soi et sur son lieu de travail. La lumière blanche, et surtout la bleue qui stoppe la synthèse de mélatonine, sont très efficaces pour vous maintenir éveillé et déclencher la production d'hormones énergétiques actives.
Astuce : on s'expose le matin pendant son petit-déjeuner devant, sa lampe de luminothérapie pendant toute la période hivernale.

11

Consommer liquide fait perdre du poids

FAUX

VOILÀ UNE IDÉE bien trompeuse car il est vrai qu'à court terme, le fait de manger ou plutôt d'absorber de la nourriture sous forme liquide – eau, soupes, potages, jus, smoothies – a un effet coupe-faim vite obtenu avec la stimulation précoce des mécanorécepteurs de l'estomac. En effet, ce dernier, rapidement rempli de liquide, envoie un signal de satiété au cerveau. Ainsi, l'apport calorique est moindre avec du liquide, et une perte de poids peut être obtenue. Mais cela peut entraîner l'effet inverse à celui recherché à long terme.

L'apport calorique étant peu important, des fringales et donc des grignotages finiront par surgir et conduire à une reprise de poids tout aussi rapide. Il est naturel d'avoir envie de croquer et de mâcher au cours de la journée, la mastication ayant un effet anxiolytique reconnu. D'ailleurs, les études sur le déficit de mastication réalisées chez des personnes édentées ont révélé un syndrome d'hyperperméabilité intestinale (*leaky gut Syndrome*) et toutes ses conséquences néfastes sur la santé : réactions auto-immunes, allergies, mycoses, moindre immunité, prise de poids…

La mastication est donc essentielle pour une bonne qualité des alvéoles osseuses, des gencives et des dents, ainsi que pour une bonne flore intestinale. Elle est également nécessaire pour obtenir un effet satiétogène grâce à la production de sérotonine tandis que d'autres régulateurs de la satiété comme la cholécystokinine et la leptine sont synthétisées pour délivrer ce même message.

Mais revenons-en aux liquides : desquels parle-t-on et sont-ils si inoffensifs que ça ?

- Des laitages tout d'abord : qu'ils soient nature ou non, écrémés ou non, de chèvre, de brebis, de vache, ils contiennent tous leur sucre naturel, le lactose. Ils sont donc naturellement sucrés, et d'autant plus quand ils sont avec sucre ajouté type yaourt à boire.
- Des soupes de légumes ou de fruits, que l'on boit en pensant bien faire et qui sont moins rassasiantes que si les végétaux avaient été mâchés, comme nous venons de le voir plus haut.
- Du bouillon, qui présente un apport important de sel et entraîne donc une soif et une fausse sensation de satiété.
- Des jus de fruits et smoothies, qui voient leur sucre plus rapidement absorbé dans le sang avec des pics glycémiques, une élévation de l'insuline et du cortisol, entraînant un stockage rapide de gras, une

fatigue postprandiale (qui se produit après le repas) et, plus tard, une envie de manger en réponse à l'hypoglycémie qui survient ensuite…

L'ingestion de toutes ces formes de liquides est d'autant plus déconseillée le soir. C'est très souvent une source de réveils nocturnes liés notamment à la nycturie, le fait de se lever fréquemment la nuit pour uriner. Pour rappel, le sommeil est essentiel pour la perte de poids ou le maintien d'un poids santé. Au dîner, la fameuse combinaison « soupe + yaourt + tisane » est une cause typique de prise de poids « rétention d'eau ». À ne pas faire donc !

Toutefois, associer une soupe ou un potage de légumes – donc une portion liquide qui va « remplir l'estomac » – à une protéine « solide » (viande, poisson, œuf, crustacés) à fort pouvoir rassasiant, un peu de féculents sous forme liquide tels que jus de riz, soupe de lentilles ou de pois (pour une glycémie stable dans le sang sans risque d'hypoglycémie et donc de fringale) et un jus de fruit (frais) peut aider à diminuer les portions et la sensation de faim pendant le repas. Ce mixte équilibré est une bonne indication chez les hyperphagiques, ces personnes qui mangent en trop grandes quantités.

En résumé : non aux liquides seuls, mais oui à un équilibre « liquide + solide » !

Le +

L'habitude de consommer potages et soupes de légumes sans apport protéique suffisant aura pour conséquence à long terme une carence en nutriments d'origine protéique.

→

La consommation liquide est intéressante pour une digestion rapide quand on est pressé ou sportif (avant une séance) et en cas de gastro-entérite.

12

Boire de l'eau ne fait pas maigrir

FAUX

PETIT RAPPEL POUR COMMENCER : l'eau représente de 50 à 75 % du poids corporel d'un individu en fonction des paramètres âge, sexe, poids et taille. Le corps a besoin d'un apport hydrique quotidien afin de pallier ses pertes physiologiques dans les urines, selles, sueur, respiration qui représentent environ 2,5 l de pertes par jour.

Les apports d'eau proviennent de l'alimentation (30 %), de l'eau (70 %) et un peu du métabolisme du corps lui-même (eau métabolique endogène).

On doit apporter un minimum de 1,5 l d'eau en boisson et augmenter cet apport en période de grande chaleur ou de fortes activités physiques et intellectuelles, chez les enfants et adolescents, en période de grossesse et d'allaitement, et chez les sportifs en fonction de l'effort pratiqué. Attention au risque de déshydratation chez les seniors qui perdent souvent leur sensation de soif et chez les nourrissons plus vulnérables que l'adulte, conséquence de l'immaturité de leurs reins, mais aussi en cas de symptôme de diarrhée, ou de tout autre condition de stress physiologique (brûlure, blessure, infection).

Ainsi, hormis le fait que boire de l'eau est indispensable au fonctionnement normal de l'organisme, l'eau a des vertus nutritionnelles au même titre que les aliments. Une eau minérale plate ou gazeuse apporte des minéraux ayant un bénéfice sur la santé et certaines eaux ont des indications médicales en fonction du statut clinique du patient.

Maintenant, l'eau fait-elle maigrir ? Oui, pour plusieurs raisons.

Le fait d'être en acidose métabolique (organisme trop acide) fait prendre du poids par induction d'une insulino-résistance et donc d'une accumulation de sucre et de gras dans les tissus qui augmentent le risque d'apparition de maladies cardio-vasculaires et de diabète. Le fait de fumer et de boire de l'alcool est également pourvoyeur d'acidité. Dans le cas d'acidose métabolique, les études montrent qu'une eau riche en bicarbonates (HCO_3^-) permet de rétablir un pH basique en alcalinisant les urines, c'est-à-dire que les reins vont éliminer les acides et réabsorber les bases pour retrouver l'équilibre acide-base.

De plus, l'état d'acidité est pourvoyeur d'une inflammation de bas grade (= chronique et silencieuse) responsable d'une accumulation de toxines endogènes qui accentue indirectement l'apparition des pathologies suscitées et l'augmentation d'adipocytes. Un bilan sanguin et urinaire prescrit par votre médecin vous permettra de connaître votre état d'acidité.

Les études montrent également que les bicarbonates HCO_3^- permettent la lipolyse des triglycérides (dégradation du gras) en postprandial et à jeun, et baissent le taux du mauvais cholestérol (LDL) chez des patients modérément hypercholestérolémiques.

Attention toutefois à ne pas confondre bicarbonate de sodium HCO_3^- et sel ou chlorure de sodium $NACL^-$. Le sel augmente la pression artérielle, ce qui n'est pas le cas avec HCO_3^-. Donc évitez les eaux trop salées.

En 2007 et 2010, une équipe de chercheurs américains a démontré (études publiées dans *Obesity*) que boire 500 ml d'eau trente minutes avant chaque repas, l'équivalent de deux grands verres, réduit l'assimilation des calories et donc aide à faire perdre du poids (*Pre-meal water consumption reduces meal energy intake*).

Selon d'autres études, boire de l'eau augmente significativement les dépenses énergétiques au repos chez l'enfant et l'adulte, et lutte donc contre la prise de poids. Une faible consommation d'eau est associée en effet à l'insulino-résistance et à l'obésité, l'eau devrait donc s'inscrire dans tout programme de régime amaigrissant ou préventif de prise de poids.

De nombreuses études publiées dans les revues endocrinologiques montrent l'effet bénéfique du calcium dans la régulation des graisses par leur excrétion fécale. Il existe un rapport inverse à calories égales entre apport calcique et masse grasse corporelle. Calcium que l'on retrouve donc dans l'eau.

Autre point : les sulfates, le magnésium et le calcium des eaux minérales permettent d'accélérer le transit intestinal, donc de faire baisser la rétention d'eau intestinale et d'améliorer l'élimination des toxines. Les bicarbonates normalisent quant à eux la motricté digestive en cas de dysfonctionnement (colite, diarrhée).

Les eaux riches en calcium, magnésium, bicarbonates sont l'atout forme et minceur tout en améliorant la digestion. Donc n'oubliez pas de boire… de l'eau ! Tout simplement !

Le +

- Toutes les boissons autres que l'eau comme le café ou le thé sucré, les jus, sodas, alcool déshydratent l'organisme et n'ont absolument pas les bénéfices de l'eau.
- Changez de marque d'eau régulièrement et lisez bien les étiquettes pour évaluer leurs minéraux.
- Buvez à la bouteille afin d'être certain d'en absorber suffisamment dans la journée.
- Enfin, boire une eau gazeuse riche en bicarbonate (HCO^{3-}) permet de modérer les effets néfastes d'un repas acide trop copieux et/ou accompagné d'alcool.

13

Boire pendant les repas perturbe la digestion

FAUX

Il n'existe à ce jour pas d'étude fiable concernant cette croyance.

En effet, boire de l'eau en mangeant n'a aucun effet négatif sur la digestion du bol alimentaire, bien au contraire, l'eau aidant à digérer et à modérer ses apports. En fait, boire de l'eau avant, pendant et après le repas n'a que des avantages.

Il est important de considérer que la règle d'une bonne digestion passe d'abord par une bonne mastication, il faut donc réduire la taille des nutriments solides en les mâchant suffisamment. Boire de l'eau contribue à rendre les aliments plus mous et ainsi plus facilement digestibles par les enzymes des sucs digestifs. On peut donc mastiquer tranquillement par petites bouchées, avaler, se poser, et boire une petite gorgée d'eau, puis tenir ce rythme tout le repas.

Boire de l'eau permet aussi de réguler l'acidité produite de façon physiologique pendant la phase digestive par l'estomac (acidité gastrique) pour dégrader la nourriture, étant elle-même souvent trop acide.

Une remarque cependant : il n'est pas recommandé (mais pas interdit non plus) de boire une eau trop froide ou avec des glaçons ou encore trop chaude pendant un repas car la température sera alors très différente de la température du corps (37 °C), ce qui pourrait ralentir la digestion.

Buvez donc de l'eau à température ambiante.

Un petit mot sur les avant/après repas : boire de l'eau avant les repas permet de perdre du poids. Et si le menu est riche en fibres, la digestion se fera d'autant plus facilement. On obtiendra également une bonne satiété, ce qui est déterminant pour éviter les grignotages dans la journée.

Après le repas, boire suffisamment d'eau riche en bicarbonates permettra de lutter contre l'hyperacidité gastrique et d'aider les personnes souffrant de troubles digestifs (reflux, ballonnements) en diminuant la sévérité de leurs symptômes. Elle permettra également une meilleure digestion des graisses. Les eaux riches en magnésium lutteront, elles, contre la constipation et la fatigue ainsi que l'irritabilité tout en améliorant le transit.

Le +

Il faut varier ses sources en eau, comme on varie ses aliments.
En France, on rappelle que l'eau du robinet est de bonne qualité. Attention aux eaux stagnantes et aux problèmes de robinetterie qui altèrent cette eau.
Quelques exemples d'eaux riches en magnésium : Hépar®, Courmayeur®, Contrex®. Et d'eaux riches en bicarbonates de sodium et moins salées : Vichy Célestins®, St-Yorre® et Salvétat®.

14

Les épinards sont riches en fer et rendent fort comme Popeye

FAUX

VOILÀ UN GROS mensonge que l'on dit aux enfants depuis des décennies pour leur faire avaler des épinards… Mais lorsque Elzie Crisler Segar a créé le personnage de bande dessinée dans les années trente, il a choisi les fameux épinards non pour leur contenu en fer, mais à la demande du gouvernement pour promouvoir la consommation de légumes. D'ailleurs, dans aucune des bandes dessinées de l'époque l'auteur ne fait mention du fer comme étant la source de la force herculéenne de Popeye (mais plutôt de la vitamine A qu'ils contiennent et qui rendrait « fort et en bonne santé », *dixit* Popeye !).

Alors, qu'en est-il? Le fer est l'oligoélément le plus abondant de l'organisme. Constituant majeur des globules rouges, il est lié à l'hémoglobine et permet le transport de l'oxygène dans le sang vers les tissus. C'est pourquoi lorsqu'il y a carence, donc anémie, on ressent très vite une fatigue physique et intellectuelle ainsi que de l'essoufflement (la dyspnée). Il est aussi un constituant de la myoglobine, protéine qui transporte et stocke l'oxygène dans les muscles, d'où une faiblesse musculaire en cas d'anémie.

À l'inverse, le fer jouant un rôle de cofacteur dans de nombreuses réactions métaboliques d'oxydoréduction, si son taux est trop important, il devient pro-oxydant, c'est-à-dire qu'il active les processus d'oxydation (le vieillissement) et est un facteur de risque de développement de maladies cardio-vasculaires et de diabète. L'équilibre, comme toujours, est de mise…

Mais seuls des bilans biologiques prescrits par votre médecin pourront vous donner le taux et votre réserve en fer, en sachant que les apports en fer doivent être plus importants chez les nourrissons, les femmes enceintes et allaitantes, les femmes réglées et les sportifs.

Pourtant, ce n'est pas si simple: le taux de fer varie en fonction de certaines pathologies comme l'hémochromatose, une maladie génétique due à une surcharge de fer trop importante; ou chez les femmes avec des règles très abondantes ou des fibromes qui, à l'inverse, connaîtront une carence en fer; tout comme ces pathologies digestives (ulcères, polypes, diverticules, hémorroïdes, tumeurs) responsables de saignements dits occultes, et causes d'anémie eux aussi. Enfin, ce n'est pas une pathologie mais un conseil: pensez à une supplémentation en fer après une chirurgie.

Le fer alimentaire, lui, qu'il soit d'origine animale ou végétale, n'est absorbé qu'à 5 à 30 % par l'intestin. Certains régimes et habitudes alimentaires en limitent encore l'absorption ou n'en apportent pas suffisamment.

Les régimes stricts végétariens et surtout végétaliens sont typiquement à risque. En effet, le fer héminique d'origine animale (viande, poisson, crustacés) est davantage biodisponible donc mieux absorbé (15 à 30 %) que le fer non héminique des végétaux, du lait et des œufs (5 à 10 %). Ajoutez à cela que les végétaux limitent l'absorption du fer dans l'organisme, et on comprend que les « vegan » soient facilement et rapidement en carence.

Il se trouve enfin que les épinards sont riches en fibres et en acides organiques, les oxalates, qui limitent l'absorption du fer. C'est donc une véritable idée reçue que de croire que les épinards rendent forts grâce à leur teneur en fer.

Le +

- Les kiwis, les fraises, les abricots, le cacao et la betterave contiennent aussi des oxalates, donc à éviter en cas de carence en fer.
- Les fibres, le thé et le café, les sels d'oxalates et le calcium limitent eux aussi l'absorption du fer, alors que la vitamine C facilite et améliore son absorption. À l'inverse, on les conseille aux gros consommateurs de viande pour réduire leur taux de fer dans le corps.

Voici un mélange intéressant pour respecter l'équilibre en fer au cours d'un repas : un steak ou un poisson (fer

→

héminique) assaisonné d'herbes telles que persil, aneth, laurier, estragon, ciboulette, cumin (fer végétal, vitamine C et antioxydants) avec des lentilles (fer végétal) et un dessert aux agrumes (vitamine C). Le café, lui, sera pris à distance du repas et sans lait.

15

En matière d'antioxydants, tous les aliments se valent

FAUX

SI L'ON SAIT qu'il est important de manger équilibré et varié, on sait moins que les denrées alimentaires ne possèdent pas toutes une haute valeur nutritionnelle. Certains aliments sont à consommer plus fréquemment que d'autres. En effet, certains ingrédients sont très pourvoyeurs d'antioxydants, alors que d'autres en sont très peu pourvus. Tous les aliments ne sont donc pas dotés d'un bouclier antioxydant à toute épreuve. À vous de choisir les bonnes armes pour lutter contre le stress oxydatif !

Le phénomène physiologique antioxydant, est une réaction naturelle qui a pour but de protéger les cellules de l'organisme contre ses agresseurs, exogènes (pollution, alimentation, microbes) et endogènes (toxines du corps), appelés radicaux libres, responsables du vieillissement, du dysfonctionnement cellulaire, puis de la mort des cellules et de l'apparition des maladies. La nourriture antioxydante (régime de type méditerranéen) permet de retarder l'apparition du déclin cognitif lié à l'âge et les signes cliniques de démence en diminuant les risques cardio-vasculaires comme le montre la fameuse étude des Trois Cités (3C) en 1999, menée dans trois villes de France (Bordeaux, Dijon, Montpellier). *A contrario*, les repas pauvres en antioxydants et riches en graisses saturées et sucres raffinés ne permettent pas la protection de l'organisme.

Les radicaux libres sont combattus par des principes actifs contenus dans l'alimentation, et qui sont à fort pouvoir antioxydant. Ce sont les vitamines et oligoéléments, des peptides (petites protéines qui agissent comme des vitamines) comme la carnosine, l'acide lipoïque et le coenzyme Q10 surtout présents dans les viandes, les poissons et les œufs également riches en vitamines du groupe B et oméga-3, et des polyphénols dont les flavonoïdes tels le resvératrol et la quercétine, présents dans de nombreux végétaux.

Pour mesurer la valeur antioxydative d'un aliment, il faut faire appel à une méthode scientifique : le test ORAC (*Oxygen Radical Absorbance Capacity*). Plus l'ORAC est élevé, plus l'aliment contient d'antioxydants et plus il est protecteur et détoxifiant. Ce sont essentiellement les fruits et les légumes qui ont l'indice ORAC le plus élevé. Les nutritionnistes américains préconisent un apport journalier de 3000 à 5000 unités ORAC. Des guides ORAC ont été calculés et référencés par l'USDA (*United States Department of Agriculture*). À titre d'exemples, le concombre a un ORAC faible de

50, la laitue 100, la tomate 150, la banane et la carotte 200, l'oignon 400, le pamplemousse 480, l'orange 750, les brocolis 900, les framboises 1 220, les épinards 1 260, l'ail 1 940, les myrtilles 2 400, les raisins secs 2 800 et les pruneaux 5 770.

Une journée antioxydante ou à ORAC élevé est donc colorée et riche en végétaux, fruits, légumes, graines et oléagineux. Quelques exemples d'aliments à mettre dans votre assiette :

- L'avocat apporte de la vitamine E (tocophérol), antioxydant protecteur de la peau et du système immunitaire, associé à des tomates riches en lycopène (caroténoïdes) antioxydant « ultra-puissant » protecteur des maladies cardio-vasculaires et du cancer, assaisonnées de jus de citron, persil, ciboulette, où l'on trouve flavonoïdes et vitamine C, antioxydant stimulant aussi le système immunitaire, idéal dans la lutte contre les infections et l'aide à la cicatrisation.
- De la famille des alliacées, l'échalote (comme l'oignon) est riche en flavonoïdes, lui conférant des propriétés cardioprotectrices, antimicrobiennes et anticarcinogènes.
- On continue avec du foie de volaille ou de veau, chargé en vitamine A, protectrice des fonctions de la peau, des muqueuses, de la vision et du système immunitaire, mais des œufs feront aussi bien l'affaire, car leur jaune en est également riche. La vitamine A est nécessaire à la vie des cellules du pancréas, glande qui fabrique l'insuline et qui régule la glycémie. On peut aussi choisir du poisson riche en vitamine D, et des crustacés riches en iode, zinc et le sélénium qui sont des antioxydants indispensables au bon fonctionnement neuro-hormonal.

- Mettre des herbes et des condiments sur tous ses plats de viande et de poisson évite de saler et a un intérêt antioxydatif. Leur ORAC est très élevé (idem pour les noix et les amandes). Le laurier et le thym sont riches en antioxydants grâce à la présence de flavonoïdes cardioprotecteurs et immunostimulants.
- On y ajoute des carottes, connues pour leur fort taux en bêta-carotène aussi précurseur de vitamine A, et des champignons, riches en vitamine D et phosphore, protecteurs de la santé osseuse. Grâce à son sélénium, les champignons ont un rôle antioxydant intéressant pour protéger les cellules nerveuses. Pauvres en sel, ils sont naturellement des rehausseurs de goût. À leurs côtés, une salade d'algues idéalement iodées et remplies d'antioxydants à fort ORAC viendra compléter le plat de manière originale.
- En dessert, les fruits rouges tels que cassis, groseille, framboise, myrtille, fraise et autres baies, font partie des ingrédients importants grâce à leur acide ellagique, antioxydant très puissant. Les prunes sont aussi à ORAC élevé. Les agrumes contiennent beaucoup de vitamine C et les raisins le fameux resvératrol. La grenade a un taux de lycopène très important et donc un ORAC élevé et la pomme contient de la quercétine.
- Enfin, pour finir le repas, on n'oubliera pas le thé et le café, intéressants eux aussi pour leurs pouvoirs antioxydants, comme la catéchine présente dans le thé vert.

Le +

- Choisissez des aliments frais à chaque repas et dégustez-les crus afin de préserver leurs vertus antioxydatives.
- Souvenez-vous que plus un fruit ou un légume est coloré, plus il est riche en antioxydant.
- Une cuisson vapeur ou douce permet de conserver leur action.
- Variez leur apport chaque semaine afin de vous assurer une bonne réserve d'antioxydants différents pour optimiser leur impact sur les réactions de protection de l'organisme.

Le dosage du stress oxydant (le glutathion) se dose en laboratoire *via* une prise de sang prescrite par un médecin nutritionniste afin de connaître son statut.

16

L'équilibre acido-basique de l'organisme n'a pas de rapport avec ce que je mange

FAUX

L'ORGANISME GÈRE DE façon physiologique le pH (ou potentiel hydrogène) du corps en éliminant les acides par la voie pulmonaire (respiration) et par la voie rénale (urines) pour le maintien du pH à environ 7,4. Cette électroneutralité est vitale.

Hormis l'impact de certains médicaments et pathologies sur le pH, les aliments que nous ingérons délivrent, au cours de leur métabolisme de dégradation, des acides et des bases selon qu'ils soient respectivement des protéines ou des glucides. Ils ont donc un rôle sur l'équilibre acido-basique biologique.

Schématiquement, on peut catégoriser les aliments pourvoyeurs de bases comme étant les végétaux (fruits, légumes, légumineuses, herbes, épices), et les acides produits par les protéines. Les lipides sont neutres. Les céréales sont d'autant plus acides qu'elles sont raffinées, ce qui est le plus souvent le cas dans les pays industrialisés. Les viennoiseries, les biscuits et les gâteaux le sont donc également. Les fromages, les œufs, la viande, les crustacés et le poisson sont des protéines animales donc acidifiants.

Les acides aminés (protéines) nécessitent l'excrétion urinaire d'ammoniaque par les reins pour une élimination complète. C'est ce qui rend les aliments protéiques acidifiants. Leur impact sur l'équilibre acido-basique est important.

En résumé, pour tamponner (ou neutraliser) un acide, il faut une base. Le tout nous procure la neutralité. L'outil de mesure de l'acidité d'un ingrédient est l'indice PRAL (*Potential Renal Acidity Load*). De nombreuses tables de référence répertorient les aliments acides et basiques en fonction de leur PRAL.

L'alimentation « moderne » actuelle est devenue plus acidifiante avec la consommation de plats industriels et de *junk food*, riches en denrées raffinées, en sel (chlorure de sodium), conservateurs et autres additifs, ainsi que de sodas et boissons énergisantes riches en phosphates. Il convient donc de limiter leur consommation, ou tout au moins les associer systématiquement à des crudités, légumes et fruits frais avec beaucoup d'eau gazeuse riche en bicarbonates afin de tamponner leur pouvoir acidifiant.

On rappelle que l'acidose métabolique chronique tend à induire une insulino-résistance et un surpoids. Elle augmente les facteurs de risques cardio-vasculaires et le développement de calculs d'acide urique. Elle augmente également le risque d'ostéoporose par fuite de calcium dans les reins et contribue également à la perte de magnésium qui explique notamment la fatigue chronique, les troubles de l'humeur et les crampes musculaires à répétition.

Les causes médicales à l'origine d'acidose métabolique sont le diabète, les cancers, l'insuffisance hépatique (foie), l'insuffisance rénale, l'éthylisme aigü (alcool) et chronique, l'effort physique musculaire intense (acidose lactique), le jeûne (cétoacidose), la prise de certains médicaments (laxatifs), les colopathies avec diarrhées chroniques. Une alimentation basique prévaut dans ces cas.

Pour autant, il est essentiel de comprendre que le mariage des mets est le garant de l'équilibre alimentaire santé. Ainsi, on ne supprime rien, mais on associe mieux. Il ne s'agit pas de bannir les protéines ou les céréales de son alimentation, mais de les choisir complètes par exemple, et d'y associer des légumes.

Dans le corps, l'équilibre acido-basique est en relation étroite avec l'équilibre antioxydant. En mangeant basique, on fait donc d'une pierre deux coups, puisque les produits frais à base de fruits et légumes et autres végétaux sont aussi les plus riches en antioxydants (vitamines, oligoéléments, polyphénols).

Le +

L'assiette acido-basique comprend plus de bases (les végétaux) que d'acides (les protéines) :

- Pensez à saupoudrer vos plats d'herbes comme la ciboulette, le persil, la coriandre, le thym, le laurier, et d'épices comme le poivre par exemple à la place du sel.
- Pensez à manger au minimum un fruit et/ou un légume à chaque repas.
- Préférez les fromages de brebis aux fromages de lait de vache qui sont un peu moins acidifiants.
- Rappelez-vous que le beurre, la crème et l'huile végétale sont neutres et peuvent agrémenter vos plats.
- Pensez aux algues riches en antioxydants et très alcalinisantes, comme toutes les fibres en général.
- Pensez à l'eau riche en bicarbonates (Salvétat®). Le thé à la menthe est, lui, idéal contre l'acidité excessive de l'organisme.
- Si le citron a un goût acide, il contient du citrate hautement alcalinisant. Il est donc parfait pour faire sa sauce salade avec de l'huile de colza ou d'olive.
- Au petit-déjeuner, on limite les viennoiseries, biscottes et gâteaux et on leur préfère du pain complet beurré, ou une omelette richement garnie de champignons et de tomates. Les raisins secs sont alcalinisants et riches en antioxydants. Une poignée le matin, dans un yaourt ou des céréales complètes, est la bienvenue.

17

En arrêtant de manger des œufs, je diminuerai mon taux de cholestérol

FAUX

RAPPELONS TOUT D'ABORD que l'œuf a un intérêt nutritionnel certain car il contient de nombreuses vitamines grasses indispensables telles que les vitamines A, D, E, et K et des antioxydants protecteurs de la vision. Notons ensuite que c'est dans le jaune de l'œuf que se trouve le cholestérol. Le blanc contient, lui, tous les acides aminés essentiels. L'œuf n'a pas d'acides gras trans comme dans la viande. Il n'y a donc pas de contre-indication ici à consommer des œufs.

Le cholestérol fait partie des lipides ou corps gras. Il est indispensable à une bonne santé. Précurseur des hormones sexuelles et autres hormones stéroïdes, et de la vitamine D, il est un composant des membranes cellulaires et des sels biliaires de la bile qui aide à la digestion des graisses.

Il est fabriqué à 70 % par les cellules de l'organisme et surtout par les cellules du foie. Le reste provient de la nourriture. Sa production est donc essentiellement endogène et sa régulation aussi. Le cholestérol d'origine alimentaire n'a de ce fait qu'un faible impact sur le taux sanguin (la cholestérolémie) des adultes en bonne santé. En effet, si l'alimentation est riche en cholestérol, le foie en fabrique moins et inversement. Cependant, attention aux excès qui auront pour conséquence sur le long terme une saturation et une accumulation de gras dans les tissus et dans le foie.

Il existe deux types de cholestérol en circulation dans le sang selon son type de liaison à un transporteur de cholestérol, une lipoprotéine de transport LDL ou HDL. Le LDL-cholestérol (*Light Density Lipoprotein*) est le «mauvais» cholestérol et le HDL (*High Density Lipoprotein*) est le «bon». Un HDL élevé est un très bon marqueur d'une bonne santé cardio-vasculaire. Le corollaire inverse est vrai : s'il est à un taux bas, il est prédictif d'un prédiabète et c'est un critère biologique du syndrome métabolique ; il est un biomarqueur de la présence d'inflammation de bas grade, signe indirect de développement de plaque d'athérome au niveau des vaisseaux. Les artères se rigidifient et se fragilisent, et les risques sont les IDM (infarctus du myocarde), AVC/AIT (accident vasculaire cérébral, accident ischémique transitoire), hypertension artérielle, diabète…

Il existe néanmoins des hypercholestérolémies familiales génétiques dues à des gènes défectueux.

Normalement, les gènes fabriquent des récepteurs qui captent le cholestérol pour le dégrader. Dans le cas de la pathologie génétique, le capteur ne fonctionne pas et cela entraîne une élévation du cholestérol dans le sang. Le cholestérol qui s'accumule alors est le LDL-cholestérol qui augmente le risque de développer des maladies cardio-vasculaires suscitées.

Des traitements allopathiques sont prescrits si nécessaire par le cardiologue. N'hésitez pas à consulter si vous avez connaissance de cas dans votre famille.

Pour autant, une hygiène alimentaire et l'exercice physique font partie du traitement. Le sport et les fibres alimentaires diminuent le taux de cholestérolémie dans le sang, ce sont donc deux atouts à ne pas négliger.

Les aliments riches en cholestérol sont ceux qui ont des graisses dites saturées telles que celles des produits laitiers, viandes, poissons, charcuteries, œufs, crustacés et, surtout, la *junk food*, les gâteaux, biscuits et viennoiseries. Cependant, si leur consommation est modérée et variée comme on a pu le voir, il n'y a pas d'impact sur la régulation endogène du cholestérol.

Par ailleurs, il existe maintenant des filières en agriculture biologique où les poules sont nourries aux graines de lin, de lupin ou encore de féverole, des plantes oubliées riches en oméga-3 (qui augmentent la fluidité du sang et sont protecteurs des artères) au lieu des traditionnelles graines de maïs riches en oméga-6.

Ne vous privez pas de ces œufs riches en oméga-3, et consommez-les de préférence le matin dans le respect de la chronobiologie. En effet, le corps apprécie le cholestérol lors de ce premier repas de la journée, pour la synthèse des hormones stéroïdes et sexuelles qui stimulent l'éveil et la vigilance.

Le +

Les œufs sont allergisants, il faut donc s'assurer de leur fraîcheur, date de péremption, coquille intègre et, comme toujours, ne pas abuser de leur consommation et varier les plaisirs.
Il faut aussi s'assurer de bien les cuire car l'avidine, protéine contenue dans le blanc d'œuf, empêche l'absorption de la biotine ou vitamine B8, notamment très intéressante pour la beauté des cheveux.
L'allergie aux œufs (ovalbumine et ovomucoïde) est diagnostiquée après un test sanguin prescrit par votre médecin et touche 5 % des enfants. Sa tolérance peut toutefois revenir à l'âge adulte.
Les œufs contiennent tous les acides aminés essentiels et sont donc indiqués pour les gens qui ne consomment ni viande ni poisson.

18

Que je mange devant la télé ou non, c'est la même chose pour mon poids

FAUX

Une étude américaine publiée dans le *Jama Pediatrics* (*The Journal of the American Medical Association*) démontre que les enfants qui ont une télévision dans leur chambre ont un IMC (Indice de masse corporelle) plus élevé que les enfants qui n'en ont pas.

Exposés aux publicités alimentaires, ils développent vite une appétence pour la *junk food*, les aliments gras et sucrés, préférant le *snacking* aux fruits et légumes...

Plus sédentaires, ils font aussi moins de sport. C'est également vrai pour les adultes.

Ajoutons à cela que la lumière bleue des LED des nouveaux écrans perturbe l'horloge biologique. Son décalage de phase modifie le métabolisme et donc favorise l'augmentation de faim. Il existe même un lien entre l'exposition à la lumière pendant le sommeil et l'obésité : donc éteignez la télé avant de vous endormir et fermez vos volets !

Si de nombreuses études indiquent que manger devant la télé inciterait à la consommation des boissons sucrées sans soif, de produits alimentaires gras et sucrés en plus grande quantité, l'état d'hypnose créé par la concentration sur une émission nous fait oublier la quantité de nourriture avalée, on mange vite et beaucoup, et ce d'autant plus que le programme est distrayant. En règle générale, le fait de manger en faisant tout autre chose – lire, ranger, travailler – perturbe la sensation de faim et fait que l'on consomme plus sur le moment – en moyenne 10 % de plus qu'à table –, incite au grignotage plus tard dans la journée et augmente sa consommation de plus de 25 % au prochain repas.

Ainsi, posez-vous calmement à table pour ressentir votre repas avec plaisir et parvenir à une satiété consciente. Si vous déjeunez ou dînez devant votre télé, prenez l'habitude de préparer votre repas en cuisine comme si vous alliez manger à table sans télé, ainsi vous ne prendrez pas de mauvaises habitudes. Manger ne fait-il pas partie des petits bonheurs de la vie, et un bon film aussi ?

Le +

Apprenez à poser régulièrement votre fourchette lors des repas pour qu'ils durent au moins 20 minutes afin de laisser le temps à l'organisme de synthétiser les signaux de fin de faim, vous apprendrez ainsi à absorber la nourriture plus lentement, et votre estomac aura une plus grande chance de prévenir votre cerveau que vous êtes à satiété. Quand on avale vite et sans même s'en rendre compte, comme devant la télé, on ne lui laisse en effet guère le temps de s'exprimer; et lorsqu'il le fait, c'est trop tard: vous avez déjà trop mangé…

19

Que je mange chez moi ou au restaurant, c'est la même chose

FAUX

Plusieurs études, dont celle de 2015 publiée dans l'*American Journal of Hypertension*, arrivent aux mêmes conclusions : les personnes qui déjeunent et dînent le plus souvent au restaurant ont un IMC plus élevé que ceux qui mangent chez eux.

On mange en plus grande quantité, plus salé, et davantage de graisses saturées (beurre, sauces, crème, desserts lactés, gâteaux, viandes, charcuterie) au restaurant qu'à la maison. Ainsi, les risques cardio-vasculaires et surtout l'hypertension sont plus fréquents.

Même un repas unique pris de façon hebdomadaire hors domicile suffirait à augmenter de 6 % le risque d'élever sa tension artérielle !

Des études se sont également intéressées à l'impact de l'exposition de la population à la restauration rapide (pizzas, sandwichs, fritures, frites, beignets), autour des lieux de vie et de travail, et sur le trajet domicile-travail.

Plus le nombre de *fast-foods* est important, plus la consommation de *junk food* augmente ainsi que le risque d'obésité, avec un effet dose-réponse si les trois expositions sont combinées : lieux de vie, de travail et trajet.

Un récent sondage réalisé par un site en ligne et un réseau social sur les modes de vie des cadres et employés a conclu que le fait même de travailler faisait grossir ! Il est en effet souvent difficile de rentrer déjeuner chez soi et sept personnes sur dix déclarent mieux manger à la maison… Ajoutez à cela, la sédentarité, le peu de temps octroyé pour faire du sport et les repas pris sur le pouce, et on aura fait le tour !

Dernière notion importante relatée dans une large étude européenne sur un panel de 8 000 enfants de dix-douze ans sur huit pays : le fait de partager son repas en famille encourage des comportements plus sains et rend donc plus mince. L'étude a publié des résultats significatifs : le dîner pris chez soi, entouré des siens, diminue le risque de 30 % de développer un surpoids ou une obésité pendant l'enfance. Cela passe à 40 % dans le cadre d'un petit-déjeuner pris avec au moins l'un des deux parents au moins cinq fois par semaine. En effet, les enfants qui ne mangent pas le matin ont plus de risque de grignoter dans la journée et donc de prendre du poids. Et lorsqu'ils ne sont pas sous la surveillance d'un adulte, ils ont tendance à se diriger vers la *junk food.*

Le +

Au restaurant :

- Varier les plaisirs en changeant de restaurant et de mets : brasserie, gastronomique, libanais, indien, thaï, japonais...
- Équilibrer ses repas en mangeant un fruit frais avant d'aller au restaurant ou de le préférer au gâteau en dessert.
- Éviter de manger les biscuits apéritifs et les cacahuètes avant son repas, leur préférer les olives ou des cornichons.
- Évitez de terminer la bannette à pain tartiné de beurre en attendant son plat.
- À limiter évidemment : la consommation d'alcool, le mieux étant de prendre l'habitude de boire également de l'eau à table (un verre d'alcool suivi systématiquement d'un verre d'eau).

Astuce : Prendre l'habitude de préparer des plats « maison », simples mais variés, à ramener en *lunch box* au bureau. Et en famille, réunissez-vous autour d'une table et racontez-vous vos journées. Pensez à faire une courte balade de 15 minutes après le repas en famille ou avec vos collègues. C'est ce que l'on appelle le plaisir partagé !

20

Sauter un repas fait mincir

FAUX

DIS COMME ÇA, c'est vrai, cela semble plutôt logique. Mais c'est sans compter la thermogénèse adaptative. Ce processus physiologique naturel permet de maintenir un poids stable et la même répartition des graisses et des tissus maigres chez les individus, qu'ils soient minces, en surpoids ou obèses. Ainsi, si on saute un petit-déjeuner, déjeuner ou dîner, des réactions métaboliques surviennent pour pallier le manque d'énergie non fournie par l'absence du repas. L'organisme s'adapte à cette restriction calorique puis provoque ce qu'on appelle l'hyperphagie compensatrice (décrite par l'équipe du Dr Dulloo en 1997), c'est-à-dire qu'on mange davantage pour compenser.

Fait intéressant : plus le poids de base est faible avec peu de réserve en graisse, plus le fait de sauter des repas contribuera à augmenter la masse adipeuse de façon excédentaire au poids initial. On appelle ce phénomène le *catch up fat*, comme le démontre en 2001 l'étude du même Dr Dulloo publiée dans *The International Journal of Obesity*.

Il faut donc absolument éviter cette mauvaise habitude quand on a un poids normal ! Le corps possède des systèmes de contrôle régulateurs du poids dans son ensemble, et de la composition corporelle en masse grasse et en masse maigre. Ces derniers sont situés au sein même des tissus graisseux et musculaires et sont en relation avec les centres nerveux de la faim et de l'appétit. Autant de régulateurs qui se comportent tels des thermostats qui agissent en fonction du taux de déplétion de cellules adipocytaires (tissu gras) et de perte de protéines (masse maigre, masse musculaire) en envoyant des signaux au système nerveux central (SNC). La prise de nourriture est donc ajustée à la hausse, selon la sévérité de carence en protéines et en acides aminés évalué par ces régulateurs, afin de conserver la composition en masses maigre et grasse à niveau. On comprend alors que sauter un repas dans l'idée de perdre du poids est pure illusion. La nature étant bien faite, les pondérostats corporels auront toujours le dernier mot pour protéger l'organisme de carences imposées ou pas. De plus, un programme génétique nous fait avoir faim environ toutes les 5 heures. Ce qui explique le rythme des différents repas étalés dans la journée, avec pour certains la nécessité d'un goûter.

Le +

Sauter un repas n'est pas dangereux pour la santé. Il peut même correspondre à une régulation de l'organisme à un trop-plein en amont. Il faut donc écouter son corps et ne pas se forcer à manger si l'on n'a pas faim (dans un contexte de bonne santé). Les signaux physiologiques de la faim vous indiquent quand c'est l'heure de s'attabler. Mais si le but est de mincir, mieux vaut s'octroyer un mini-repas hypocalorique afin de ne pas avoir à compenser au repas suivant : un œuf, un morceau de pain et un fruit, ou un en-cas hyperprotéique peuvent alors être de bonnes alternatives.

21

Pendant ma grossesse, je peux manger ce que je veux, ça ne regarde que moi !

FAUX

Ce serait faux de croire que l'alimentation en période de grossesse n'a que peu d'importance. Certes, les femmes enceintes ont souvent en tête qu'il faut éviter de manger de la viande crue et des fruits de mer mais savent-elles que les recommandations scientifiques internationales concernant le développement normal du fœtus préconisent certaines supplémentations avec des compléments alimentaires bien spécifiques ? Ces compléments alimentaires devant contenir notamment des oméga-3 et 6, du fer, de l'acide folique ou vitamine B9, de la vitamine D et de l'iode. L'Organisation mondiale de la santé préconise ainsi un taux d'iode journalier plus important chez la femme enceinte et allaitante. Les acides gras sont indispensables au développement du cerveau du bébé. De nombreuses études ont porté sur l'acide folique et la prévention du spina-bifida qui est la non-fermeture du tube neural (développement incomplet de la colonne vertébrale) entraînant de graves troubles de la sensibilité nerveuse et des paralysies des membres inférieurs.

Est-il nécessaire également de rappeler que la consommation de toutes boissons alcoolisées est contre-indiquée pendant la grossesse au risque d'éventuelles fausses couches et de conséquences sur la santé du futur enfant (prématuré, hypotrophie, retard mental, malformations physiques, immunité faible) ? Évidemment, tabac et drogues sont à bannir !

Les excitants tels que les sodas, boissons énergisantes, café et thé ne sont pas non plus les meilleurs amis d'une femme enceinte. Hormis la dose élevée de sucre déconseillée pour le maintien d'un poids santé, ce sont les hautes doses de caféine qui sont à risque pour le bébé. La caféine empêche la bonne absorption du fer nécessaire à la mère et à son enfant.

Si l'on sait généralement que les viandes, poissons et légumes doivent être cuits, on sait moins que les fromages crus sont aussi contre-indiqués au risque de contracter la listériose (bactérie) et toxoplasmose (parasite) pouvant provoquer des complications fœtales. On déconseille également les produits de la mer trop riches en mercure (thon, crustacés), toxique pour le système nerveux du fœtus.

Au-delà de ces contre-indications, on notera que les papilles de la langue se développent chez le fœtus dès les deux premiers mois de la grossesse. Elles sont programmées génétiquement pour reconnaître cinq saveurs (acide, amer, sucré, salé et umami, soit la saveur au glutamate) et présentent des variations gustatives propres en fonction de plusieurs facteurs ethniques et environnementaux. Les saveurs sucrée et umami sont aimées de façon innée (génétique). Les saveurs amère et acide provoquent d'abord le rejet, puis leur appréciation ultérieure dépend de plusieurs facteurs tels que l'éducation gustative et les habitudes alimentaires des parents. Le salé, lui, est apprécié vers l'âge de deux ans. Soulignons aussi que les sensations liées au toucher, au fait de mâcher ou de sentir, se constituent également *in utero* afin de pouvoir déterminer ensuite la flaveur et la texture des aliments.

L'apprentissage du goût s'amorce donc pendant la grossesse, d'ou l'intérêt pour la mère de débuter l'éducation gustative de son enfant à ce moment-là afin de s'éviter des rejets alimentaires plus tard !

L'odorat est fonctionnel *in utero* et le cerveau fœtal est capable d'accumuler des expériences olfactives et gustatives et de les mémoriser. Ainsi, les molécules aromatiques odorantes passent dans le liquide amniotique puis à la naissance dans le lait maternel. Elles varient d'ailleurs d'un jour à l'autre et au cours de la même tétée. Sa richesse en corps gras et en sel varie au cours des mois de l'allaitement tel un baromètre nutritif pour le bon développement de l'enfant. Il est alors judicieux de varier les arômes des laits infantiles si le biberon est le mode d'alimentation choisi, afin de préparer l'enfant à des reconnaissances variables de nouvelles flaveurs et ainsi d'éviter de développer une néophobie entre l'âge de deux et cinq ans, soit le rejet et refus de manger des aliments variés.

En effet, des travaux montrent que les nouveau-nés d'à peine trois jours se montrent plus attirés par l'odeur du lait humain que par celle des formules lactées pour nourrissons. De même, un bébé préfère le lait de sa mère au lait d'une autre maman. Il manifeste des mouvements de succion vers des odeurs rencontrées au cours de la vie utérine et des mimiques de rejet. Une étude du CNRS a par exemple démontré que les femmes enceintes ayant mangé des bonbons à l'anis en fin de grossesse, ont vu leur bébé diriger la tête vers l'odeur d'anis…

L'éducation gustative commencerait donc bien pendant la grossesse avec une alimentation saine et variée choisie par la mère pour se poursuivre lors de l'allaitement maternel ou à travers le choix des laits infantiles, puis avec une alimentation variée aux textures molles, car préférées des bébés. La répétition des expositions à différents arômes, goûts ou parfums *via* le lait maternel ou les autres laits est un gage de réussite pour éviter la néophobie.

D'autres travaux suite à la découverte récente de l'épigénétique (processus de mémorisation acquise) montrent que l'alimentation des mères influence les gènes de l'enfant dès la conception. Une consommation en trop forte quantité de viande et de graisses saturées, mais aussi de sucres raffinés par une future mère, donc au stade de pré-grossesse, engendrerait des futurs adultes diabétiques de type 2.

De même, une étude canadienne publiée dans la revue *Nature Communications* montre que l'alimentation du père aura une influence préconceptionnelle sur le fœtus, et donc sur la santé de l'enfant et du futur adulte. En effet, une carence en B9 aura une influence sur la croissance embryonnaire, ainsi le niveau de B9 est tout aussi important chez le père que chez la mère.

Pour tous les futurs papas et mamans, quand vous mangez, vous mangez pour trois !

Le +

En couple, si vous avez donc décidé d'avoir des enfants, supplémentez-vous en vitamine B9 tous les deux et consultez un nutritionniste afin d'avoir les meilleurs conseils concernant une alimentation diversifiée et à haute valeur nutritionnelle, ce ne pourra être que bénéfique aux gènes de votre futur enfant.
Dernier conseil : arrêtez de fumer avant même ce projet et prenez l'habitude de réduire votre consommation d'alcool.

22

Si je mange équilibré, je suis certain de ne pas avoir de carences alimentaires

FAUX

Pas si vite, de nombreux paramètres entrent en ligne de compte sur ce point !

Tout d'abord, manger équilibré est souvent un point de vue subjectif.

La quantité et la qualité doivent être au rendez-vous au quotidien pour s'assurer une santé optimale, ce qui n'est pas chose aisée avec une vie active. Cependant, partant de ce principe (pas de carence d'apports alimentaires), il subsiste malgré tout (et aussi parfois malgré nous) des insuffisances ou des carences en certains micronutriments.

Rappelons que les apports en macro et micronutriments ne sont pas les mêmes selon le sexe, l'âge et l'activité physique ainsi que le statut de la personne tel que la grossesse ou l'allaitement.

Un autre point à rappeler est l'ensemble des différentes étapes de la digestion du bol alimentaire de la bouche au côlon. Différentes enzymes, différents sucs (salivaire, gastrique, pancréatique, bile), différentes réactions métaboliques vont pouvoir faire extraire les micronutriments de la matrice alimentaire pour assurer son utilisation au sein des cellules.

Un autre facteur essentiel à prendre en considération est la biodisponibilité, ce qui correspond à l'assimilation du nutriment présent dans un aliment, la matrice, dans l'organisme. Elle est variable en fonction des aliments eux-mêmes, de leur cuisson et de leurs associations dans l'assiette. Les vitamines grasses sont par exemple mieux absorbées avec un corps gras : le lycopène des tomates sera bien absorbé avec un peu d'huile d'olive, idem pour le carotène des carottes. Le fer de la viande ou du poisson sera davantage biodisponible que le fer végétal des lentilles. Ce même fer sera plus biodisponible encore s'il est associé à la vitamine C d'une orange. Attention toutefois au café ou au thé de fin de repas car la caféine empêche une bonne assimilation de ce fer. C'est le cas également de l'acide phytique présent dans les végétaux (légumineuses, noix, graines, céréales) et dont il faut se méfier car c'est un autre inhibiteur d'assimilation du fer (mais aussi du zinc et du calcium). La solution : les faire tremper et germer, ce qui permettra de réduire leur taux de phytates.

On voit donc bien parmi ces exemples classiques, que malgré un repas équilibré, des interactions entre les nutriments, qu'ils soient activateurs, perturbateurs voire inhibiteurs de biodisponibilité, existent.

Mais au-delà des seuls aliments, différentes pathologies peuvent contribuer à réduire la biodisponibilité des nutriments. Les principales causes en sont les malabsorptions digestives, les fuites digestives et urinaires augmentées, ou bien encore une insuffisance hépatique (métabolisme du foie perturbé), pancréatique et rénale. Les troubles digestifs les plus courants qui en sont à l'origine sont : les œsophagite, gastrite, ulcère, reflux gastrique, diverticulite (genre de polypes sur les côlon et intestin), candidose (champignons), colopathie fonctionnelle (colite, constipation et diarrhée), les maladies inflammatoires digestives telles que les maladies de Biermer, cœliaque, de Crohn et rectocolite hémorragique, la sleeve en post-chirurgie bariatrique. La liste n'est évidemment pas exhaustive.

Enfin, même si on mange équilibré, une autre cause de risque de carence qu'il ne faut pas négliger est la prise de certains médicaments qui entrave l'assimilation du micronutriment : neuroleptiques, psychotropes, laxatifs, antiacides, diurétiques…

Devant des symptômes de fatigue, de troubles cutanés ou d'infections à répétition, de perte ou de prise de poids, et même en cas de bonne forme apparente, un bilan sanguin est souvent préconisé pour établir un diagnostic de carence éventuelle. Un traitement à base de micronutriments synthétiques peut alors être prescrit si le bilan montre un déficit. Car les signes de carence en vitamines, oligoéléments, minéraux sont variés et des insuffisances auront un impact sur la santé à court et/ou long terme.

Le +

Attention aux régimes équilibrés mais végétariens stricts, voire végétaliens, et à ceux accompagnés d'une forte consommation d'alcool, de café et de thé ainsi que de tabac qui sont des facteurs de risque de carence en nutriments.

- Au quotidien, bien mastiquer est la première étape d'une future bonne assimilation du nutriment. Donc, contrôlez régulièrement votre état bucco-dentaire chez votre dentiste, et prenez du temps pour bien mâcher et avaler calmement.
- Pensez également à varier votre alimentation, vos modes de cuisson, et à acheter frais et bio au moins deux fois par semaine.
- Évitez les oléagineux avec les protéines animales (cela empêche le fer d'être bien assimilé).
- Mangez un fruit frais à chaque repas pour assurer l'apport en vitamines.
- Pensez à vous faire prescrire un bilan sanguin chez votre médecin pour vérifier vos seuils de vitamines et d'oligoéléments.

23

Quels que soient l'âge et le sexe, on peut tous manger la même chose !

FAUX

NON, CE N'EST pas le cas. Il est scientifiquement admis que l'individu selon qu'il soit de sexe féminin ou masculin, bébé, enfant, adolescent (en pleine croissance), jeune adulte, senior ou personne âgée demande des apports nutritifs quantitatif et qualitatif différents, fournis par un régime alimentaire équilibré.

Parfois, les besoins en protéines, glucides, lipides, vitamines et minéraux sont accrus afin de protéger l'organisme contre un risque de carence. C'est le cas par exemple lors d'une grossesse et de l'allaitement maternel, d'un alitement contraint tel que le postopératoire ou lors de la prise de médicaments au long cours, lors d'un cancer, de la consommation d'alcool et de tabac mais également pour le sportif de haut niveau. Les régimes restrictifs, les pathologies chroniques et les régimes alimentaires post-chirurgie bariatrique (chirurgie de l'obésité) doivent également être supplémentés en nutriments.

Les valeurs de ces apports nutritionnels conseillés (ANC) sont des repères élaborés à partir de données scientifiques pour couvrir de façon optimale les besoins physiologiques de la population en bonne santé. Les ANC sont définis pour chaque nutriment (vitamines, minéraux, macronutriments).

Il existe une limite supérieure de sécurité quotidienne à ne pas dépasser sous peine de toxicité du nutriment, la dose maximale journalière (DMJ), et une limite inférieure pour les risques d'insuffisance d'apport. On les retrouve sur le site de l'ANSES qui les évalue en fonction de l'évolution des connaissances scientifiques actuelles. Les ANC varient selon les pays. Un exemple : les ANC français sont en général plus bas que les ANC américains. Ces référentiels restent des indicateurs simplifiés qui ne sont pas standardisés à l'échelle internationale. L'Union européenne travaille à l'amélioration de l'information nutritionnelle des denrées alimentaires et à l'ajustement des ANC.

Des informations nutritionnelles alimentaires détaillées peuvent aussi être consultées sur le site de l'ANSES : elles répertorient environ 1 500 aliments et donnent leur composition en macro et micronutriments. Ces tableaux de valeurs nutritives peuvent servir à l'étiquetage des produits alimentaires mais cela n'est pas obligatoire dans tous les pays. Ce sont des valeurs de référence globalisées appelées « apports quotidiens de référence » ou « valeurs nutritionnelles de référence (VNR) » (qui remplacent le terme d'« apport journalier recommandé » – AJR – depuis 2011) qui sont des données réglementaires, différentes des ANC.

Tous ces repères s'avèrent de bons outils pour les professionnels de santé, l'agroalimentaire, les fabricants de compléments alimentaires et les consommateurs. Cependant, c'est encore une alimentation très variée, peu transformée et équilibrée qui sera garante d'un apport alimentaire optimal.

Le +

Un exemple avec le zinc : on recommande une valeur nutritionnelle ou indicative journalière (VNR) de 10 mg et sa DMJ – dose maximale journalière à ne pas dépasser – est supérieure à 15 mg. À 15 mg, on est donc à 150 % de la VNR, ce qui est tout à fait autorisé.
Idem pour la vitamine C : sa VNR est de 80 mg par jour et sa DMJ à plus de 180 mg. Si on en consomme 180 mg par jour, on est à 225 % de sa VNR.

24

Manger à sa faim allonge la durée de vie

FAUX

APPAREMMENT, IL SEMBLERAIT qu'il faille plutôt s'offrir des repas de prince que de roi.

La restriction calorique tous macronutriments confondus (protéines, glucides, lipides) augmenterait la durée de vie de nombreux modèles animaux (on entend par restriction calorique un apport quantitatif et qualitatif alimentaire raisonnable et non pas un jeûne) tandis que chez l'homme, deux études américaines datant de 2014, l'une publiée dans *Cell Metabolism* et l'autre dans *Science*, montrent l'impact bénéfique sur la longévité d'une restriction calorique en protéines animales avant l'âge de 65 ans mais, il est vrai, pas au-delà de cet âge.

Une des hypothèses avancées est le lien entre les taux de protéine et l'axe hormonal de 3 hormones : l'insuline (régulatrice des glucides), l'IGF-1 (*Insulin-like Growth Factor*), et de GH (*Growth Hormone*), avec le complexe enzymatique protéique mTOR régulateur de la croissance et du cycle cellulaire.

En effet, la durée de vie des rongeurs est allongée quand ils sont déficients en IGF1 et GH avec un taux glycémique normal à bas lors d'une alimentation hypocalorique.

Chez l'homme, l'IGF-1 et GH ont des taux physiologiques élevés lors de la phase de croissance, mais, une fois adulte, si leurs taux sont très élevés, ils sont des marqueurs de vieillissement et promoteurs de cancers. Qui plus est, la baisse de sensibilité à l'insuline ou l'insulino-résistance est un facteur de croissance tumoral. Cela se produit en cas d'alimentation hypercalorique en gras et en sucre, en cas de surpoids, d'obésité et de diabète.

Quand l'insuline, l'IGF-1, la GH et les protéines, en particulier l'acide aminé leucine, sont à des taux trop élevés dans le sang, elles stimulent négativement la voie de signalisation mTOR, entraînant son dysfonctionnement. Découlent alors des mutations cellulaires et une prolifération de cellules anormales. Ce déséquilibre intensifie les réactions inflammatoires, le stress oxydant et le vieillissement et est à l'origine de multiples maladies telles que les cancers.

En résumé, une consommation modérée en protéines animales diminue les taux hormonaux d'IGF-1 et de GH, et donc allonge la durée de vie en diminuant les taux de mortalité et de cancer, et inversement, et ce à un âge moyen de sa vie (inférieur à 65 ans), mais il semble que cela ne soit pas la seule cause à la régulation du vieillissement cellulaire, le sucre ayant un impact nocif également sur mTOR.

La modération alimentaire est donc à privilégier pour vivre mieux et plus longtemps. Difficile toutefois de se prononcer d'une façon définitive, d'autres études sont en cours pour comprendre tous les mécanismes mis en cause dans la longévité.

Le +

Les principes japonais de l'île d'Okinawa, Hara Hachi Bu et Kuten Gwa sont de rigueur : le premier consiste à manger de façon à être rassasié mais d'arrêter de manger avant d'être complètement repu. Et le second à ne manger que de petites portions variées et peu caloriques, en se resservant le moins possible. Chez nous, on dit souvent de garder « une petite place » pour le dessert... et bien gardez cette place vide... !

25

La grillade fait partie des cuissons les plus saines

FAUX

L'IMPRESSION D'UN REPAS sain lorsqu'on fait des grillades vient sans doute du fait que l'on n'utilise pas ou peu de sauce pour les cuire. Pourtant, la cuisson au barbecue, wok et autres grillades au feu de bois, est fortement déconseillée. Ou tout du moins, il faut pouvoir varier les différents types de cuisson afin d'éviter l'accumulation des toxines dans l'organisme. Donc l'été, on se rassemble autour d'un barbecue pour son esprit convivial et également pour le bon goût des brochettes grillées, mais on s'invite aussi à cuisiner autrement pour varier les plaisirs et rester en forme, car un steak grillé « au barbeuk » équivaut à la toxicité d'environ 1 000 cigarettes !

Alors, que se passe-t-il lors de cette cuisson ?

La glycation est un genre d'oxydation, réaction biologique spontanément produite dans l'organisme et dans la nature à partir de la fixation d'un sucre (le glucose) sur une protéine, réaction qui se réalise également lors de la fabrication industrielle d'aliments sous l'effet de la cuisson à température très élevée.

La réaction de glycation ou de glycosylation de Maillard décrite en 1912 comporte plusieurs étapes. Les protéines des aliments vont se dégrader sous l'effet de la chaleur, puis donner des produits toxiques (bases de Schiff et d'Amadori). Ces premières étapes sont très dépendantes de la durée d'exposition au sucre dans le corps. En fait, plus on mange sucré et plus on augmente sa glycémie (taux de sucre dans le sang), plus la toxicité due à la glycation s'élève. Pour autant, cet état est réversible car l'organisme peut les éliminer en les détruisant. Malheureusement, plus la durée d'exposition au sucre perdure, plus la réaction de glycation s'amplifie et donne finalement les protéines glyquées ou AGE (*Advanced Glycosylation End Products* ou Produits de glycation avancés) qui, elles, sont irréversibles.

Ces AGE s'accumulent dans les cellules de tous les tissus du corps et provoquent leur altération. Ils sont à l'origine de nombreuses complications du diabète comme les néphropathies et microangiopathies, mais aussi la cataracte, les maladies cardio-vasculaires et neurodégénératives, le vieillissement cérébral et cutané (rides)…

Il faut donc réduire la température (cuisson inférieure à 120 °C), le temps de cuisson, et éviter le brunissage des mets le plus souvent possible et limiter sa consommation de sucre.

Ainsi, les cuissons à privilégier sont la cuisson vapeur, à la poêle à feu doux, au four en papillote avec du papier sulfurisé (et non pas en aluminium qui est toxique), au four à basse température, au bain-marie, en marinade, poché et, quand c'est possible, on consomme cru.

On évite également de manger les dépôts carbonisés sur les aliments ou les sauces qui sont remplis de produits de glycation. On limite les tartines grillées, le pain étant déjà cuit et sa consommation de biscuits, biscottes et de gâteaux industriels.

On réduit aussi sa consommation de produits précuits, viandes carmées et poissons fumés, ainsi que la *junk food* (chips, pommes de terre sautées, frites, sandwichs, fritures, beignets, biscuits, pains grillés, répertoriés pour être les produits les plus glycants par l'OMS). En effet, les aliments riches en amidon favorisent la production d'acrylamide, AGE alimentaire très toxique et cancérigène que l'EFSA (*European Food Safety Authority*) contrôle depuis 2005.

Notons toutefois que les niveaux de toxicité sont contrôlés par la Commission européenne sur les produits industriels. Des mesures de la part de l'agroalimentaire sont déjà prises et l'ajout d'asparaginase, de pyrophosphate de sodium, de sels de calcium permet de diminuer les temps de cuisson et la température, afin de réduire au maximum les taux d'acrylamide tout en conservant le goût et la qualité des plats.

Cependant, les problèmes d'organoleptie (bon goût) et de stabilité microbiologique du produit final nécessitent la plupart du temps une forte cuisson.

Un exemple de détoxification grâce à la réaction de Maillard est celle de la destruction par la cuisson de la mycotoxine fumonisine B1, toxique pour l'homme.

La cuisson reste un moyen sûr de protéger des intoxications alimentaires et donne bon goût, donc la glycation n'est pas prête de disparaître.

Le +

Pour compenser un repas riche en produits de glycation dans son assiette, on augmente les aliments frais, crus et pourvus en antioxydants (ORAC élevé) et à haute valeur nutritionnelle, tels que fruits, légumes, crudités et herbes, avec une eau riche en bicarbonates pour réduire l'acidité.

Un barbecue d'accord, mais avec une grande salade composée de mâche, roquette, carottes, tomates, raisins secs, persil, ciboulette, oignons, champignons et crucifères (brocolis et chou-fleur), avec des fruits rouges en dessert, pour limiter la casse !

Certains compléments alimentaires ont une action anti-glycante et donc à utiliser en cas de consommation d'aliments riches en produits de glycation. Ils sont à base de carnosine et d'acide lipoïque (protéines antioxydantes et anti-glycantes). La cannelle est ainsi une plante anti-glycante.

26

Le sel fait grossir FAUX

NON, LE SEL ne fait pas grossir. Pour autant, il peut y contribuer indirectement car il est le plus souvent associé à une alimentation riche en calories et en graisses saturées. Son excès comme sa carence sont néfastes pour la santé. On parle de sel ou chlorure de sodium (NACL) comme condiment alimentaire et de sodium comme minéral organique. Le sel contient donc du sodium (40 %). Ce dernier a un rôle comme les autres sels minéraux dans l'équilibre acido-basique et l'hydratation cellulaire. Et il a d'autres fonctions métaboliques, sur la contraction musculaire et les glandes hormonales.

Toutefois, s'il ne fait pas grossir à proprement parler, il fait « gonfler » ! Et ce qu'on appelle communément « rétention d'eau », et qui en effet pèse sur la balance, ne correspond pas à une prise de masse graisseuse ni musculaire, mais bien à de l'eau sous forme d'œdème physiologique dans les tissus ou œdème interstitiel lors d'un excès d'apports sodés. Une alimentation équilibrée en apport de sel évitera ces désagréments.

On sait qu'il est présent naturellement à des taux variables dans l'alimentation : viande, poisson, crustacés, céréales, légumes, graines ou oléagineux. Malheureusement, le sel de table ajouté aux plats même faits maison, et le sel caché dans les plats industriels, la *junk food* (pizza, chips, sandwich), biscuits, fromage, charcuterie, pain, biscottes, gâteaux, confiseries, viennoiseries, bouillons, soupes et potages industriels, conserves, sauces industrielles font très vite augmenter la dose journalière. C'est le cas également des plats allégés en matières grasses dans lesquels, pour compenser, les industriels ajoutent du sel comme exhausteur de goût.

L'OMS recommande de ne pas dépasser le seuil de 5 g par jour. En France, les hommes en consomment pourtant 8,7 g environ et les femmes, 6,7 g. La moyenne est de 7 g aux États-Unis et de plus de 12 g au Japon où la salaison des mets est importante. Avec l'alcool, la prise de poids, le manque d'exercice physique et la baisse de potassium, le sel fait partie des cinq facteurs de risque directs d'augmentation de la pression artérielle. D'où la mission de l'OMS (qui a constaté qu'avec un taux de moins de 5 g par jour le risque cardio-vasculaire baissait) de tenter de faire diminuer la consommation de sel de 30 % d'ici à 2025. De plus, en consommer trop provoque une fuite minérale de calcium et augmente donc le risque d'ostéoporose. Il est aussi un facteur de risque dans le développement du cancer de l'estomac.

En 2015, en France, les industriels de l'agroalimentaire ont signé un accord avec le ministère de l'Agriculture pour diminuer de 5 % et sur deux ans la composition en graisses et en sel dans la charcuterie (jambon, pâté, saucisses). Mais on est pourtant toujours loin du compte, et il appartient à chacun de ne pas avoir la main trop lourde avec la salière.

Le +

Remplacer le sel par des épices et des herbes (curcuma, curry, poivre, ciboulette, coriandre, persil, thym) qui, en plus d'avoir bon goût, sont bourrées d'antioxydants. Une autre astuce ? Rincer ses légumes en bocal et le thon en conserve, limiter les sauces (soja notamment) et les jus de tomate industriels.

Petite précision : ne confondez pas le sel et l'iode qui est un oligoélément apporté par l'alimentation *via* les crustacés et le poisson par exemple, et ajouté au sel de table (sel iodé), indispensable au bon fonctionnement de la glande thyroïde. L'OMS en recommande d'ailleurs l'apport accru chez la femme enceinte et allaitante.

27

Plus le goût des aliments est sucré, plus l'index glycémique est élevé

FAUX

PETIT RAPPEL DE ce qu'est la glycémie avant d'entrer dans le vif du sujet : c'est le taux de sucre dans le sang. Elle se dose le matin, à jeun depuis douze heures, *via* une prise de sang réalisée en laboratoire. Elle a un seuil santé à ne pas dépasser. Plusieurs hormones et cofacteurs ont un impact sur la gestion de son niveau dans le sang et de son utilisation dans les cellules de l'organisme. L'une d'elles, bien connue, est l'insuline, qui est fabriquée par le pancréas. Cette hormone hypoglycémiante est libérée par le pancréas, et augmente dans le sang quand l'apport de sucre s'accroît au cours du repas, pour le faire pénétrer dans les cellules et donc faire diminuer la glycémie.

En clair, plus le repas est chargé en sucres et en graisses, plus le taux d'insuline s'élève dans le sang pour faire baisser le taux de glycémie. Mais plus ces apports sucrés se produisent, moins l'insuline parviendra à gérer ces sucres, et à maintenir une glycémie stable dans le temps et à un taux moyen, d'où les conséquences d'insulino-résistance, de diabète et de surpoids.

On classifie les aliments glucidiques avec des indices, les index glycémiques en fonction de l'élévation de la glycémie qu'ils produisent lors de leur ingestion. Ils sont séparés en trois grandes classes et sont notés de 0 à 100, 0 étant un index glycémique nul correspondant à l'eau naturelle et 100 le sucre glucose :

- La première classe, 0 à 39 – index faible, correspond aux végétaux tels que légumineuses, salade, légumes et légumes secs, oléagineux, fruits frais et secs, légumes mais aussi condiments, épices, chocolat noir, fructose, fromage blanc nature, laits végétaux sans sucres ajoutés.
- La deuxième classe se situe entre 40 et 59 – index moyen, pour les céréales complètes, pain complet, avoine, seigle, blé, orge, boulgour, semoule intégrale, les jus de fruits et compotes.
- La troisième classe est de 60 à 100 – index élevé, pour les sucres, miel, sirop d'érable, sorbet, *junk food* (chips, frites, sandwichs, pizzas, bagels), alcool (dont le vin, le champagne et la bière), viennoiseries, soda, sirop, biscuits, biscottes, mayonnaise, céréales précuites, riz précuit, pain blanc, nouilles, pâtes, maïs, pastèque, melon, banane mûre, carottes cuites.

Ainsi, le goût sucré des fruits rouges frais comme les fraises, framboises, groseilles, myrtilles, baies, airelles ne correspond pas à un index glycémique élevé, mais bien faible (15) ; ce qui est vrai pour la plupart des fruits mais également des fruits secs : l'abricot sec, les amandes et les noisettes ont bien un goût sucré et un index glycémique faible (30). Il faut donc se rendre à l'évidence : un goût sucré n'indique pas un index glycémique élevé. Et l'inverse est également vrai : une biscotte ayant un goût peu sucré a un index glycémique élevé. En effet, tous les produits raffinés, donc cuits à forte température, et pauvres en fibres ont une charge en sucre importante.

Attention cependant, la charge glycémique est à prendre en considération afin de relativiser le chiffre de l'index glycémique élevé. Mais qu'est-ce que la charge glycémique ? Les fibres permettent la réduction de l'absorption des sucres et ralentissent la digestion du bol alimentaire, ainsi la glycémie reste stable dans le temps. Donc le taux de fibres contenues dans les aliments sucrés modère le chiffre de l'index glycémique. Ainsi, les pastèques, melons, bananes mûres, carottes cuites qui ont un index glycémique élevé sont riches en eau et en fibres et ont donc une charge glycémique faible. Ces aliments ne sont donc pas à bannir de ses repas.

Le +

- Pensez à ne pas consommer au quotidien des mets à index et charge glycémique élevés.

→

- On compense les aliments à fort index avec ceux à faible index : des crevettes-mayonnaise à associer avec de la salade, du riz complet et des fruits frais en dessert pour un déjeuner équilibré, et en collation un gâteau au chocolat avec une poignée de framboises.
- Pour la perte de masse grasse et pour un régime santé, il faut évidemment privilégier les aliments à index faible et moyen, avec une charge glycémique faible.
- Si vous êtes sportif, privilégiez des aliments avec des index glycémiques élevés (pâtes, pommes de terre, riz précuit, banane mûre) si l'effort est de courte durée et en post-effort pour la récupération. En revanche, si la performance doit être maintenue, l'index doit être faible à moyen pour stabiliser la glycémie dans le temps (riz complet, riz basmati, légumineuses, banane jeune).

28

Les édulcorants aident à consommer moins de sucre et à perdre du poids

FAUX

Avant toute chose, il convient de rappeler qu'il existe deux grands groupes d'édulcorants : ceux d'origine naturelle (issus des végétaux) et les édulcorants artificiels (donc de synthèse).

L'édulcorant est un produit doué d'un pouvoir sucrant plus ou moins élevé qui apporte peu ou pas de calories comparé au saccharose. Le plus connu des édulcorants artificiels est l'aspartame découvert par un chimiste en 1965 ; l'autre étant le sucralose décelé en 1976, qui est utilisé comme additif alimentaire avec un pouvoir sucrant 600 fois plus élevé que celui du sucre. Les édulcorants naturels sont le glucose, le fructose et le galactose. Ceux qui sont dérivés de produits naturels sont les polyols, le miel, le sirop d'érable et le stévioside (stévia).

Ces édulcorants sont-ils des produits miracles ? À ce jour, on constate une épidémie d'obésité (500 millions d'obèses dans le monde dont 6 millions en France) et de diabétiques (387 millions de diabétiques dans le monde dont 3 millions en France, soit 5 % de la population française !). Selon le rapport publié en mai 2014 par la revue scientifique *The Lancet*, « 1,9 milliard de personnes souffrent de surpoids et d'obésité dans le monde en 2014 ». Ces causes sont multifactorielles, mais alors qu'on recommande aux patients diabétiques, intolérants au sucre et en surpoids, de consommer de façon préférentielle des produits sucrés aux édulcorants plutôt qu'au saccharose (sucre de table), de nombreuses études viennent contredire et mettre en doute leur utilisation pas si anodine.

Selon une étude récente de septembre 2014 publiée dans la célèbre revue *Nature*, les édulcorants artificiels pourraient induire justement le diabète et une intolérance au glucose, en augmentant la glycémie et en modifiant la qualité de leur microbiote (la flore bactérienne intestinale). C'est tout l'inverse préconisé par leur utilisation !

De plus, ces édulcorants augmentent l'appétence pour le sucré, stimulant l'envie de consommer du sucre et donc plus de calories. L'organisme est programmé génétiquement pour reconnaître le goût sucré et répond à l'ingestion de sucre quelle que soit sa nature. Ainsi, en dépit de leur apport calorique faible voire nul, ils peuvent tout de même entraîner une réponse de l'insuline et favoriser sur le long terme sa résistance et l'apparition de pathologies métaboliques.

Une autre notion a été étudiée à la demande de l'American Heart Association et de l'American Diabetes Association. Les édulcorants doivent être utilisés pour réduire le nombre de calories consommées, afin d'abaisser la consommation énergétique totale. Cependant, si la consommation de sucre édulcoré est compensée par un apport de sucre ajouté et de gras, le bénéfice est perdu. Ainsi, les édulcorants sont intéressants pour réduire la frustration ressentie lors d'un régime hypocalorique en sucre et en gras, pour autant ils doivent être intégrés dans une stratégie globale de rééquilibrage alimentaire et d'hygiène de vie. Le 9 janvier 2014, le rapport d'expertise de l'Agence nationale de sécurité sanitaire de l'alimentation, de l'environnement et du travail (ANSES) a souligné par ailleurs l'absence d'intérêt en nutrition des édulcorants intenses (EI) tels que le sucralose pour la perte de poids et la réduction de la glycémie chez les personnes diabétiques ou les consommateurs sains.

Le fructose est, quant à lui, un édulcorant naturel très présent dans les boissons sucrées et les sodas. Les études sur le sujet ont conclu que l'augmentation de sa consommation depuis un siècle est corrélée à l'augmentation de la fréquence de l'HTA, du diabète et de l'obésité. En effet, le fructose est le seul sucre capable d'induire une hyperuricémie (acide urique dans le sang) pourvoyeur de goutte, de calculs, de syndrome métabolique, de maladies cardio-vasculaires, d'insulino-résistance et de la stimulation des adipocytes (masse grasse).

S'ajoute à cela une étude américaine publiée dans le *Journal of Physiology* datant de 2012 (équipe du Dr Gomez) qui met en évidence l'impact négatif du fructose (sodas, jus de fruits) sur la synaptogénèse (synthèse des connexions entre les cellules dans le cerveau) et de ce fait le déclin des fonctions cognitives (mémoire, langage) chez les personnes ayant un régime alimentaire riche en sucre et pauvre en oméga-3. Cette étude soulève aussi ce point : dans ce cas, les oméga-3 viennent corriger en partie le déficit des fonctions cérébrales.

Rappelons en dernier lieu l'étude présentée au congrès annuel de l'American Academy of Neurology qui démontre la corrélation entre la consommation de boissons sucrées, sodas et boissons sucrées édulcorées, et le risque de dépression, par ailleurs plus important avec les boissons édulcorées.

Et même si les données des études sur les édulcorants ne sont pas encore assez pertinentes quant à leurs bénéfices éventuels sur la santé ou leur innocuité, il n'est pas recommandé d'en donner aux enfants qui doivent recevoir une « éducation gustative » modérément sucrée et variée. Et ils sont déconseillés aux femmes enceintes et allaitantes.

Le +

Les édulcorants à base de sucres alcool ou polyols tels que xylitol, sorbitol, maltitol, mannitol sont non cariogènes car non fermentés par la flore buccale. Ces sucres empêchent le développement de certaines bactéries périodontopathiques. Très intéressants donc en postprandial dans un chewing-gum et dans les dentifrices.

29

Les boissons sucrées *light* sont sans danger pour la santé

FAUX

Parce qu'elles sont allégées en sucre, on pense à tort qu'elles sont inoffensives. Or, non seulement, elles sont encore riches en calories mais elles peuvent également avoir des effets néfastes sur la santé.

Rappelons tout d'abord les préconisations de l'OMS en termes de limitation de la consommation de sucres libres : parvenir à moins de 10 % de la ration énergétique journalière, afin de limiter le développement du surpoids, de l'obésité et du diabète et de ses conséquences, et aussi des caries dentaires. Les sucres libres sont le glucose, le fructose et le saccharose, et ils sont présents notamment dans les boissons sucrées. Ainsi, ces 10 % correspondent à 50 g de sucre, soit 200 kcal ou environ 12 cuillerées à café de sucre. Une canette de soda peut en contenir à elle seule 40 g soit 10 cuillerées à café de sucre et 160 kcal. On aura vite fait d'atteindre le seuil des 50 g quotidiens à ne pas dépasser !

Les édulcorants utilisés dans les boissons *light* ou dites « allégées » sont le sucralose, l'aspartame et l'acésulfame K. Une étude américaine a récemment présenté au 65e congrès annuel de l'American Academy of Neurology, les résultats du suivi pendant dix ans des habitudes alimentaires et surtout de la consommation de boissons sucrées de 263 000 adultes en corrélation avec leur santé mentale. De nombreuses autres études ont depuis obtenu des résultats similaires.

Quelles en sont les conclusions ? Que les individus ayant bu au moins quatre canettes de soda par jour présentent un risque de dépression 30 % plus élevé que ceux qui n'en boivent pas, et cela monte à 38 % dans le cas de buveurs d'au moins quatre verres quotidiens de jus de fruits sucrés industriels. Plus préoccupant, le pourcentage du nombre de personnes susceptibles de développer une dépression est encore plus élevé chez les consommateurs de jus de fruits et sodas cette fois-ci *light*/allégé.

Une autre étude de la Harvard School of Public Health établit que les jeunes filles qui consomment 1,5 canette ou verre de boisson sucrée par jour avaient leurs premières règles trois mois plus tôt que celles qui en buvaient moins de deux par semaine. Ceci étant en partie expliqué par l'impact du sucre sur les hormones sexuelles.

Les calories provenant des boissons sucrées, même si elles sont allégées ou avec édulcorant, ont également un impact sur la prise de poids de l'enfant et de l'adolescent. De plus, ces boissons aux édulcorants ont certes un apport énergétique moindre mais elles stimulent la sensation de faim et l'envie de consommer de la *junk food*. Le lien de causalité entre la consommation de boissons sucrées et l'apparition du surpoids et de l'obésité chez l'enfant et l'adolescent a été plusieurs fois démontré, tout comme le lien entre la perte de poids efficace avec une consommation réduite de ces boissons.

Il apparaît donc évident pour des raisons de santé qu'il faut limiter fortement sa ration de boissons sucrées, *light* ou non, tant leurs conséquences sur l'organisme sont néfastes.

Le +

Selon l'étude américaine évoquée plus haut, les buveurs de café non sucré à hauteur de quatre tasses par jour diminuent leur risque de 10 % de devenir dépressifs et anxieux.

Boire des tisanes, du thé et du café en début de journée semble être une bonne alternative aux boissons sucrées pour ceux qui trouvent par ailleurs (logique si l'on est habitué aux sodas…) que l'eau est bien fade…

Pour les plus accrocs, apprécier de boire deux boissons sucrées par semaine. Les bénéfices à long terme se feront ressentir.

On peut aussi boire de l'eau gazeuse agrémentée de feuilles de menthe ou de rondelles de citron…

30

Les plats allégés sont parfaits pour garder la ligne

FAUX

S'ILS CONTIENNENT MOINS de calories, de sel, de sucre et/ou de graisse, ces produits ne sont pourtant pas des repas idéaux ou même des alliés minceur. En effet, la loi n'impose pas que le produit soit allégé de façon globale et des aménagements technologiques sont utilisés pour que le produit fini conserve un tout aussi bon goût que sa référence non allégée.

D'ailleurs, la législation a tardé à déterminer la dénomination « allégé » (ou *light* en anglais). Depuis 2006, le règlement européen donne l'autorisation de signifier qu'un produit est allégé si sa teneur en calories ou en nutriments est réduite d'au moins 25 % par rapport à un produit similaire. Contre toute attente, le terme d'« aliment diététique » ne veut pas dire qu'il est « allégé », terme encadré lui aussi par la législation européenne en vigueur.

De la même façon, on ne doit pas confondre les denrées alimentaires étiquetées « sans sucres ajoutés » ou « sucrées avec les sucres naturellement présents dans le produit » qui sont alors des produits non transformés n'ayant rien à voir avec la législation de l'« allégé ».

La commercialisation du premier produit allégé, le lait et le fromage blanc, date de 1964. Depuis, le marché s'est diversifié dans tous les domaines de l'alimentation pour répondre à une demande du consommateur désirant rester gourmand tout en limitant sa prise de poids.

L'allégé est donc partout : beurre, fromage, crème, yaourts, potages, céréales, gâteaux, biscuits, chocolat, confiture, pâte à tartiner, boissons, sauces, mayonnaise, plats cuisinés…

Le marché français en termes de produits allégés représente plusieurs milliards d'euros. 25 % des Français en consomment régulièrement.

Ce que l'on doit retenir est que « allégé en sucre, sel et graisse » ne signifie pas exempt de ces nutriments. Ils en contiennent encore un peu.

Le produit « 0 % de matières grasses » ne veut pas dire non plus qu'il est moins calorique que son produit de référence si, pour compenser, comme c'est souvent le cas, on a ajouté du sucre. Il peut donc parfois être encore plus calorique que le produit semblable non allégé !

Par ailleurs, d'autres composés tels que les colorants, les émulsifiants, les liants, les gélifiants, les épaississants sont la plupart du temps retrouvés dans ces produits allégés afin de pallier l'absence de sucre et/ou de gras. Le but est de parfaire leur texture afin de leur redonner une contenance, une onctuosité, une saveur et une couleur.

Les graisses naturellement présentes dans un produit de référence sont parfois remplacées par d'autres graisses telles que des huiles hydrogénées, donc nocives pour la santé, dans un produit allégé !

N'oublions pas que de nombreux arômes sont ajoutés à ces mets afin de corriger la perte de la note crémeuse aromatique par manque de lipides.

Les conservateurs et les exhausteurs de goût sont également présents en plus grande quantité, quand le sucre et le sel sont dosés plus faiblement.

Sachez que les additifs utilisés peuvent parfois entraver la bonne absorption des vitamines du produit fini allégé car ils réduisent leur biodisponibilité dans certains cas.

Contrôler son poids grâce aux produits *light* seuls s'avère donc un échec car ils ne sont pas suffisants pour faire maigrir.

Les études montrent que le consommateur d'allégés, déculpabilisé, a tendance à accroître le nombre de calories total pris dans sa journée. Le fait de consommer allégé a pour conséquence de consommer plus afin de compenser le déficit énergétique au cours des repas suivants, le jour même ou les jours qui suivent, selon l'équipe de Hill, dont l'étude a été publiée en 1987 dans le *Journal of Human Nutrition and Dietetic*.

Par ailleurs, rappelons que le gras et le sucre apportent de l'énergie, et donnent un plaisir organoleptique au repas.

Les études prouvent que les consommateurs de produits sucrés avec des édulcorants présentent plus de surpoids que la moyenne. Les boissons allégées en sucres sont bues en grande quantité et stimulent l'envie de s'alimenter en sucré. Elles sont un facteur de risque d'obésité chez l'enfant et l'adolescent comme le souligne l'étude de Ludwig publiée en 2001 dans le prestigieux *The Lancet*. En effet, le goût sucré de l'édulcorant induit par conditionnement la sécrétion d'insuline tout comme le sucre saccharose ; s'ensuivent alors un pic d'hypoglycémie et l'envie de manger à nouveau.

Cependant, le *light* n'est pas à bannir mais à utiliser intelligemment dans le cadre de son alimentation au quotidien. Une alternative au *light* ? Savoir se faire plaisir avec un produit fini non allégé mais en petite quantité et plus rarement.

Le +

Consommer des allégés en collation ou à la place de desserts riches en calories est intéressant dans le cadre d'un régime alimentaire équilibré, ou d'un régime hypocalorique amaigrissant afin de pallier les éventuelles frustrations. Ils permettent ainsi une meilleure adaptabilité à un régime hypocalorique équilibré suivi à long terme. Les aliments allégés ont une faible densité énergétique de part leur proportion moindre en sucre et en graisse, et aide à gérer les excédents caloriques pour éviter la prise de poids ou tout du moins la limiter chez les sédentaires et les patients en surpoids et obèses.

31

Un sachet hyperprotéiné suffit pour remplacer un repas

FAUX

Un sachet, une barre, une crème, un entremets, une soupe ou une boisson hyperprotéiné, comme son nom l'indique, est surtout riche en protéines.

La plupart des en-cas et substitut de repas sont hypocaloriques (environ 100 à 300 kcal par et selon le produit). Le nom de « substitut de repas » est donc un abus de langage, à savoir qu'il ne peut en aucun cas remplacer un repas équilibré (une salade – un poisson – une portion de riz – un fruit : environ 400 à 800 kcal). En effet, tout régime alimentaire hypocalorique qui apporte environ 1 200 kcal par jour est carencé en micronutriments au vu d'un régime normocalorique recommandé en moyenne pour un adulte qui est de 2 000 kcal.

Les protéines sont utilisées dans le cadre de la perte de poids dans tous les régimes restrictifs en calories. Elles maintiennent la masse maigre et musculaire, et donc la régulation de la dépense énergétique à la hausse pendant la réduction de la masse grasse. La plupart du temps, les produits hyperprotidiques sont composés à partir de protéines de lait de vache ou d'œuf (protéines animales) ou de protéines de soja (protéines végétales). Leur taux de protéines varie en fonction des marques de laboratoire, et apporte, par en-cas, l'équivalent d'une tranche de viande ou de poisson (10 à 20 g) en termes de protéines.

Tous les produits ne sont pas équivalents d'un point de vue qualitatif et donc nutritif. Les protéines végétales sont moins efficaces que les protéines animales. Certains en-cas ou substituts n'apportent pas tous les acides aminés essentiels nécessaires au métabolisme organique et à la préservation des protéines musculaires. La législation en vigueur impose un étiquetage précis sur leur composition nutritionnelle.

Ces produits alimentaires contiennent par définition peu de lipides et peu de glucides afin de créer la fameuse cétose à l'origine de la diète protéinée.

Ils peuvent être enrichis en micronutriments (vitamines, oligoéléments, minéraux, fibres), mais, au vu de la réglementation, ils ne peuvent apporter qu'une partie des apports journaliers recommandés et sont donc encore une fois insuffisants à un apport optimal journalier en macro et micronutriments s'ils sont consommés seuls.

Attention cependant à certaines marques de barres, boissons ou crèmes vendues en grandes surfaces, qui sont très riches en sucres, édulcorants, fructose et saccharose. Auquel cas, le produit n'a aucune valeur hyperprotéinée et perd le bénéfice recherché de cétose.

La consommation de produits hyperprotéinés (substituts, en-cas) doit nécessairement bénéficier d'un suivi médical et ne doit pas remplacer les trois repas principaux de la journée. Les risques pour la santé sont multiples, car, en dehors des carences alimentaires, des troubles ioniques (hypokaliémie, baisse du potassium) peuvent avoir lieu avec des conséquences sur le rythme cardiaque.

On ne conseille pas aux femmes enceintes, allaitantes, aux individus souffrant de néphropathies diabétiques (maladie rénale) et aux enfants de les consommer en grande quantité. Il n'est pas l'équivalent d'un produit type Whey adapté aux sportifs.

En bref, ne vous laissez pas séduire par ces substituts qui ne peuvent remplacer durablement les repas. Préférez un menu riche en protéines, en fibres et en sucre à index glycémique bas, et pauvre en graisse, qui sera plus efficace, meilleur pour la santé et bien plus agréable à déguster…

Pour autant, un sachet hyperprotéiné peut « dépanner » et faire office d'en-cas ou de collation dans la journée plutôt qu'un gâteau ou sandwich jambon-beurre/soda. Du fait de sa haute teneur en protéines, donc de son effet satiétogène, le produit permet d'apaiser la faim, de réduire le risque de grignotage dans la journée et aide à rééquilibrer un rythme alimentaire sur une période de courte durée.

Il peut aussi parfois aider à tenir dans la journée si l'on rentre dîner tard…

En ces matinées où l'on est pressé, vous pouvez parfois remplacer un petit-déjeuner accompagné de boissons (eau, café, thé, tisane) par un substitut de repas en attendant un déjeuner puis un dîner équilibrés. On le conseille d'ailleurs plutôt à ce moment-là car il est important d'avoir un petit-déjeuner riche en protéines afin de stimuler l'organisme dès le réveil. Il sera toujours préférable à un croissant ou des madeleines…

Le +

Certains régimes drastiques préconisent la diète hyperprotéinée stricte. Elle est source de frustrations de part sa monotonie et d'effets secondaires du type mauvaise haleine, constipation, irritabilité et parfois insomnie, avec le fameux effet « yoyo » à l'arrêt de ce régime. Sans oublier la reprise d'éventuelles mauvaises habitudes voire de troubles du comportement alimentaire avec *craving* (crise de grignotage).

Tout régime hypocalorique hyperprotéiné (1,2 g de protéines par kilo de poids idéal par jour) doit être instauré avec l'aide d'un professionnel de santé spécialisé en nutrition, dans le cadre d'une restriction calorique raisonnable pour une perte de poids durable.

32

Les régimes amincissants font forcément maigrir

FAUX

LE RAPPORT OFFICIEL de l'ANSES datant de 2010 informait clairement sur le danger des régimes amaigrissants pratiqués sans suivi médical. Ils ont un impact négatif sur la santé et le « fonctionnement du corps », et peuvent « entraîner des troubles du comportement alimentaire ». L'ANSES rappelle que les régimes aboutissent aussi à une conséquence maintenant bien connue : l'effet « yoyo ».

Pour rappel, le culte de la minceur débute véritablement dans les années soixante avec la diffusion médiatique de l'image d'une femme idéale à la silhouette « taille mannequin ». C'est alors le début des régimes alimentaires à la mode visant à faire perdre du poids. Fait troublant, cette période marque aussi le début de l'augmentation du taux d'obésité dans les pays industrialisés.

Depuis quelques années, les hommes sont également visés par la publicité et leur préoccupation physique s'est amplifiée.

Fait paradoxal des années 2000 : la prise de conscience collective du contrôle de la prise de poids passe par un meilleur choix alimentaire – ce qui est le cas – mais l'épidémie d'obésité (600 millions d'obèses dans le monde) continue de progresser. Il s'avère que, depuis dix ans, le développement du e-commerce, avec l'acquisition progressive d'ordinateurs et de tablettes, a fait chuter la pratique d'activité physique. Le comportement sédentaire est en effet l'un des facteurs responsables de la prise de poids.

Par ailleurs, le marché mondial de la diététique minceur en agroalimentaire et en compléments alimentaires n'a cessé de croître depuis quinze ans, tandis que la restauration rapide, la « malbouffe » (*fast-foods*, *food trucks*, cafétérias) a vu son nombre augmenter.

Une bonne nouvelle cependant : depuis 2010, il semblerait que le marché de la diététique sportive prenne de l'ampleur et qu'un engouement pour l'activité physique renaisse. Tout régime alimentaire doit en effet s'accompagner d'une remise en activité sportive à raison de trente (minimum) à soixante minutes par jour afin d'augmenter la thermogénèse et la dépense calorique. Cette notion est ancienne : Hippocrate au IVe siècle préconisait de manger moins et de faire plus d'exercice pour perdre du poids !

Rappelons que la frustration psychologique engendrée par un régime sévère provoque la plupart du temps l'abandon de ce régime contraignant, avec la reprise des mauvaises habitudes si elles n'ont pas au préalable été corrigées. Il faut comprendre qu'une perte de poids est possible, mais seulement à long terme, avec un suivi médical accompagné d'un soutien psychologique si besoin, et l'établissement d'un rééquilibrage alimentaire plutôt qu'une diète.

Alors, pourquoi ne faut-il pas se mettre au régime amaigrissant ?

D'un point de vue physiologique, le régime amaigrissant fait grossir. C'est le principe de l'effet « yoyo » (*weight cycling*) où l'individu reprend le poids perdu, voire récupère plus de masse grasse à l'arrêt du régime hypocalorique : c'est le phénomène de *poststarvation fat overshooting*.

De nombreuses études l'ont démontré, la plus ancienne remontant au Dr Benedict, en 1907 (*The influence of inanition on metabolism*) puis 1919 (*Human vitality and efficiency under prolonged restricted diet*) (Carnegie Institute of Washington) : tous les régimes restrictifs conçus dans le but de perdre du poids sont associés à un gain ultérieur de poids et à un risque d'obésité, et ce quels que soient le sexe et l'âge. L'étude sur trois ans de l'équipe du Dr Stice publiée en 1999 montre que les adolescents qui ont fait un régime ont trois fois plus de risque de présenter un surpoids que ceux qui n'en ont pas fait ! Celle de Korkelia (publiée en 1999) a permis de suivre pendant quinze ans des personnes avec un poids normal et ayant pourtant entrepris un régime amaigrissant. Celles qui étaient au régime avaient deux fois plus de risque d'avoir un gain de poids (10 kg et plus), que celles qui n'en avaient pas suivi. Sans compter que plus le nombre de tentatives de perte de poids est élevé, plus l'IMC (Indice de masse corporelle) augmente.

Une des explications de ce gain post-régime est ce que l'on appelle la thermogénèse adaptative. En effet, il existe des systèmes de contrôle et de rétrocontrôle physiologiques visant à limiter la perte de poids afin de protéger l'organisme lors de la restriction calorique, un genre de système de survie individuellement programmé. Il y a un pondérostat interne qui tend à toujours rétablir le poids de base. Les centres régulateurs de la faim et de l'appétit situés dans le système nerveux central sont en relation pour protéger la composition corporelle.

La dépense énergétique diminue lors d'une carence d'apports caloriques puisqu'il y a un déficit d'énergie alimentaire. Cela entraîne la diminution puis la suppression de la thermogénèse pour ralentir l'utilisation des protéines et de la graisse, qui fournissent alors l'énergie lors de la perte de poids. Pour préserver et reconstituer la masse grasse et la masse maigre, des signaux de rétroaction sont alors émis afin que la personne mange à nouveau. Une hyperphagie surcompensatoire va survenir, et la suppression de la thermogénèse persiste alors même que le corps a reconstitué sa graisse corporelle puis sa masse maigre, ce qui entraîne l'excédent de graisse et la prise de poids en excès: c'est le fameux «effet yoyo». En résumé, sans vraiment s'en rendre compte, on va manger plus pour compenser sa perte de poids et reprendre le poids perdu, voire plus.

Attention, ces études montrent que plus le poids de base est normal, plus ce gain est important, comparativement aux gens en surpoids et obèses! Il ne faut donc pas entreprendre de régimes hypocaloriques quand son poids est normal et ne pas céder aux pressions publicitaires.

Le « bon » poids est très souvent le poids de forme adulte que l'on a réussi à conserver avec un régime alimentaire et une hygiène de vie quotidienne équilibrés. Pour le garder, évitez donc le yoyo !

Le +

Un régime mixte à adopter : les régimes crétois, japonais et paléolithique (chasseur/cueilleur/pêcheur). Ce ne sont pas des régimes amaigrissants, mais des régimes alimentaires qui associent un ensemble de notions d'équilibre en macro et micronutriments. On y retrouve différents types de cuisson (cru pour le japonais par exemple), un apport de graisses insaturées et riches en oméga-3 et oméga-9 (huiles végétales), différents types de protéines animales et végétales, avec un apport de glucides à index et charge glycémiques faibles et à l'apport limité. Et avec aussi (on ne le répetera jamais assez) la notion d'un corps en mouvement, l'activité physique régulière faisant partie de ces régimes de vie.
Une idée santé et minceur : les phytostérols des végétaux et les fibres réduisent l'assimilation des acides gras ou comment bien manger sans restriction avec un apport astucieux « d'inhibiteurs ». Donc on pense aux fibres pour maigrir.

33

Tout écart, quel que soit son régime, est fatal

FAUX

Il est communément admis qu'en termes d'alimentation un «écart» est un mets très calorique. Une pâtisserie, un gâteau, un croissant, une glace, un verre d'alcool, un plat de pâtes, un plat en sauce, des chips, de la mayonnaise, une pizza quatre fromages… tout ce qui nous fait culpabiliser quand on suit un régime amaigrissant et hypocalorique afin de retrouver sa ligne et qui sonne comme un reproche à notre oreille.

La bonne nouvelle est que la frustration n'est pas de mise au quotidien et que les «écarts», s'ils ne sont pas journaliers, ne posent pas de problème. Bien au contraire, les écarts font partie de la vie et nous permettent de tenir un régime équilibré sur le long terme.

Il ne faut pas s'inquiéter d'être un peu plus gourmand certains jours car vous le serez moins les jours suivants. En effet l'écart est géré par une autorégulation interne de sa faim qui va diminuer aux repas suivants. De plus, on peut contrôler « l'écart » par une activité physique plus importante le jour J.

Pour rappel, la dépense énergétique totale des 24 heures (DET) est répartie entre :

- le métabolisme de base (MB) et la dépense énergétique de repos (DER) à 65-75 % de la DET,
- la dépense énergétique liée à l'activité physique et au sport (15 à 30 % de la DET)
- et la dépense énergétique liée à la digestion des aliments (thermogénèse postprandiale : 10 % de la DET). Manger fait donc consommer de l'énergie !

Le métabolisme de base varie d'un individu à l'autre en fonction de son âge, son sexe, son poids, sa masse maigre, sa génétique, son activité physique et son état de santé. L'estimation de la dépense énergétique totale journalière se fait selon un calcul en multipliant la dépense énergétique de repos par un facteur d'activité correspondant à l'intensité de l'activité physique du sujet. C'est le PAL (*Physical Activity Level*) ou le NAP (Niveau d'activité physique). Le NAP est classé en catégories allant d'un facteur 1 pour l'activité sommeil et repos allongé, puis variant selon le type d'activité liée aux travaux ménagers, domestiques, à l'emploi (selon qu'il est plutôt sédentaire, comme un travail de bureau, ou plutôt physique, comme les métiers du bâtiment) et au sport.

Plus l'activité physique est imposante, plus le NAP augmente. Le NAP moyen est de 1,6 pour un adulte sédentaire actif, ce qui explique que le besoin en calories soit en moyenne de 2 000 kcalories par jour. Le NAP moyen est de 2,5 pour une activité sportive classique. Par ailleurs, il peut s'élever à 5 fois la dépense énergétique de repos pour un athlète.

En fait, plus le sport est intense et pratiqué longtemps, plus le NAP est important et plus la dépense énergétique est élevée. Cela permet donc de consommer davantage d'énergie, en l'occurrence celle apportée par un « écart » alimentaire. En gros, le sport « brûle » l'écart.

Par exemple, un adulte de corpulence moyenne, avec un métabolisme de base moyen de 1 500 kcal, avec un besoin moyen journalier total de 2 000 kcal (avec NAP faible) et qui se suralimente tous les jours de la semaine avec un écart de 1 000 kcal supplémentaires (donc 3 000 kcal/jour), verra sa masse grasse se constituer progressivement et s'installer au fil du temps s'il ne pratique pas une activité physique intense « dégradant » ses 1 000 kcal apportés en surplus de ses besoins. Mais si cet « écart important de 1 000 kcalories » reste rare, à raison d'une à deux fois par semaine, il n'y aura pas d'impact sur la prise de poids qui s'autorégule tel un thermostat. Quant à un petit surplus calorique journalier de 250 à 300 kcal, il peut être facilement compensé par une activité physique journalière régulière et modérée.

Donc pour pouvoir rester gourmand et mince, il faut soit que l'écart soit sporadique, soit qu'il soit journalier mais peu calorique et compensé avec du sport ! On peut donc légitimement s'octroyer des écarts sans se faire de souci pour sa ligne, car l'écart est la clé du succès pour garder un poids stable et rester de bonne humeur !

Le +

Pour s'aider, on peut utiliser des méthodes dites altimétriques telles que les podomètres, GPS (*Global Positionning System*) et accéléromètres afin de déterminer l'enregistrement moyen de la dépense calorique journalière de son activité physique classique et sportive, tout en tenant compte de la quantité alimentaire consommée dans la journée, afin d'équilibrer la balance apport-dépense et de gérer au mieux ses « écarts ».
De façon très simplifiée, on peut compenser un écart de 300 kcal en faisant une marche rapide d'environ une heure en plus de son activité physique habituelle.
Pour information, les écarts journaliers que l'on peut supprimer sont par exemple représentés par un verre d'alcool (vin ou champagne) qui est égal à 100 kcal, un croissant à 300 kcal, une part de gâteau à 350 kcal et un sorbet à 100 kcal. Cela va donc très vite, dans un sens (prise de poids) ou dans un autre (perte de poids)...

34

Les fibres, c'est bien, mais ça donne des gaz

FAUX

Mauvaise pioche, c'est l'inverse ! Les fibres luttent pour un bon transit donc réduisent ballonnements, flatulences et douleurs abdominales (troubles fonctionnels intestinaux ou TFI). Encore faut-il bien les mâcher et en consommer tous les jours suffisamment. En France, la moyenne journalière est de 15 g, alors qu'il est recommandé d'en consommer 30 g ! Il faut aussi boire suffisamment d'eau, de 1,5 l à 2 l par jour, car les fibres en ont besoin pour être efficaces.

Il existe plusieurs types de fibres. Les fibres alimentaires sont d'origine végétale et ne peuvent être digérées par l'intestin. Ce sont des chaînes complexes de sucres appelées polysaccharides. Ces fibres sont soit solubles, soit insolubles dans l'eau, et ont de ce fait des propriétés nutritionnelles différentes. La plupart des végétaux contiennent les deux types de fibres en des proportions plus ou moins équivalentes.

Celles qui sont solubles sont les pectines, gommes (guar, caroube, agar), mucilage, inuline ou FOS (fructanes ou fructo-oligosaccharides). On les trouve surtout dans les fruits, les oléagineux, l'avoine et les légumineuses. Les FOS les plus connus sont issus de l'artichaut, topinambour, ail, échalote, oignon, asperge, ciboulette, poireau, chicorée, banane, seigle, orge, froment.

Les fibres insolubles dans l'eau sont la cellulose, l'hémicellulose et la lignine. On les trouve surtout dans le son de blé, les céréales complètes, la carotte, les fruits mûrs et dans leur peau, les légumes, les salades, les algues et les noix.

Les bénéfices majeurs des fibres sont leur fort pouvoir de rétention d'eau. Elles gonflent et permettent d'augmenter le volume des selles et de les mouler afin de régulariser le transit, qu'il s'agisse de diarrhée ou de constipation. Elles forment des gels visqueux et permettent l'accélération du péristaltisme intestinal. Ce gel visqueux permet l'évacuation des déchets métaboliques *via* les matières fécales.

De plus, les fibres stimulent l'activité bactérienne intestinale et celle du côlon (flore saprophyte ou bonnes bactéries). C'est le principe de fermentation. Cela permet d'améliorer la qualité de la bordure en brosse (paroi intestinale) dont l'étanchéité est garante d'une protection immunitaire optimale pour l'organisme. Par ailleurs, les principaux produits issus de la fermentation bactérienne des fibres non digestibles dans le côlon droit sont des acides gras à chaînes courtes tels que le butyrate qui a un rôle anti-inflammatoire et antitumoral. D'où l'intérêt de consommer des fibres en prévention des cancers colorectaux.

Enfin, les fibres ralentissent l'absorption du sucre et du gras contenus dans le bol alimentaire, ce qui permet une glycémie stable dans le temps et limite les pics d'insuline postprandiaux. De ce fait, elles sont un coupe-faim naturel en plus de leur effet satiétogène mécanique *via* leur gonflement dans l'estomac. Elles ont pour atout de réduire les taux de LDL-cholestérol (« le mauvais cholestérol ») et de sucre dans le sang. Elles jouent donc un rôle dans la prévention du diabète, du surpoids et de l'obésité.

En fait, les gros consommateurs de protéines sont également sujets aux gaz (ammoniac, hydrogène sulfuré, indole) dus cette fois à la putréfaction des protéines par les bactéries dans le côlon gauche.

Les phénomènes de fermentation des sucres et de putréfaction des protéines s'équilibrent dans l'intestin si les apports alimentaires sont modérés, équilibrés, bien mastiqués et variés afin d'éviter le météorisme abdominal (ballonement).

Pour en terminer avec les fibres, sachez qu'elles sont très largement utilisées dans l'agroalimentaire pour la composition des produits allégés comme substitut de la matière grasse *via* leur propriété d'épaississant et de viscosité (gomme de guar, pectine), afin de reconstituer la texture d'un mets allégé en lipides et de lui redonner de l'onctuosité. Dans les produits allégés en sucre, les fibres sucres ou néosucres (les FOS) sont utilisés comme édulcorant afin de redonner un goût sucré tout en réduisant la quantité de calories. Les industriels utilisent essentiellement la chicorée pour en extraire les FOS.

En résumé, buvez beaucoup d'eau, mâchez-les bien et les fibres seront vos meilleures alliées santé-beauté !

Le +

Les FOS sont considérés comme des prébiotiques. Leur effet bifidogène a été reconnu en France en 1994. Ils agissent favorablement sur la santé de l'hôte en stimulant de manière sélective la croissance de bactéries déjà naturellement présentes dans le côlon (lactobacilles et bifidobactéries).

On peut les trouver concentrés dans des compléments alimentaires pouvant être prescrits par le médecin, et dans l'alimentation.

Les aliments très riches en FOS sont les poireaux, artichauts, asperges, choux, champignons, légumineuses, ail, oignons, échalotes, pommes, poires, cerises, abricots, blé, seigle. Ils correspondent à la liste des FODMAPs (*Fermentable Oligosaccharides Disaccharides Monosaccharides And Polyols*) à réintroduire progressivement et régulièrement dans l'assiette pour réhabituer son transit si on les avait bannis de son alimentation pour justement éviter les gaz (dioxyde de carbone, hydrogène et méthane) dus à la fermentation de ces fibres.

35

Si je mange, c'est forcément parce que j'ai faim

FAUX

Cela semble tellement évident qu'on ne se pose même plus la question. Mais la faim est un processus physiologique que de nombreuses personnes ne ressentent plus car elles mangent plus que de raison, ou parce qu'elles ont « les yeux plus gros que le ventre » selon la célèbre expression, ou encore qu'elles mangent à n'avoir plus faim. Mais aussi… parce qu'elles mangent pour d'autres raisons que celle de la faim, le plus souvent pour vaincre une situation stressante.

La faim est une sensation physiologique normale. Elle est détectée notamment par la glande hypothalamus dans le cerveau. Les signaux de faim sont des symptômes reproductibles d'un sujet à l'autre qui vous informent qu'il est temps de vous nourrir : la fatigue, l'hypoglycémie, l'irritabilité, l'impatience, la baisse de la vigilance et de la concentration, des maux de tête éventuels, une haleine cétonique, des crampes musculaires. Les mécanismes de contrôle de la satiété se situent tout au long du tractus digestif (estomac, intestin) grâce à un système neuro-hormonal complexe relié au cerveau.

Le fait de manger et de se sentir rassasié est apaisant et cela grâce à la production neuro-hormonale de plusieurs molécules dans le cerveau telles que la sérotonine et les endomorphines, et dans le sang la chute du cortisol et de l'adrénaline. Le cerveau connaît donc bien cette sensation de plénitude, qu'il va reproduire en dehors du contexte de faim pour compenser un manque affectif, pour combler un vide, pallier l'ennui, oublier une contrariété, mais aussi par gourmandise pour fêter un heureux événement, et c'est humain !

Mais le fait de manger hors de son contexte de faim fait grossir si le comportement devient répétitif et chronique, et, le plus souvent, cela se produit lors d'une situation angoissante. On a alors tendance à « avaler » pour calmer cette sensation désagréable. La nourriture devient l'outil indispensable pour faire chuter cet état de tension. Et ça marche. De ce fait, le cerveau mémorise ce renforcement positif et reproduit ce mécanisme dès lors que le sujet rencontre une difficulté. Il est conditionné.

Manger sous le coup d'une émotion comme le relate l'étude Nutrinet santé, publiée dans *The American Journal of Clinical Nutrition*, a pour conséquence une probabilité plus importante d'être en surpoids surtout chez les femmes, et, paradoxalement, chez les personnes suivant un régime amaigrissant.

De plus, une autre étude publiée dans la revue *Psychological Science* par l'université de MBA (*Master of Business and Administration*) de Miami prouve que la conjoncture économique d'un pays en crise crée des sentiments anxiogènes et stimule l'instinct de survie de la population, qui va consommer des aliments plus caloriques et en plus grande quantité.

Une autre étude, plus insolite, a été réalisée aux États-Unis sur les supporters de football d'une douzaine de villes. Le supporter d'une équipe perdante consommait davantage de graisses saturées (mauvaise graisse) que de coutume, et celui d'une équipe gagnante en mangeait moins que dans sa consommation quotidienne. Le contexte a là encore un impact positif ou négatif sur le comportement alimentaire, qu'il soit quantitatif ou qualitatif.

Toutefois, le stress n'est pas la seule cause de faim. Indirectement, les facteurs socioculturel et économique d'une région, d'une ville, et de l'individu influencent la consommation alimentaire. Plus le revenu et le niveau d'études sont élevés, plus les personnes sont sensibles à leur alimentation et moins il y a de surpoids et d'obésité. C'est ce que révèle une étude française qui a démontré que la ville de Saint-Denis, qui compte le moins de diplômés supérieurs, recense également le plus de personnes obèses, contrairement aux départements des Hauts-de-Seine et de Paris. Une étude qui explique également très bien que dans les régions où la densité de médecins est forte, il y a moins de personnes en surpoids. Le fait de pouvoir bénéficier de soins de proximité et de conseils diététiques a une forte influence sur le comportement des habitants. Des études similaires ont déjà montré que le surpoids et l'obésité infantile sont liés aux ressources économiques du foyer.

Cependant, il y a des exceptions. En effet, une étude mondiale publiée dans le *Lancet Global Health* a recensé sur vingt ans les habitudes alimentaires de près de 200 pays (90 % de la population mondiale) afin d'établir un lien entre l'épidémie d'obésité, la malbouffe et le PIB du pays. Les pays à fort revenu se nourrissent plus sainement que les autres à l'exception des États-Unis, Canada, Australie et Nouvelle-Zélande. Elle révèle enfin que les contrées les plus consommatrices de malbouffe, ou les moins consommatrices de fruits, légumes, céréales complètes, poisson, noix et graines, sont la Biélorussie, l'Arménie et la Belgique. Et que les régimes alimentaires les plus sains sont africains.

En résumé, on dit oui aux émotions fortes, mais non au *craving* excessif et intempestif pour les compenser ! Et on prend exemple sur le principe japonais, le nuchi gusui – qui consiste à manger en ayant conscience des effets positifs que les aliments ont sur la santé : on ne mange pas uniquement pour se nourrir, mais aussi pour se guérir. On prend ainsi quelques minutes avant le repas pour penser aux bienfaits des aliments et on mange seulement si on a faim !

Le +

Il devient impératif d'avoir conscience du stress engendré par un problème quel qu'il soit et d'apprendre à l'appréhender autrement qu'en se jetant sur la

→

nourriture. Une respiration lente et profonde, s'étirer, boire de l'eau, mâcher du chewing-gum, marcher, se visualiser détendu et léger... pour finalement trouver progressivement un renforcement positif à ces mécanismes anxiolytiques constitueront la solution pour manger uniquement lorsqu'on a réellement faim.
Se mettre à table doit rester un plaisir. Ainsi, rééquilibrer ses repas en variant les mets, ne pas faire de régimes draconiens, choisir des aliments sains pour retrouver les sensations de faim sont autant de bons (ou nouveaux) réflexes à acquérir. Ne pas acheter de produits gras et sucrés qui pourraient nous tenter à la moindre occasion stressante !
Il faut également redéfinir son budget en privilégiant un maximum les produits sains pour la santé. Une étude publiée dans le *British Medical Journal* montre que s'alimenter plus sainement coûte plus cher à raison de 1,50 dollar (1,10 euro) par jour et par personne en comparaison d'une alimentation à base de nourriture moins saine. Le surcoût sur une année peut être lourd pour certaines familles, mais la santé n'a pas de prix.

36

Manger cru ne présente aucun danger pour la santé

FAUX

Un produit cru est un produit originel qui n'a été ni cuit ni transformé. Il apparaît alors évident que le cru est idéal, car il conserve toutes ses valeurs nutritionnelles. En effet, la chaleur transforme et dégrade en partie les vitamines et les minéraux. Pourtant, il convient de rester prudent.

Différencions tout d'abord le cru végétal et le cru animal.

Concernant le cru végétal, il faut avoir en tête que les résidus d'engrais et de pesticides sont présents dans l'enveloppe des fruits et des légumes ou dans leurs feuilles. Bien qu'il y en ait moins dans ceux issus de l'agriculture biologique, il en subsiste selon les cultures adjacentes non bio et les pluies contaminantes. Il s'avère alors indispensable de laver les herbes (les graines et oléagineux sont protégés s'ils sont dans leur coque) mais aussi les fruits, voire, pour certains, les nettoyer à l'eau savonneuse car les polluants sont liposolubles.

Mais ce n'est pas toujours suffisant. Certains fruits et légumes sont plus riches en pesticides que d'autres et sont donc à éplucher, mais ils perdent alors une bonne partie de leurs micronutriments.

Le cru signifie aussi qu'il peut y avoir des toxines résiduelles d'insectes, de bactéries, de parasites, de virus, qui pourraient potentiellement provoquer des intoxications alimentaires plus ou moins graves. De ce fait, il est déconseillé aux femmes enceintes ou allaitantes, aux bébés et aux personnes en cours de traitement quel qu'il soit. En cours de traitement, en plus du conseil de manger de façon préférentielle des aliments biologiques, on recommandera de tout cuire, bio ou non…

Certaines personnes tolèrent difficilement le cru végétal car très riche en fibres insolubles parfois responsables de douleurs abdominales et flatulences, voire de vraies colites et diarrhées.

Notons également que certains légumes sont d'un point de vue gustatif immangeables crus.

Par ailleurs, de nombreuses études montrent que les jeunes enfants, dont l'éducation gustative débute pendant la grossesse et se poursuit dès le plus jeune âge, préfèrent les textures molles et tièdes, peu amères, peu acides, légèrement salées. Le sucré est toujours apprécié. Les fruits sont alors conseillés en compotes et les légumes sont cuits, pouvant être consommés en ratatouille ou soupe, velouté, potage.

Mais il est vrai que les fruits crus sont moins sucrés que ceux transformés en compotes. Leur index et leur charge glycémiques s'élèvent à la cuisson. De ce fait, consommer cru permet grâce aux fibres et à la moindre teneur en sucre de limiter les risques d'hyperglycémie.

Pour finir, on nomme organolepsie, le goût et la saveur des aliments en fonction de leur préparation culinaire. La cuisson des aliments est une transformation des molécules de la nourriture qui donne de la saveur aux mets. Il apparaît d'ailleurs difficile d'un point de vue culinaire et social de manger cru au quotidien.

Concernant maintenant le cru animal, il y a plusieurs points à notifier.

Pour les femmes enceintes et allaitantes, il est contre-indiqué. Le poisson, les crustacés, la viande et le lait crus peuvent donner des maladies telles que listériose et toxoplasmose. Ces deux maladies peuvent entraîner la mort fœtale ou des malformations. Cette même listériose peut être transmise dans le lait cru et les fromages crus. Le lait cru, la viande et les coquillages peuvent également transmettre la salmonellose (bactérie) qui est responsable de gastro-entérites importantes.

L'œuf cru est protégé par sa coquille des bactéries extérieures mais s'il est consommé cru ou mollet, il persiste alors dans son blanc de l'avidine qui est une protéine assez toxique qui détruit la biotine ou vitamine B8 essentielle à la beauté des cheveux et des ongles Attention, cru, il peut également transmettre la salmonelle.

Ces risques sont les mêmes pour tous, il y a toujours danger à consommer ces aliments crus, même s'il existe des contrôles alimentaires quant à l'origine des produits. En fait, comme pour le cru végétal, la cuisson ou non de la viande et du poisson n'est pas qu'une affaire de goût mais également de santé.

Le +

Il faut savoir allier le cru et le cuit. Tant d'un point de vue des saveurs que d'un point de vue nutritionnel, il est plus sain d'associer les deux modes de cuisine afin de faire bénéficier l'organisme de leurs qualités nutritives.

37

Faire des cures détox, c'est une mode plus qu'un besoin

FAUX

LA « DÉTOX », c'est donner à son corps les meilleurs outils de détoxification ou d'évacuation des déchets toutes natures confondues pour soutenir et optimiser le travail des organes émonctoires. Ce n'est donc pas qu'une tendance.

La détoxification est une réaction physiologique qui se produit naturellement dans différents organes du corps humain au quotidien. Elle permet à l'organisme d'éliminer les toxines exogènes et endogènes accumulées dans la journée. Qu'elles soient respirées (pollution de l'air, tabac), appliquées (cosmétiques), consommées (alimentation, médicaments), et produites par le corps lui-même, les toxines sont transformées grâce à des enzymes (protéines naturelles) et leurs cofacteurs (micronutriments antioxydants et anti-inflammatoires) pour devenir solubles et donc transportables puis être détruites et excrétées par les émonctoires naturels tels que les reins (urine) et les intestins (les selles).

Chacun d'entre nous est métaboliseur rapide ou lent : ces réactions biologiques se font donc plus ou moins lentement. Ce métabolisme dépend de plusieurs facteurs tels que le programme génétique, l'âge, le statut hormonal, l'état de santé, l'hygiène de vie alimentaire et sportive, et l'environnement.

Certains aliments très riches en antioxydants (ORAC élevé) et à haute valeur nutritionnelle sont à privilégier ainsi toute l'année pour optimiser ses performances. Cependant, des compléments alimentaires à base de plantes à vertus détoxifiantes peuvent être utilisés en cures courtes afin d'accélérer ces réactions métaboliques lorsque le corps est sujet à subir des stress intenses (surmenage, infection, fatigue) : ils sont à base de chardon-Marie, artichaut, spiruline, romarin, curcuma, fenouil, fumeterre, bouleau et pissenlit.

Lorsqu'on parle de détoxification, on prend aussi en considération l'action bénéfique d'autres réactions physiologiques qui la favorisent indirectement comme, par exemple, la chélation des métaux lourds (plomb, mercure, aluminium, cadmium) par des antioxydants tels que l'acide lipoïque, la carnosine, le glutathion (retrouvé dans la viande et le poisson) ou des plantes telles que la chlorelle, la laminaria japonica et la spiruline.

En phase détox, le corps doit aussi lutter contre la glycation, phénomène de vieillissement d'origine intrinsèque et extrinsèque. Cette réaction a pour conséquence la fabrication de produits de glycation avancés (AGE) très toxiques qui s'accumulent dans les cellules des tissus organiques de façon irréversible. C'est la combinaison de protéines et de sucres soumis à une forte cuisson qui en est la cause. Attention alors à ne pas multiplier les grillades au barbecue, les produits précuits que l'on recuit, les biscottes, le pain grillé, la *junk food*... et le sucre tout court est à bannir en cure détox.

Mais le corps, c'est aussi le cerveau. On l'ignore souvent, mais ce dernier est également un organe émonctoire détox. Fait récent, en 2013, une équipe américaine de l'université de Rochester a fait une découverte grâce à une nouvelle technique d'imagerie cérébrale : le cerveau possède un réseau de détoxification propre qui détruit et évacue les toxines accumulées dans la journée, et ce, pendant le sommeil. Les déchets résultant de l'activité des neurones passent dans ce réseau appelé glymphatique pour ensuite se déverser dans le réseau veineux et être éliminés par les voies naturelles. Ce nettoyage cérébral ou « détox neuronale » dépend donc d'un sommeil de qualité. La glymphe est d'ailleurs ralentie lors d'un dîner trop copieux, de la prise de somnifères et d'alcool, ce qui pourrait être l'une des hypothèses scientifiques pour expliquer le déclin des fonctions cérébrales cognitives et l'apparition de maladies neuro-dégénératives telles qu'Alzheimer.

Le +

Une alimentation riche en micronutriments aura pour conséquence de booster naturellement les réactions de détoxication : il convient donc de privilégier les épices, les fruits, les herbes et les légumes très riches en oligoéléments et en vitamines. Boire du thé et du café en quantité modérée apporte des antioxydants de qualité. Arrêter le tabac et l'alcool et faire du sport s'avèrent aussi bénéfiques.

Pensez également à manger cru, moins sucré, moins salé, moins fumé, moins de panification (pain, viennoiseries, biscuits) pour limiter les produits de glycation.

Et, désormais, pensons à chouchouter notre organe de détox suprême : le cerveau, qui nous nettoie pendant le sommeil ! Se sevrer des somnifères avec l'aide de votre médecin est donc fortement conseillé.

Et on pense à pratiquer régulièrement un sport : bouger, c'est détox !

38

Le jeûne permet d'éliminer les toxines accumulées dans l'organisme

FAUX

NON, C'EST L'INVERSE ! Le jeûne n'est absolument pas thérapeutique, il peut même s'avérer dangereux. En réalité, il existe plusieurs types de jeûnes : l'interprandial (entre les repas), celui imposé par la nuit, le jeûne court de 24 heures-72 heures et le prolongé (à partir de cinq jours).

Il y a une différence entre la restriction calorique modérée pouvant apporter un bénéfice santé sur le long terme, une alimentation hypocalorique sur un court terme et le jeûne strict où tout apport alimentaire a cessé.

Ce dernier est d'autant plus désastreux s'il est pratiqué pendant des stages soit-disant « thérapeutiques purificateurs », ou l'on y associe en plus une activité sportive !

Le corps a des besoins constants en protéines, glucides, lipides, minéraux et vitamines, mobilisés en fonction de son activité pour répondre au maintien de son homéostasie (équilibre).

Le jeûne est véritablement un état de stress pendant lequel le corps va pallier et s'adapter à la restriction alimentaire en travaillant plus et en puisant dans ses propres ressources pour lui fournir les substrats énergétiques vitaux.

Le glucose (sucre) est l'une des principales sources d'énergie pour la cellule et il est le substrat essentiel du cerveau. Il est fourni par les repas et stocké sous la forme du glycogène dans le foie et le muscle qui représente la forme d'énergie mobilisable en cas d'exercice physique, de stress et de jeûne court. Mais ce sont des formes de stockage trop faibles pour faire face à la carence de sucre exogène (provenant de l'alimentation). En clair, lors du jeûne, la synthèse de glycogène ne se fait plus et les réserves s'épuisent. Le corps va donc s'adapter pour pallier ce manque d'apport calorique extérieur.

Au début du jeûne, la production de glucose dans le foie, la protéolyse des muscles (dégradation des protéines) et la lipolyse (le tissu adipeux fournit le glycérol et les acides gras) sont stimulées pour pallier la sous-alimentation et fournir le sucre nécessaire aux différents organes.

Puis progressivement, ce sont les corps cétoniques (CC), produits de l'oxydation des acides gras du tissu adipeux, qui vont fournir en grande majorité l'énergie indispensable aux divers tissus et au cerveau. C'est la cétogenèse hépatique ou cétose. Le cerveau aura alors pour substrat énergétique ces CC au lieu de l'habituel glucose.

Les symptômes ressentis lors du jeûne sont une faim et une soif diminuées, une haleine cétonique, des migraines, voire des nausées et des vertiges, des malaises, des troubles de l'humeur (une irritabilité, une anxiété, une dépression) auxquelles s'ajoutent une fonte musculaire, donc une perte de poids, une fatigue physique et psychique plus ou moins intense selon les individus. Heureusement, une phase d'adaptation métabolique survient afin de stabiliser l'organisme pour sa survie. Mais, sur le long terme, les études de Cahill (1966 et 1970, *Starvation in man*) et les études observationnelles des grévistes de la faim montrent les limites du jeûne et leurs effets dangereux pour la santé.

Il est donc contre-indiqué et n'a aucun intérêt scientifiquement prouvé. Il ne doit en aucun cas être pratiqué chez la personne âgée, la femme enceinte, allaitante et l'enfant, ni chez une personne atteinte d'une quelconque pathologie nécessitant un traitement médicamenteux.

Pour bien conclure, moins manger n'est pas rien manger.

Le +

Le fait de ne rien consommer entre les repas ou avant le coucher permet un jeûne physiologique bénéfique à l'organisme.

→

On peut aussi considérer qu'un week-end avec une activité physique modérée et des repas légers « détox » avec des aliments hypocaloriques et à haute valeur nutritionnelle à hauteur de la dépense énergétique de repos (en moyenne 1 300 à 1 700 kcal pour un adulte sédentaire en bonne santé dont les besoins journaliers sont de 2 000 kcal) est possible et sans danger sur cette courte durée.

39

En étant végétarien, je suis assuré de rester mince et en pleine forme

FAUX

Lors d'une soirée, dire que l'on ne mange pas de viande, ça fait toujours un effet… bœuf ! Mais à l'heure où cette pratique alimentaire devient de plus en plus tendance, il faut s'interroger sur ses effets sur la santé. Car si l'on associe souvent le végétarisme à un mode de vie sain, ce n'est pas toujours le cas et c'est un raccourci qui peut être source de déséquilibres alimentaires.

On sait que le végétarien ou ovo-lacto-végétarien se nourrit en grande partie de végétaux, mais également de produits d'origine animale tels que les œufs, le lait et ses dérivés, ainsi que le miel. Allons plus loin et parlons aussi du végétalien, qui suit une pratique alimentaire plus restrictive encore, en excluant toute consommation d'origine animale.

Autant dire qu'on ne s'embarque pas dans ces modes d'alimentation du jour au lendemain, tout simplement parce qu'elles sont sources de carence pour celui qui ne maîtrise pas des données diététiques précises, surtout sur le végétalisme très difficile à supplémenter, notamment en fer et en vitamine B12.

Alors, oui, les végétariens et les végétaliens sont parfois plus minces que les autres, mais c'est souvent lié à une masse maigre ou musculaire plus faible. Leur masse graisseuse n'est pourtant pas toujours plus basse, les régimes faibles en protéines et riches en sucres étant associés à une augmentation de la masse grasse et une diminution de la masse maigre.

Lorsqu'ils sont trop stricts et non équilibrés, ces régimes peuvent entraîner la sarcopénie, c'est-à-dire une masse musculaire très faible provoquant fatigue, fractures, ostéoporose précoce, manque d'endurance et, en général, une santé plus fragile avec une baisse de la performance du système immunitaire par exemple, ou des difficultés de concentration, une lenteur à la cicatrisation, une alopécie (chute de cheveux)...

Alors, quel intérêt le végétarisme ? Principalement l'apport important en fruits, légumes et céréales complètes, avec leur fort taux en vitamines et en fibres, ainsi qu'en oléagineux riches en acides gras essentiels. Et ne le nions pas : manger moins de viande rouge, c'est un risque cardio-vasculaire et cancérigène moins élevé. L'autre intérêt, c'est sa culture de la modération (une restriction calorique étant gage de longévité) et sa philosophie *low food* : on mâche, on profite, on déguste, on se respecte, on respecte ce que l'on mange et son environnement... ce qui est plein de bon sens et à conserver.

Le problème ici, c'est cette façon radicale de bannir les apports protéiques d'origine animale qui, si elle est totale comme dans le végétalisme, peut devenir risquée à long terme. Car certains acides aminés et antioxydants dits « essentiels », ce qui veut dire que seule l'alimentation peut les apporter, ne sont présents qu'en très faibles quantités dans les régimes végétaux, parce qu'essentiellement apportés par des protéines animales.

Même chose pour les antioxydants tels que l'acide lipoïque, le coenzyme Q10, la carnosine et la carnitine apportés en grande quantité par la viande, le poisson et les œufs et à teneur faible voire nulle dans les végétaux. Ils sont des protecteurs puissants contre le stress oxydatif, délétère pour le corps et pourvoyeur de pathologies telles qu'infections, maladies inflammatoires et cancers, et, bien sûr, d'un vieillissement accéléré.

Le message est donc clair : si ces pratiques alimentaires de végétarisme et de végétalisme peuvent être adoptées par des personnes en bonne santé et suivies par un médecin, elles sont contre-indiquées chez les bébés, les enfants et les adolescents, les femmes enceintes, les sportifs, les adultes malades et les personnes âgées comme le rappelle l'INSERM.

Le +

Pour les « vegan », quelques idées de protéines végétales faciles à trouver et à inclure dans ses repas :

- les légumineuses telles que les pois chiches, lentilles, flageolets, haricots rouges, petits pois, et fèves,
- l'avocat, le lin, l'orge, le blé, le boulgour et le seigle.
- Pensez aussi au quinoa, au riz et aux oléagineux comme les noix, amandes, noisettes, et toutes les graines comme celles de sésame et de tournesol.

Si l'apport est strictement végétal, il faudra consommer plutôt cru et cuit vapeur afin de garder un maximum de nutriments pouvant être dégradés lors de la préparation culinaire. Un bilan médical avec une prise de sang est conseillé pour les végétaliens et les végétariens stricts afin de connaître les seuils en vitamines et leur prescrire des compléments alimentaires le plus souvent à base de fer, zinc et vitamines du groupe B, s'il y a une carence.

40

Pour éliminer les calories, il suffit de terminer le repas par un aliment brûle-graisse comme l'ananas

FAUX

Ce serait trop simple ! Manger de l'ananas en fin de repas ne permet pas de brûler les lipides présents dans votre assiette. En fait, c'est l'enzyme bromélaïne contenue dans sa tige qui a pour vertu d'aider à la protéolyse (dégradation des protéines). Donc ce fruit n'a absolument aucune action sur la digestion du gras !

Aucun aliment ne peut prétendre à ce rôle fantasmagorique de « brûleur de graisse » et on ne peut pas déloger le tissu adipeux installé progressivement sur son corps avec simplement des aliments ou des plantes dites « brûle-graisse ». Ils ne sont pas suffisants pour obtenir de bons résultats.

Cependant, certaines règles hygiéno-diététiques sont efficaces à long terme sur la perte de poids et certains compléments alimentaires peuvent s'avérer de bons outils pour aider à mieux digérer ses écarts par l'action des fibres, de la thermogénèse et du métabolisme du sucre.

Consommer suffisamment d'eau et d'aliments riches en fibres permet au cours du repas de « piéger » une partie des acides gras qui seront digérés plus lentement. Consommer des fibres fait aussi baisser le taux de cholestérol-LDL, ce qui contribue à améliorer le profil lipidique.

Indirectement, les fibres qui ont un effet satiétogène important aident à diminuer l'apport calorique total au cours du repas, car on mange moins. C'est le cas aussi des protéines qui, en plus d'être rassasiantes, stimulent la thermogénèse, ce qui augmente la dépense énergétique contribuant à la lutte contre la prise de poids.

Toutefois, certains composés extraits de plantes agissent sur la thermogénèse et facilitent ainsi la dégradation des graisses. On peut donc les surnommer « mini-brûleurs de graisse ». Ils sont : la caféine du café, le thé vert grâce à l'épigallocatéchine gallate et sa caféine, le guarana, la fucoxanthine (caroténoïde) contenue dans l'algue brune wakame et utilisée dans la cuisine japonaise. L'acide hydroxycitrique (HCA) du

Garcinia Cambogia a pour intérêt supplémentaire de maintenir un taux de sérotonine stable et de favoriser ainsi la diminution de l'appétit.

Dans cet esprit, une plante, le glucomannane ou konjac, participe également à la perte de poids dans le cadre d'un régime hypocalorique (allégation autorisée). Cette fibre alimentaire qui possède une viscosité élevée permet de ralentir et de réduire l'absorption des calories ingérées.

D'autres composés auront un intérêt indirect en régulant les taux de sucre et d'acides gras dans le sang. Ainsi, le chrome, minéral essentiel, potentialise l'activité de l'hormone insuline (qui fait « rentrer » le sucre dans les cellules). Notons qu'il existe peu de carence en chrome dans les pays industrialisés puisqu'il est suffisamment présent dans l'alimentation.

La cannelle possède, elle, un extrait dit biomimétique de l'insuline, l'hydroxychalcone, qui permet de réduire la glycémie et d'améliorer le profil lipidique. Idem pour la plante banaba dite *insulin-like*, dont les feuilles sont utilisées en infusion au Japon en *slimming tea.*

Le gymnema sylvestris aide aussi à réguler le métabolisme du sucre. Il existe au Japon sous forme de chewing-gum pour inhiber le goût sucré sur la langue et permettre ainsi de réduire son envie de sucré.

Malgré tout, ces suppléments sont évidemment à prendre avec modération sur une période de courte durée (trois mois) et à évaluer cliniquement avec l'aide de son médecin nutritionniste dans le cadre d'un régime alimentaire équilibré.

LE +

Quelques astuces simples à adopter au quotidien pour aider à l'élimination des calories :

- Ajouter des fibres à chaque repas : salade, légumes, fruits et son de blé ou d'avoine.
- S'assurer d'avoir une quantité de chrome nécessaire au bon fonctionnement de l'organisme grâce aux fruits de mer, jaune d'œuf, viande (foie), aux céréales complètes et aux légumes verts.
- Penser à la cannelle pour saupoudrer un yaourt.
- Boire beaucoup d'eau riche en magnésium, calcium et bicarbonates.
- Faire des cures de gélules concentrées en principes actifs « brûleurs de graisse » afin de pallier d'éventuels repas un peu trop « lourds ».

41

Il faut manger les fruits entre les repas

FAUX

Ce n'est pas parce qu'il s'agit de fruits qu'on peut en consommer n'importe quand et n'importe comment. Le fruit est « un produit sucré ». Ainsi, consommer un fruit en dehors d'un repas est considéré comme du « grignotage » !

S'ils comptent des vitamines, minéraux, oligoéléments, antioxydants et de l'eau, s'ils sont aussi pourvus de fibres telles que la pectine, les fruits qu'ils soient frais, secs, en jus ou cuits en compote contiennent des sucres : le glucose, le fructose et le saccharose, à des taux divers. Tous ces sucres agissent différemment sur les réactions métaboliques de stockage du sucre et du gras dans l'organisme en fonction de leurs index et charge glycémiques.

Du fait de leur cuisson et de leur transformation, les compotes et les jus ont un index glycémique plus élevé que le fruit frais. Les jus industriels sont très riches en fructose et ne sont pas conseillés : les études montrent que l'augmentation de la consommation du fructose est en corrélation avec l'amplification du diabète et de l'obésité.

Les fruits sont donc sucrés, et comme tout sucre, une fois consommés, ils élèvent la glycémie rapidement. S'ensuit un pic hormonal d'insuline (hormone hypoglycémiante) qui fait entrer le sucre alimentaire dans les cellules pour maintenir l'équilibre glycémique. À plus ou moins long terme, consommer des fruits en dehors des repas peut chez certaines personnes engendrer une prise de poids.

Par ailleurs, s'ils sont consommés seuls, les fruits auront tendance à stimuler la faim qui va survenir peu de temps après leur digestion… À l'inverse, pris au cours du repas, la présence des autres mets va réduire leur index glycémique et limiter le pic glycémique qui entraînerait un « coup de pompe » postprandial.

De plus, leurs fibres permettront ainsi de réduire naturellement l'absorption des acides gras du reste du repas. Les fruits aideront également à ralentir la digestion du bol alimentaire et à optimiser l'absorption des autres micronutriments. Pour exemple, la vitamine C d'une orange ou d'un pamplemousse permet au fer du poisson, de la viande ou d'un œuf d'être mieux absorbé par les cellules. Les vitamines liposolubles A et E, que l'on a respectivement dans les mangues et les avocats, sont protégées entre elles et davantage biodisponibles grâce à leur association avec le jaune d'œuf par exemple (qui contient aussi les vitamines A, D, E, K).

En résumé, consommés pendant le repas, les fruits sont un atout forme et santé intéressant, ils potentialisent la qualité du repas dans sa globalité, en plus d'être un coupe-faim naturel. On les déguste donc frais, en entrée ou en dessert, mais aussi à l'heure du goûter avec d'autres fruits comme les fruits secs et les oléagineux et un fromage blanc nature ou une tranche de pain complet et du fromage, mais jamais seuls.

Le +

Les fruits ont un pouvoir antioxydant plus ou moins important. Un score nommé ORAC (*Oxygen Radical Absorbance Capacity*) chiffre la capacité antioxydante des fruits et légumes. Les fruits rouges et la grenade ont un score très élevé, tout comme les noix et les amandes. On varie donc leur apport tout au long de la semaine pour avoir un stress oxydatif bas. Ce dernier se dose dans le sang dans certains laboratoires. Il indique si le corps est suffisamment pourvu d'antioxydants ou non. Demandez à votre médecin nutritionniste de vous prescrire le test.

42

Le poisson, c'est plus sain que la viande

FAUX

Si c'était si simple… mais tout dépend du poisson, de son espèce, de sa provenance, de son mode d'élevage.

Il est vrai toutefois que pour ce qui est de la viande, il y a des raisons de s'inquiéter : l'élevage industriel utilise une nourriture différente de celle que les animaux ingurgitent naturellement ; les bovins et les ovins consomment des céréales au lieu d'herbe et de graines par exemple. Des céréales riches en résidus d'engrais, en pesticides et qui contiennent des OGM. Pour assurer des rendements élevés, on pratique des injections hormonales telles que les stéroïdes (androgènes), grands perturbateurs endocriniens pour le consommateur.

Donc consommer du poisson plutôt que de la viande semble au premier abord bien plus sain. Sauf que… les océans, mers, rivières sont contaminés par de nombreux polluants dont le mercure. Le mercure est un élément trace métallique (ETM) ou métal lourd dont la forme chimique absorbée par les poissons est le méthyl mercure, très toxique et qui se fixe aux protéines et se stocke dans les graisses. Manger du poisson constitue donc la principale source d'exposition alimentaire de l'homme au méthyl mercure.

Selon les dosages réalisés, plus le poisson est prédateur – donc situé en haut de la chaîne alimentaire –, plus il est intoxiqué par le méthyl mercure, et moins il est à inscrire à nos menus. D'après l'OMS, les poissons les plus riches en mercure sont le requin, l'espadon, la raie, la lotte, le marlin, le thon. Les plus pauvres sont le bar, les anchois, les harengs, le maquereau, les sardines, la truite, le crabe et le saumon. Et contrairement à certaines croyances, la cuisson n'élimine pas le mercure.

Cependant, c'est son accumulation par une exposition régulière et une dose élevée dans l'organisme qui est dangereuse pour la santé. Tout à fait déconseillé pendant la grossesse…

La solution est donc de varier ses apports en poissons et crustacés en fonction de leur origine. Le point fort des poissons est qu'ils fournissent des graisses riches en acides gras oméga-3. Ces oméga-3 donnent d'autres acides gras, les EPA et DHA, qui sont essentiels au bon fonctionnement de l'organisme. Leurs bienfaits sont multiples : ils protègent le système cardio-vasculaire et le système nerveux, participent au développement cérébral et sont également des anti-inflammatoires naturels. Ça tombe bien car les poissons gras les plus pauvres en mercure sont riches en oméga-3 !

Du fait de cette composition en lipides insaturés, le poisson est plus digeste que la viande, qui est, elle, plus riche en graisses saturées et graisses trans. Les acides gras trans (AGT) issus des animaux d'élevage ruminant sont naturellement produits par la flore bactérienne dans leur estomac et n'ont pas d'effets néfastes sur la santé (à ne pas confondre avec les trans fat industriels obtenus par hydrogénation des corps gras utilisés pour la biscuiterie, la viennoiserie ou les barres chocolatées).

Cependant, la viande contient des oméga-6 qui sont également indispensables à une bonne santé si toutefois on limite sa quantité. Car, par rapport aux oméga-3, ils sont trop largement consommés dans les pays industrialisés. Le bon ratio oméga-6/3 recommandé étant entre 1/1 et 5/1 en moyenne alors qu'il est de 10/1 voire 30/1 en France.

Fait intéressant, les viandes des animaux élevés dans les verts pâturages, qui mangent donc de l'herbe (riche en oméga-3) et non pas des céréales, contiennent donc une forte teneur en oméga-3. La viande provenant de ces ruminants contient moins de graisses saturées et plus de vitamine E et une graisse insaturée nommée CLA (Acide linoléique conjugué) en plus grande quantité. Cette dernière permet de réduire la masse grasse et d'augmenter la masse musculaire. Le CLA ne se trouvant pas dans le poisson, la viande a ici l'avantage. Des compléments alimentaires vendent le CLA pour perdre du poids. Son efficacité est moindre en dehors de sa matrice.

Viande et poisson sont en revanche riches en micronutriments. Tous deux fournissent naturellement le fer, le zinc, les vitamines du groupe B et les acides aminés essentiels au métabolisme ainsi que des antioxydants, ces très puissants protecteurs de l'organisme. À des taux très différents, il est vrai.

Par exemple, la carnosine est fournie par le poisson, la viande et la volaille, à un seuil quasi équivalent. Mais la carnitine est plus abondante dans la viande de bœuf, de gibier et d'agneau que dans la volaille, le porc et le poisson où sa quantité est très faible : le saumon en contient douze fois moins que le bœuf. Ni la congélation ni la cuisson n'entraînent de variation de dosage de la carnitine.

On rappelle aux végétariens que leur taux en carnosine est très bas. Ce qui est dommage vu le nombre de qualités inhérentes à cet antioxydant : anti-inflammatoire, protecteur des cellules du cerveau et des cellules musculaires, chélateur de métaux lourds (détruit mercure, plomb, arsenic, nickel, cadmium, fer et cuivre en excès), et même antirides !

La vitamine B12, essentielle à de multiples réactions physiologiques dans l'organisme, est présente en plus grande quantité dans la viande que dans le poisson ; le record est pourvu par le foie de bœuf et le foie de veau. Les huîtres en contiennent aussi beaucoup.

Enfin, la viande comme le poisson apportent tous deux la même quantité de protéines : environ 20 g pour 100 g de produit.

Encore une fois, les meilleurs conseils sont question de bon sens : une alimentation variée est la clé d'une bonne santé. Un peu de poisson, un peu de viande, le tout consommé intelligemment, dans des proportions raisonnées et le tour est joué !

Le +

Pour les personnes ayant des antécédents de cancer colorectal dans leur famille, des facteurs de risque cardio-vasculaires avérés, syndrome métabolique, diabète, surpoids et obésité, la viande biologique et le poisson, tous deux plus riches en oméga-3 qu'en oméga-6, sont à privilégier.
Selon l'Institut national du cancer, la quantité de viande rouge à consommer chaque semaine devrait ne pas dépasser les 500 g et la charcuterie les 50 g.
Du poisson avant tout nous rappellent les habitants d'Okinawa, qui mangent peu de viande et de produits laitiers (soit en moyenne dix-huit fois moins de viande et trois fois moins de produits laitiers que les Occidentaux). Leur principale source de protéines animales restant le poisson.

43

Manger de la viande blanche ou rouge, c'est pareil

FAUX

TOUTES LES VIANDES ne se valent pas en termes de calories et d'apport en graisses. Un petit rappel s'impose sur les notions de couleur et de teneur en lipides ou graisses de la viande.

En ce qui concerne la couleur, la viande est dite « rouge » lorsqu'il s'agit du bœuf (taureau castré), mouton, canard, agneau, cheval. La couleur de la viande rouge est due à la myoglobine, protéine qui transporte l'oxygène grâce au fer héminique. Cette couleur varie en fonction de la provenance de l'animal, de son élevage et de son stockage.

La viande est dite « blanche » quand on parle de la volaille (poulet, dinde, oie, pintade), veau, porc, lapin.

Enfin, elle est dite « noire » pour le gibier (sanglier, cerf, chevreuil, lièvre).

En ce qui concerne la teneur en lipides, selon l'animal et les morceaux choisis, la viande va être plus ou moins riche en graisse saturée. Ainsi, les viandes de porc, bœuf, agneau, mouton, gibier, canard, oie sont les plus grasses. D'un point de vue nutritionnel, la viande rouge contient plus de graisses saturées et de graisses trans (naturelles) que la blanche.

Les abats tels que foie et rognons de veau contiennent énormément d'acides gras poly-insaturés, ces viandes sont donc parmi les moins grasses avec la dinde et le poulet. De même pour les animaux d'élevages aux graines de lin et de colza qui contiennent une bonne dose d'oméga-3.

Parce qu'elles sont riches en graisses, les viandes peuvent provoquer chez les gros consommateurs des risques de maladies cardio-vasculaires, de développement de diabète de type 2, de surpoids et d'obésité. Elles sont également acidifiantes et nécessitent d'être consommées en association avec des légumes et fruits frais afin de rééquilibrer le pH pour régulariser l'équilibre acido-basique de l'organisme. On retiendra donc que la viande blanche est à préférer en cas de régime amaigrissant, et également pour les personnes ayant des pathologies métaboliques et cardio-vasculaires.

Le rapport du PNNS (Programme National Nutrition Santé) *Nutrition et prévention des cancers* de 2009 prévient du risque augmenté de cancer colorectal, poumons, foie, œsophage, chez les grands mangeurs de viande rouge, de charcuterie et de viandes transformées et riches en conservateurs (jambon, bacon) ou carmées (fumées, salées). Les hypothèses avancées sont la forte teneur en nitrites dans les charcuteries, la production de cytokines pro-inflammatoires et de radicaux libres élevant le niveau d'oxydation de l'organisme et donc de son vieillissement physiologique. La forte consommation de viande rouge élève la teneur en fer héminique dans le corps qui devient pro-oxydante et donc néfaste pour la santé (alors même qu'une étude de 2010 publiée dans l'*American Journal of Clinical Nutrition* suggère que la prise de poids en cinq ans est moins importante à calories égales pour les faibles consommateurs de viande.) De plus, la viande rouge et la charcuterie sont riches de composés mutagènes cancérigènes produits lors de leur cuisson : les amines hétérocycliques et hydrocarbures aromatiques. Les études montrent que la dose de ces composés, appelés NOC pour *N-nitroso compounds* par les Anglo-Saxons, est dépendante de la quantité de viande rouge consommée. On retrouve ces mêmes substances chez les gros fumeurs.

Pour ce qui est de la viande blanche, elle renferme moins de fer et ne contient pas ou peu de composés N-nitrosés (nitrosation).

On parle très souvent de l'équilibre acido-basique du corps. Retenons que les protéines sont acidifiantes et les végétaux font tampons grâce à leur pH basique. La viande rouge est plus acidifiante que la blanche, ce qui est un facteur de risque d'ostéoporose et de formation de calculs (lithiases biliaires, néphrétiques). Attention aux viandes comme le gibier, la charcuterie et les abats (riches en purines) qui augmentent le risque d'élévation d'acide urique (hyperuricémie) et le développement de la maladie de la goutte associée à une augmentation du risque cardio-vasculaire. Par ailleurs, l'hyperuricémie est un facteur prédictif de l'hypertension artérielle, d'une insulino-résistance et d'un syndrome métabolique indépendamment de la goutte. Il faut donc impérativement réduire la consommation en viande dans ce cas et faire un bilan chez son cardiologue.

Cependant, la viande a des vertus nutritionnelles indéniables. Elle est riche en acides aminés essentiels, zinc et sélénium, antioxydants puissants, vitamines PP, et vitamines du groupe B telles que B9 et B12, et en fer héminique qui participent à la lutte contre l'anémie. Elles sont très biodisponibles. La viande n'est donc surtout pas à bannir de son régime alimentaire, simplement à modérer. Une femme peut par exemple en consommer pendant sa période de règles afin de pallier sa perte physiologique en fer.

La conclusion est alors simple : mieux vaut limiter sa consommation de viande rouge à deux fois par semaine et privilégier la blanche. En clair, mangeons davantage de viande maigre que de viande grasse.

Le +

Il faut limiter les produits carmés et la charcuterie, favoriser la viande d'origine d'élevage biologique et vert pâturage et varier les sortes de viandes. Toujours associer dans son assiette viande, légumes et salade afin de limiter le pH acide de la viande grâce au pH basique des végétaux : le steak-frites est à remplacer par le steak-purée-salade et fruit frais, accompagnés d'une eau gazeuse à pH basique grâce à ses bicarbonates telle que l'eau de Vichy.

44

Si je mange un steak de 100 g, je consomme donc 100 g de protéines

FAUX

DISONS-LE TOUT DE suite, le steak n'est pas constitué uniquement de protéines, on ne peut donc pas en déduire que 100 g de viande sont l'équivalent de 100 g de protéines. Non, 100 g de viande de bœuf apportent environ 25 à 30 g de protéines.

Mais de quoi parle-t-on ? Les protéines sont fabriquées par le corps grâce à l'apport d'acides aminés, genre de briques à la fondation de ces dites protéines. Certains acides aminés sont essentiels car le corps ne sait pas les fabriquer et ils doivent être absolument apportés par une alimentation riche et variée. Les acides aminés proviennent des produits animaux et végétaux. Leurs qualités et quantités varient en fonction de la source alimentaire. Il existe un « turn-over » protéique physiologique journalier qui nécessite un apport quotidien en protéines selon un calcul simple : il faut environ un gramme d'apport de protéines par kilo de poids idéal corporel par 24 heures pour un adulte en bonne santé avec une activité intellectuelle et physique standard.

Ce taux est plus important chez les sportifs de haut niveau, les personnes âgées, les personnes en état de maigreur, les patients alités, blessés et ceux atteints d'un cancer, ainsi que pour les femmes enceintes et allaitantes, bébés et jeunes enfants. Ainsi, si votre poids idéal est de 60 kg, il vous faudra 60 g de protéines par jour.

Attention, on parle bien de poids idéal. En effet, une personne en surpoids, voire obèse ou à l'inverse maigre, n'a donc pas un poids idéal. Si le poids est de 75 kg au lieu d'un poids idéal de 60, il lui faudra bien 60 g de protéines et non pas 75 g.

Autre notion : les protéines tout comme les sucres, glucides, hydrates de carbone, le gras ou les lipides apportent des calories. La calorie est une unité de chaleur. Un gramme de protéine apporte quatre calories, ou 4 kcal, de même que les glucides. Les lipides en apportent 9 kcal pour un gramme. Ces nutriments sont dégradés afin d'apporter l'énergie nécessaire pour faire fonctionner l'organisme. Elle est mesurée en joules. Une kilocalorie ou calorie correspond à 4,18 joules. Donc un gramme de protéines apporte $4 \times 4{,}18 = 16{,}72$ joules. Élémentaire, n'est-ce pas ?

Quand on mange de la viande, du poisson, des œufs, des crustacés, des produits laitiers, des légumineuses, des graines, des céréales, le poids de la portion ne correspond pas à sa masse nette en macronutriments protéiques puisqu'elle comporte d'autres nutriments tels que les glucides et les lipides.

Ainsi, comme nous le disions plus haut, 100 g de viande de bœuf apportent environ 25 à 30 g de protéines, tout comme un pavé de thon. Un steak apporte approximativement 20 g de protéines animales, et c'est environ le même apport pour 100 g de poulet, de foie de veau, de cabillaud ou pour trois œufs.

Le +

Pour 100 g de produits laitiers, selon leur qualité, on obtient de 3 à 15 g de protéines. Le lait en poudre, les yaourts grecs, les fromages à pâte dure, ceux de chèvre et la mozzarella sont les plus riches en protéines. Le tofu apporte environ 15 g de protéines végétales, les légumineuses environ 8 g et les céréales, les fruits et les légumes entre 0,5 et 10 g pour 100 g.

45

L'alcool ne fait pas grossir
FAUX

RAPPELEZ-VOUS QU'1 G DE sucre (glucide) apporte 4 kcal comme 1 g de protéine, qu'1 g de lipide apporte 9 kcal et qu'1 g d'alcool apporte 7 kcal. L'alcool est donc plus calorique que le sucre ! Il faut évidemment en tenir compte quant à l'impact sur son poids.

Pour un verre servi au bar (dose standard), la contenance en alcool est la même quel que soit le type de boisson (1/2 bière, vodka, vin, champagne, whisky, pastis), c'est-à-dire 10 g d'alcool. Attention, toutefois : à la maison, la dose servie est beaucoup plus généreuse et donc il y a souvent davantage d'alcool consommé !

Le nombre de calories dépend, lui, du degré d'alcool (éthanol). Plus il est élevé, plus les calories augmentent. Et bien sûr, plus on se ressert, plus le nombre de calories s'accumule…

Un verre à « l'apéro », deux verres de vin à table et une coupe de champagne vous font atteindre environ 500 kcal, soit l'équivalent d'une tablette de chocolat entière ou de sept yaourts !

Et ne croyez pas en cette idée faussement répandue qu'un verre de vin contient moins de sucre qu'une coupe de champagne car c'est faux. En effet, un verre de vin de 100 ml (12 °) apporte de 80 à 100 kcal, soit autant qu'une coupe de champagne équivalente (12 °). Ce n'est pas le cas, en revanche, du whisky (40 °) qui, lui, apporte environ 350 calories par verre.

Les cocktails sont encore plus caloriques, car on y ajoute sirops, lait, sucre, sodas et jus de fruits. Leur nombre en calories peut grimper jusqu'à 500 kcal pour un seul verre !

Aussi, l'alcool stimule la faim. On aura donc tendance à augmenter son apport alimentaire sans en avoir besoin. Considérant qu'un adulte de corpulence moyenne, sédentaire et actif, a besoin de 2 000 kcal dans sa journée, une consommation d'alcool s'ajoutant au repas fait vite grimper l'addition pour atteindre un nombre de calories journalières équivalant à 2 300-2 500 kcal par jour pour seulement deux verres pris au quotidien (un verre de vin et une coupe de champagne par exemple). Si on ajoute à cela un croissant le matin et un gâteau au goûter ou en dessert, les 3 000 kcal sont atteintes (ce qui correspond au besoin d'un adulte sportif de très bon niveau !).

On comprend ainsi facilement que boire de l'alcool fait grossir et qu'arrêter d'en boire fait maigrir. C. Q. F. D.

Cependant, les malades souffrant d'éthylisme chronique sont dénutris et ont en moyenne un indice de masse corporel plus bas que les petits consommateurs réguliers d'alcool. Ceci est dû aux méfaits de l'alcool sur l'organisme à long terme : fonte musculaire, catabolisme des macronutriments, malabsorption de vitamines et d'oligoéléments…

En termes de risque cancérogène, un point est à souligner. Il est égal de consommer sept verres d'alcool par semaine à raison d'un verre par jour, plutôt que de les boire en une ou deux fois sur un seul week-end par exemple. Le risque de cancer est dose-dépendant quel que soit le type d'alcool. De plus, les composants du vin et champagne tels que les sulfites (soufre), qui sont des conservateurs et exhausteurs de goûts, peuvent chez certaines personnes être responsables de manifestations allergisantes (éternuements, migraines, rhinite, mal-digestion). Et puisque nous parlons d'allergies, les personnes intolérantes et allergiques au blé doivent éviter la consommation de bière dont la fabrication utilise du malt (orge). Par ailleurs, le houblon contenu dans la bière est un phyto-œstrogène. Il aura tendance à diminuer le taux de testostérone (donc à déconseiller en trop grande quantité chez l'homme) et à augmenter la masse grasse abdominale et donc le syndrome métabolique (graisse cancérigène et à facteur de risque cardio-vasculaire), et donc le poids.

Le +

- En pratique, gardez en tête qu'il est préférable de réduire sa consommation d'alcool. Si vous aviez l'habitude de boire un verre au déjeuner et un au dîner, choisissez de n'en garder qu'un dans la journée.

→

- Préférez également une consommation occasionnelle, voire un jour sur deux ou sur trois, avec seulement un verre au compteur. Votre poids et votre organisme en ressentiront les bénéfices très rapidement.

Astuce : buvez beaucoup d'eau dans la journée, mais aussi avant d'aller rejoindre vos amis en soirée, vous aurez moins soif et l'envie de boire sera physiologiquement moins tenace.
Avaler un verre d'eau gazeuse après votre verre d'alcool permettra aussi de réduire la sensation de soif et le taux d'acidité de l'alcool sur les muqueuses digestives.

46

Boire du vin rouge ou du vin blanc, qu'importe !

FAUX

Hormis une question de goût, il apparaît que boire du vin rouge présente un intérêt potentiellement bénéfique pour la santé, ce qui n'est pas le cas du vin blanc et des autres alcools. À choisir, mieux vaut donc consommer du vin rouge que du vin blanc à table.

Les études de Gaetano en 2002 et de Di Castelnuovo en 2006 montrent que la consommation régulière mais modérée de vin rouge, cinq à dix grammes (un à deux verres) par jour, protège le système cardio-vasculaire grâce à son action anti-thrombose et réduit de 15 à 20 % la mortalité, que ce soit chez les hommes ou chez les femmes.

Le vin rouge contient des antioxydants très puissants : les polyphénols tels que le resvératrol. Il y a 5 mg/l de resvératrol dans le vin rouge et 0,1 mg/l dans le vin blanc. Selon la zone géographique et le cépage (longue fermentation des tanins du vin), la quantité de resvératrol diffère et la qualité antioxydative du vin s'en ressent. Les vins rouges de pinot noir (Bourgogne) en sont les plus riches.

Dans le rouge, on trouve aussi un autre polyphénol, la quercétine. Ces antioxydants ont des actions cardioprotectrices et antitumorales connues. Comme tous les antioxydants, ils diminuent les effets radicalaires responsables du vieillissement cellulaire.

Attention cependant, la consommation sporadique ou en excès met en évidence, à l'inverse, l'effet nocif du vin avec des risques de mortalité et d'accidents cardiovasculaires.

Mieux vaut boire très peu quelques verres par semaine que beaucoup le week-end… et mieux vaut réduire sa consommation d'alcool en général.

Le +

Un verre de vin rouge, blanc ou rosé (10 grammes d'alcool) apporte 100 kcal. Donc attention si vous surveillez votre poids : le vin est très sucré. Ne pas boire d'alcool en excès ou tard le soir, afin de ne pas troubler la qualité du sommeil, l'alcool perturbant les niveaux de mélatonine (hormone du sommeil). Il n'est pas non plus conseillé aux couples désirant une grossesse car l'alcool altère le niveau de testostérone et réduit la bonne absorption des vitamines.

→

Attention également à la présence de sulfites dans le vin, qui peut s'avérer alors allergisant pour certaines personnes.
Pour les non-buveurs de vin, pas de panique, les compléments alimentaires à base de resvératrol et autres polyphénols existent, et ces derniers sont aussi très présents dans de nombreux végétaux tels que le raisin, les raisins secs, le chocolat noir, les baies comme la canneberge (cranberry), la grenade, les mûres, la rhubarbe, les noix, les arachides. On peut aussi leur conseiller de boire du thé japonais appelé thé d'itadori, provenant de la plante du même nom, l'une des sources alimentaires les plus riches en resvératrol, largement au-dessus du meilleur des vins rouges. Donc à retenir et, pourquoi pas, à préférer à l'alcool !

47

L'avocat, la banane, les flageolets et les pois chiches, ça fait grossir

FAUX

Il n'y a pas à proprement parler d'aliments à bannir de son régime alimentaire. Certains sont évidemment à limiter tels que les aliments *junk food* et à index et charge glycémiques élevés. Mais beaucoup d'aliments ont mauvaise presse, alors que leur apport nutritionnel est très intéressant.

C'est donc le cas de ces aliments, avocat, banane, flageolets ou pois chiches.

L'avocat est finalement peu calorique, avec un index et une charge glycémiques bas, et il est bourré de vitamines E et K, et est riche en phytostérols. Ces substances naturelles contribuent à diminuer les taux de LDL-cholestérol et aident à prévenir les maladies cardio-vasculaires. Ces stérols ont aussi un impact bénéfique sur le système immunitaire.

La banane quant à elle est très souvent bannie des régimes amaigrissants, et à tort. Elle est, elle aussi, peu calorique. Son index glycémique dépend de sa maturation et de son éventuelle cuisson. Consommée en fruit frais peu mûr, sa charge en sucre est basse tandis que plus élevée en compote. Ce fruit est tout à fait indiqué en collation pour le goûter. Riche en potassium, magnésium et manganèse, la banane apporte des oligoéléments essentiels à une bonne santé. Elle a un pouvoir satiétogène intéressant grâce à son amidon résistant (genre de fibre alimentaire) et aide à la régulation du transit.

Concernant les légumineuses telles que pois chiches et flageolets, ce sont des aliments à index et charge glycémiques très bas car ils sont très riches en fibres. Ces deux qualités leur donnent le titre d'alliés forme et minceur !

En effet, on rappelle que les fibres permettent de diminuer l'absorption du sucre et du gras, et qu'elles sont un coupe-faim naturel très efficace. Elles améliorent la qualité de la digestion du bol alimentaire, protègent la muqueuse colique et facilitent l'élimination des toxines. Elles apportent aussi des antioxydants et des protéines végétales qualitatives qui ajoutent à leur haute valeur nutritionnelle.

LE +

Gardons en tête que l'avocat, la banane et les légumineuses ne font pas grossir et permettent grâce à leur fort pouvoir rassasiant et leur bon goût (pour ceux qui les aiment) une belle alternative dans certains cas : par exemple, vous pouvez remplacer les pâtes par des flageolets, et un gâteau par une banane.
Attention pour les personnes qui n'ont pas l'habitude de consommer des fibres : il est recommandé un apport alimentaire progressif en légumineuses et de boire beaucoup d'eau pour un meilleur confort digestif et, ainsi, éviter les ballonnements.
Une astuce pour le sportif d'endurance : remplacer les pâtes par du riz intégral et des légumineuses, en apport « féculents ». Il pourra alors garder la forme sans craindre pour son poids.

48

Le beurre est plus gras que l'huile

FAUX

L'HUILE EST UN corps 100 % gras végétal. Mais pas le beurre, qui lui ne contient qu'environ 80 % de lipides. Le reste de sa composition est fait de protéines d'origine laitière, de minéraux, de vitamines et d'eau. L'huile est donc plus grasse que le beurre. Et non l'inverse. Cependant, beurre et huile sont tous deux riches en lipides et en acides gras essentiels, qui trouvent chacun leur place sur notre table.

Le beurre est obtenu à partir de la crème du lait de vache, les protéines de lait rentrent ainsi dans sa composition. Ses saveurs et textures sont diverses, en fonction de l'origine du lait de la vache et de son type d'alimentation (herbe des pâturages ou élevage aux céréales), ainsi que de sa pasteurisation.

Contrairement aux produits laitiers, même natures, qui contiennent du lactose (sucre naturel du lait et des produits laitiers) donc du sucre, le beurre n'en contient pas. Pour les intolérants au lactose, qu'ils se rassurent donc, il n'est qu'à l'état de trace et n'a pas d'impact négatif sur la digestion. Idem pour les intolérants au sucre, le beurre n'en contient pas.

La nature de ses lipides est très variée. Plus de 60 % sont des acides gras saturés comme l'acide stéarique, butyrique, palmitique et myristique, ce dernier permettant l'absorption de la vitamine D contenue également dans le beurre, tout comme la vitamine A qui est essentielle à la protection des cellules de la vision.

Le beurre contient une autre vitamine liposoluble, la vitamine E, puissant antioxydant protégeant l'organisme des radicaux libres produit par le stress oxydatif pourvoyeur du vieillissement. Une petite portion de beurre permet d'apporter environ un tiers des besoins recommandés en rétinol (A). Il y a également du calcium dans le beurre, ce qui est intéressant avec son association en D pour l'état osseux. Les acides gras trans qu'il contient sont d'origine naturelle, donc non toxiques pour l'organisme au contraire des gras trans industriels et toxiques des pâtisseries, viennoiseries et gâteaux.

Il y a également des acides gras insaturés essentiels, linoléique (qui donne les oméga-6) et linolénique (qui donne les oméga-3) très importants car anti-inflammatoires naturels et protecteurs des cellules du cerveau. Il y a plus d'oméga-3 quand le lait provient des vaches broutant de l'herbe.

Cependant, les oméga-3, 6 et 9 sont en quantité plus importante dans les huiles végétales qui contiennent également de la vitamine E, mais pas d'autres vitamines, ni de minéraux, ni de protéines, ni de glucides ou d'eau.

100 % lipidique, elle est donc plus calorique, car les lipides apportent beaucoup d'énergie.

Toutefois, en termes d'apport nutritionnel, les huiles végétales de colza, de lin et de noix *via* leur taux d'oméga-3 sont plus intéressantes que les acides gras saturés du beurre car cardio-protectrices. La vitamine E est, quant à elle, à un taux très élevé dans l'huile de palme non raffinée, l'huile de germe de blé, de tournesol, de colza et d'arachide.

Il semblerait donc qu'une variété dans la consommation des huiles, avec un apport modéré en beurre soit un bon compromis santé, afin d'apporter les vitamines antioxydantes, le cholestérol essentiel à la fabrication des hormones sexuelles, des phospholipides constituants des membranes des cellules du cerveau, et des oméga pour fluidifier le sang et lutter contre l'inflammation de bas grade.

Le +

- Préférez la cuisson à l'huile d'olive plutôt qu'au beurre, ce dernier brunissant et étant pourvoyeur de produits de glycation (toxines), il y perd également ses vitamines. On le consomme donc cru et bio tout en restant modéré sur sa consommation car il est riche en graisses saturées.
- Attention au beurre salé si l'on est hypertendu ou à risque de maladies cardio-vasculaires.

→

- On conseille aux patients souffrant de pathologies cardio-vasculaires et métaboliques de privilégier les huiles végétales à base d'olive, noix et colza respectivement plus riches en oméga-9 et 3, protectrices du système artériel, au beurre car ce dernier, mangé en excès, produit des triglycérides. Toutefois, la tartine beurrée prévaut sur la tartine sucrée de confiture, car un peu de gras est moins néfaste que beaucoup de sucre dans ce type de pathologies.
- Le gras du beurre apporte indéniablement une qualité organoleptique à ses plats. Rien ne sert de s'en priver, il suffit d'alterner dans la semaine entre beurre et huiles.

49

L'huile d'olive est la meilleure des huiles

FAUX

C'est vrai qu'elle a bonne presse cette huile d'olive ! Et si elle a des bienfaits considérables, elle n'est pas la seule dans ce cas. En fait, elle n'est pas meilleure que les autres huiles, elle les complète.

Car de nombreuses autres huiles végétales apportent à l'organisme des acides gras indispensables ou essentiels, ceux que le corps ne sait pas fabriquer et dont l'apport seul provient de l'alimentation.

Pur jus de fruit d'olive, l'huile d'olive est un élément phare du régime méditerranéen/crétois. Son taux d'acidité détermine sa qualité : plus son taux est bas, plus sa qualité est bonne. Son extraction à froid entre également en ligne de compte quant à cette qualité. Il existe donc différentes qualités et goûts d'huile d'olive, en fonction de la provenance de ses fruits. Elle apporte essentiellement du gras oméga-9 grâce à sa contenance en acide gras oléique et, si l'huile est consommée crue, des vitamines A et E, vitamines essentielles aux propriétés antioxydantes.

Mais une alimentation équilibrée nécessite également l'apport d'autres acides gras essentiels tels que les oméga-3 présents en grande quantité dans les huiles de poisson, colza, lin, noix, cameline, germe de blé, chia, et les oméga-6 que l'on retrouve dans les huiles de tournesol, pépins de raisin, bourrache, onagre, maïs, arachide, palme.

Ces oméga-6 sont essentiels à une bonne cicatrisation de la peau et des muqueuses et stimulent le système immunitaire, mais attention, leurs effets deviennent néfastes s'ils sont consommés en trop grande quantité, ce qui est le cas dans les pays industrialisés. En effet, à un taux trop important, les oméga-6 deviennent pro-inflammatoires : ils favorisent l'inflammation de bas grade, pourvoyeuse de maladies.

Une alimentation riche en oméga-3 et 9 (on peut plus ou moins retrouver ces derniers dans toutes les huiles, dans les oléagineux type noisettes, noix de cajou et amandes, et dans l'avocat) est bénéfique pour diminuer les facteurs de risques cardio-vasculaires, car ces acides gras fluidifient le sang, élèvent le taux HDL de cholestérol (protecteur) et diminue le LDL (délétère). De plus, les oméga-3 sont naturellement anti-inflammatoires et fournissent donc à l'organisme des protéines anti-inflammatoires, antiallergiques et antidouleur ; ils sont essentiels à la formation des membranes cellulaires et fournissent d'autres acides gras essentiels, les EPA et surtout les DHA qui ont un rôle indispensable pour le développement du cerveau et de la rétine chez le fœtus et le nourrisson et continue de protéger les cellules nerveuses à l'âge adulte. Autre vertu, ils protègent du *baby blues* et ont un intérêt dans les cas de dépression. Enfin, ils sont aussi garants de la formation qualitative des spermatozoïdes…

Le +

L'huile d'olive grâce à sa forte teneur en oméga-9 est relativement stable, c'est-à-dire qu'elle ne se dénature pas, ni ne produit de toxines cancérigènes lors de la cuisson des aliments (point de fumage). Elle est donc à privilégier.

L'idée est d'associer les huiles entre elles tout en gardant à l'esprit de favoriser les oméga-3 par rapport aux oméga-6.

50

L'huile de palme est la pire des huiles

FAUX

N'allons pas si vite. Rappelons d'abord que toutes les huiles végétales sont composées en proportion variable de plusieurs types d'acides gras répartis en trois groupes : saturés, mono-insaturés et poly-insaturés (définition de leurs structures). Elles ont des quantités plus ou moins élevées en oméga-3, 6, et 9, ayant des bénéfices différents sur la santé.

Précisons ensuite que l'huile de palme est issue du palmier à huile cultivé dans toutes les régions tropicales du globe. C'est l'huile la plus consommée au monde.

Enfin, notons que les débats qu'elle suscite relèvent plus du domaine de l'écologie (cette huile engendrant une déforestation massive) que de la santé. De fait, l'utilisation d'une huile de palme certifiée durable est une initiative globale des grands groupes de l'agroalimentaire mise en place depuis 2001 : en raison de son faible coût de production, elle est l'huile de prédilection dans l'industrie agroalimentaire et cosmétique.

Mais ce n'est pas la seule raison. Elle supporte des températures de cuisson très élevée et est plus stable que les autres huiles. C'est à elle seule un bon conservateur du produit fini. Surtout, elle est dépourvue de graisses trans.

Son utilisation a ainsi permis de remplacer les graisses trans technologiques qui sont des graisses toxiques, à facteur de risques cardio-vasculaires, de diabète de type 2 et cancérigènes (sein, prostate, côlon). Ces graisses sont obtenues par une technique d'hydrogénation du gras incorporé jusqu'alors dans la fabrication de barres chocolatées, biscuiterie, viennoiseries, margarine, produits type chips, frites, fritures, sandwichs, pizzas, tartes, plats cuisinés. Ce n'est pas le cas en France, mais aux États Unis et au Canada les produits gras étiquettent avec précision la quantité de graisses trans voire son absence dans le produit.

Mais revenons-en à l'huile de palme : pour quelle raison est-elle perçue comme la pire des huiles ? Peut-être parce que, comme l'huile de noix de coco, elle est très riche en acides gras saturés. Cependant, l'huile de pépins de raisin, l'huile d'arachide, l'huile de sésame et l'huile de tournesol sont également plus riches en graisses saturées par rapport à leur taux de graisses insaturées. Elles sont également riches en oméga-6 comparativement aux huiles d'olive, de noix et de colza riches en oméga-3 et 9. Le profil « insaturé » et « oméga-3 et 9 » est rappelons-le, cardio-vasculaire protecteur et anti-inflammatoire naturel.

Le +

En résumé, la peur de cette huile est exagérée. Les principales sources d'huile de palme étant des mets et plats à consommer de toute façon avec modération.
Lorsqu'elle est transformée, elle reste une alternative « moins pire » aux graisses trans industrielles et elle est une très bonne source de vitamines A et E consommée brute dans certaines régions du monde, comme en Afrique.

51

Le pain fait grossir
FAUX

LE PAIN EST une denrée ancestrale et l'aliment de base de nombreuses cultures. La farine du pain provient de différentes variétés de céréales. Sa recette contient aussi de l'eau, du sel et du levain ou levure. Issu de ces composants, le pain ne fait donc pas grossir à proprement parler. Sa consommation doit simplement être adaptée à son rythme de vie et donc à sa dépense énergétique.

Si on l'aime, pourquoi s'en priver ? Il est riche en fibres provenant des céréales, contenant également des vitamines du groupe B, et des sucres à index glycémiques moyens, des minéraux, peu de gras et peu de protéines. Une tranche de pain (taille d'une main) apporte environ 80 kcal.

Cependant, il y a toutes sortes de pain : le « haut de gamme » de boulangerie se fait rare, l'industriel a envahi le marché et les restaurants. Son index et sa charge glycémique dépendent de la qualité de ses céréales. Si elles sont complètes (avec le son), l'index et la charge restent moyens. Si ce n'est pas le cas, le pain devient un « sucre rapide » comme le glucose, peu rassasiant et peu nutritif. La fermentation au levain permet de réduire l'index glycémique du pain.

Attention, manger trop de pain peut provoquer des ballonnements à cause de la fermentation de sa levure qui est actuellement chimique.

Si aucun aliment ne doit être banni de l'alimentation, certains sont évidemment à limiter du fait de leur haute teneur en calories « vides », c'est-à-dire ne contenant que des graisses saturées, voire trans, et du sucre raffiné, sans aucun apport micronutritionnel (vitamines, oligoéléments, polyphénols, fibres). La *junk food* en est un bon exemple avec ses sandwichs, pizzas, bagels, biscuits, gâteaux, et autre malbouffe de restauration rapide. Et rappelons que si on l'appelle « pain », le pain au lait est une viennoiserie, qui fait donc grossir, tout comme le pain brioché. N'exagérez pas votre consommation : une tranche de pain viennois ou de brioche apporte environ 250 kcal alors qu'une tranche de pain complet en apporte entre 60 et 100 !

Variez donc les pains : seigle, sarrasin, épeautre, blé complet, lin, kamut…, et pour les adeptes de baguettes et pain de mie, soyez raisonnables, leur farine est enrichie en graisses et en sucres. Le pain de mie se comporte comme du glucose. Sachez aussi que le fait d'ajouter à sa préparation des noix, des olives, des graines, du fromage élève évidemment sa teneur calorique. Tenez-en compte dans votre alimentation quotidienne globale. Tout comme vous devrez surveiller sa consommation à cause de sa forte teneur en sel : au vu des objectifs santé de l'OMS qui préconise un apport ne dépassant pas les 5 grammes par jour – alors que la moyenne actuelle serait plutôt de 10 à 15 g –, il convient de doser ses apports en sel, si on est un gros mangeur de pain. Le sel est en effet présent dans tous les aliments de façon naturelle donc, bannissez la salière si vous mangez du pain à table, il serait en effet dommage de manger du pain sans sel : plutôt insipide…

Attention enfin à sa composition. Le pain fait partie des produits dits de panification sèche (biscuits, biscottes, gâteaux). Il contient donc tout comme eux des toxines. Ces contaminants inorganiques sont le plomb et le cadmium. Ces polluants sont présents en petite quantité, cependant, varier son alimentation reste le meilleur des conseils pour empêcher les « accumulations » de substances nocives pour la santé.

Le pain est riche en amidon (amylopectine), il faut donc éviter de le griller pour ne pas produire de produits de glycation (dus à sa cuisson) tels que l'acrylamide (toxine cancérigène). De plus, si vous le grillez, vous détruisez ses vitamines et détériorez ses micronutriments. Mais, si vous adorez ça, alors faites-vous donc griller une tartine, mais une seule ! Préférez manger les autres non toastées. Pour rappel, l'OMS répertorie les aliments les plus riches en acrylamide comme les frites, pommes de terre sautées, chips, beignets, muffins, pain grillé, pain blanc, biscottes, biscuits, céréales (précuites raffinées sucrées) et café en poudre.

Le +

Pour les intolérants au gluten et qui, plus est, les patients atteints de maladie cœliaque, limitez ou éliminez – selon le diagnostic formel des médecins allergologue, nutritionniste et gastro-entérologue – les céréales (seigle, avoine, blé, orge) et préférez les galettes de riz, maïs, sarrasin et les légumineuses dans votre assiette à déjeuner et au dîner.
Pour les gourmands de pain, le choisir de qualité... Plus la quantité de son est importante dans la farine, plus sa numérotation est élevée et moins la farine est blanche. Un « bon » pain complet a un indice élevé en farine de blé complète notée T110, la farine intégrale étant à 170. La farine blanche est notée T55, le pain tradition T65.
Afin de réduire le nombre de calories avalées au restaurant, buvez beaucoup d'eau, trente minutes avant le repas, débutez par un fruit en attendant votre entrée plutôt que de dévorer tout ce qu'il y a dans la panière. Et ensuite, privilégiez le légume au féculent ! En cas de déjeuner sur le pouce, préparez vous-même votre sandwich avec du pain complet, des grosses parts de poulet ou de saumon, des tomates, concombres, fromage, feuilles de salade, huile d'olive et moutarde, plutôt qu'un pain blanc, hamburger ou bagel avec beaucoup de sauce et peu de garniture, acheté à la va-vite.

52

Pour déterminer son poids idéal, rien ne vaut l'IMC

FAUX

L'INDICE DE MASSE corporelle (IMC), ou *Body Mass Index* (BMI) en anglais, est un indice qui calcule le rapport entre le poids et la taille au carré chez l'adulte et qui donne une indication moyenne quant à son poids idéal : IMC = poids en kg/(taille au carré).

Cependant, cet indice ne met pas en évidence la répartition des masses grasses, leur localisation, ni la composition corporelle dans sa globalité. De plus, il ne prend pas en considération l'origine ethnique, ni l'âge ou le sexe des individus. L'IMC est donc un rapport à ne pas négliger, mais tout simplement à compléter par d'autres données cliniques et biologiques à évaluer avec son médecin.

Pour rappel de classification, l'OMS a défini cet indice en 1997 comme valeur standard de référence chez l'adulte d'un poids moyen de bonne santé, soit un indice entre 18,5 et 25. L'IMC inférieur à 18,5 indique l'état de maigreur, en dessous de 16,5 l'état de dénutrition. Au-dessus de 25 et jusqu'à 30, la personne est en surpoids, jusqu'à 35 en obésité, puis au-dessus de 35 en obésité sévère. Au-dessus d'un IMC à 40, on parle d'obésité morbide.

Il est donc évident que cet IMC reste un bon indicateur pour évaluer les risques de développer, en termes de statistiques, des maladies cardio-vasculaires et métaboliques ou des cancers. En effet, l'étude réalisée sur une population de cinq millions d'adultes anglais (publiée dans le *Lancet* en 2014) a montré que chaque augmentation de 5 kg/m^2 d'IMC est associée à un risque de cancer accru pour les cancers de l'utérus, vésicule biliaire, rein, col utérin, thyroïde, foie, côlon, ovaire et sein (en post-ménopause), ou leucémies. L'IMC reste alors un bon évaluateur des dangers de la prise de poids sur le développement des cancers. Cependant, tous les obèses ne développent pas de maladies, alors que certains patients à IMC normal vont en avoir.

Le morphotype est donc aussi à prendre en considération, car le risque de développer ces maladies est en rapport avec la quantité de graisse abdominale, la graisse androïde, au contraire de la gynoïde, plus localisée sur les hanches et les cuisses. Le périmètre abdominal est donc une mesure importante. Le *National Cholesterol Education Program* (NCEP) évalue à 102 cm chez l'homme et 88 cm chez la femme le tour de taille à ne pas dépasser. Le rapport tour de taille sur tour de hanche supérieur à 0,9 chez l'homme et 0,85 chez la femme est également une mesure indiquant l'un des critères de syndrome métabolique (graisse abdominale). Aussi, la composition corporelle globale est importante. En effet, un athlète très musclé peut avoir un IMC très élevé alors que c'est sa masse musculaire qui est développée et non pas sa masse grasse.

C'est ainsi qu'une nouvelle classification a émergé en 2014. La classification d'Edmonton (*Edmonton Obesity Staging System)* qui décrit cinq stades de gravité de l'obésité notés de 0 à 4, évalué en fonction de critères somatique, psychologique et fonctionnel.

LE +

Notons que pour une personne désireuse de connaître précisément la masse de ses différents compartiments corporels, l'impédancemétrie est la technologie qu'il lui faut. Un mètre mesureur permet tout simplement d'évaluer son périmètre abdominal afin de connaître son risque métabolique et de consulter son médecin s'il est élevé.

Sommeil

« Lorsque Nathalie entre dans mon cabinet, elle semble épuisée. Cela fait un moment déjà qu'elle pense à venir consulter pour ses problèmes d'insomnie, mais le temps file trop vite. Elle m'explique en effet ses doubles, voire triples journées entre son travail d'infirmière, sa vie de famille avec ses trois enfants, sa vie de couple et sa vie sociale qu'elle a l'impression d'avoir mise entre parenthèses, trop débordée, trop fatiguée. Résultat : les soirées ciné entre copines se font rares et les cours de gym ne sont plus qu'un lointain souvenir.

À la place : des repas en famille, pendant lesquels elle picore plus qu'elle ne mange, incitant à du grignotage dans la journée pour tenter de combattre les fringales, les coups de pompe et le stress. Et puis, surtout, Nathalie a un mari charmant mais qui lui reproche son irritabilité et surtout… ses ronflements.

À 52 ans, ce symptôme est nouveau pour Nathalie. Voilà un an qu'elle ronfle, ça ne lui était jamais arrivé auparavant. Sans compter ses récents problèmes de concentration qui n'aident pas dans un métier où il faut être plus que vigilant. Elle a dû cesser les gardes de nuit depuis plusieurs mois par peur de ne plus être à la hauteur et a fini par être mise en arrêt de travail par son médecin généraliste.

Des confidences qui, à l'évidence, la soulagent et qui vont surtout nous amener à chercher comment lui rendre son énergie à travers bien évidemment un sommeil récupérateur, mais aussi une perte de poids, car cela va souvent de pair.

La première des questions à soulever est celle de la ménopause, c'est en effet une période charnière pendant laquelle le poids, l'humeur, le sommeil peuvent être sources de déséquilibres : "En fait, je ne sais pas si je suis ménopausée", avoue Nathalie qui prend depuis plusieurs années une pilule en continue. Impossible donc de savoir si elle a encore des règles. Une prise de sang s'impose et je lui propose de la revoir avec ses résultats avant de débuter quoique ce soit.

Et ce n'est que lors de notre deuxième rendez-vous, une fois que la ménopause a été constatée, que nous allons pouvoir passer au plan d'attaque : d'abord un traitement œstrogènes/progestérone prescrit par sa gynécologue après un bilan clinique afin de contrer les effets secondaires de la ménopause ; ensuite, une visite chez un confrère ORL pour déterminer si elle souffre d'apnée du sommeil. Et, enfin, quelques exercices sportifs à faire dès le matin pour stimuler sa vigilance (dix minutes suffisent) couplés à un rééquilibrage de ses repas et à des compléments alimentaires en phytothérapie. Ce sera d'ailleurs le premier conseil de l'ORL lorsqu'il l'aura examinée : Nathalie n'a pas besoin d'être appareillée, elle n'a pas d'apnée du sommeil, mais une perte de poids devrait la débarrasser de ses ronflements.

Donc acte. Après la mise en place d'un programme sportif léger mais qui l'oblige à bouger un peu chaque jour, la prescription de menus équilibrés respectant les règles de la chronobiologie, et surtout l'arrêt de tout alcool le soir (très calorique et souvent mis en cause dans l'apparition de ronflements), Nathalie a retrouvé la ligne et un sommeil de qualité, les ronflements ayant fini par s'estomper puis disparaître, au grand bonheur de son époux.

En trois mois, elle aura tout de même perdu 15 kg et, même si le stress n'a pas complètement disparu de son quotidien, il est devenu beaucoup plus facile à gérer. Sa résistance aux contrariétés s'est améliorée, et sa gestion des problèmes au quotidien facilitée. Elle pratique désormais la mindfullness therapy, *méthode méditative qui l'aide à maîtriser ses émotions négatives, à mieux s'endormir ; et fait des siestes très courtes dans la journée (dix minutes) juste après sa pause déjeuner.*

Cette nouvelle hygiène de vie a permis à Nathalie de reprendre son travail à l'hôpital sans angoisse, y compris ses gardes de nuit qu'elle pensait désormais trop pénibles pour elle. »

53

Il faut beaucoup dormir et se coucher tôt pour être en forme !

FAUX

La durée du sommeil dépend de son programme génétique : son chronotype. La moyenne de temps de sommeil d'un adulte en bonne santé pour une « bonne nuit » est d'environ 8 heures avec des extrêmes pour les petits (ou courts) et les gros (ou longs) dormeurs. La génétique concerne également les sujets du matin et ceux du soir. Il y a aussi les chronotypes « neutres » (ni du matin ni du soir). On peut donc avoir un besoin naturel de dormir 4 heures ou bien 12 heures selon sa génétique.

Ainsi, il ne faut pas s'obliger à dormir 8 heures par nuit pour être en forme ou se coucher tôt si on est « couche-tard », mais bien écouter son corps pour connaître son rythme, quitte à se rendre dans un centre du sommeil afin de le découvrir avec l'aide d'enregistrement et de médecins spécialisés.

En tout état de cause, bien dormir, c'est bien se réveiller. Si l'on s'éveille spontanément en forme, actif, reposé, détendu et de bonne humeur et que la journée se déroule sans baisse de régime, c'est que son temps de sommeil est adapté. Certaines personnes ouvrent d'ailleurs les yeux avant la sonnerie du réveil, en fin de sommeil paradoxal et en se souvenant de leur rêve ! Là, c'est… le rêve ! Leur durée de sommeil est stable, constante, et mémorisée en quelque sorte par les systèmes nerveux centraux situés dans le cerveau (hippocampe, structures limbiques).

Pour parvenir à cet éveil idyllique, il faut se coucher à la même heure, dès que l'on ressent les signes de fatigue (bâillements, yeux qui picotent, muscles détendus), cela permet d'améliorer considérablement la qualité de ses phases de sommeil (lent et paradoxal). Le rythme a en effet un impact sur le « programme » d'endormissement. Ce sont très souvent les variabilités d'heure de coucher qui entraînent sur le long terme des insomnies d'endormissement dues à ces décalages de phase. Synchroniser notre horloge interne permet de lutter contre l'insomnie. Une remarque pour les couche-tard, à minuit ou après minuit, leur sommeil réparateur est d'aussi bonne qualité que celui des couche-tôt (avant minuit).

Il ne faut pas non plus se forcer à se coucher plus tôt que d'habitude en pensant bien faire pour allonger son temps de sommeil récupérateur. D'autant que si vous êtes un petit dormeur, ou un sujet du soir (couche-tard/lève-tard) vous risquez en vous couchant plus tôt de souffrir de réveils nocturnes : il faut respecter son chronotype. Mieux vaut se reposer, lire et regarder un bon film à la télé (et non pas sur les tablettes dont la lumière bleue empêche la production de mélatonine) afin de récupérer son rythme, et se coucher à l'heure qui correspond à son temps de sommeil habituel, en fonction du réveil programmé.

Les petits dormeurs et les sujets du soir peuvent donc se coucher à minuit voire 1 h du matin et se lever à 6 ou 7 h en forme, et ce, toute l'année. Alors qu'un grand dormeur se couchera à 22 h 30 pour se lever lui aussi en pleine forme, à la même heure. Le sujet du matin se couche tôt et se réveille tôt, même s'il se couche tard.

Concernant les chronotypes du matin et du soir, certaines particularités les caractérisent. Les sujets du soir arrivent à maintenir leur performance intellectuelle optimale toute la nuit s'il le faut. Ce qui n'est pas le cas pour les sujets du matin. Leur concentration est moindre et leur nombre d'erreurs professionnelles est plus important. Ce qui suggère que le chronotype a une importance primordiale dans l'activité de travail (être de garde, d'astreinte). Un bémol toutefois pour les chronotypes du soir, une étude publiée en avril 2015 dans le *JCEM* (*Journal of Clinical Endocrinology and Metabolism*) démontre que le couche-tard est malheureusement plus à risque de développer un syndrome métabolique, un diabète de type 2 et une sarcopénie, que le chronotype du matin. Donc, en prévention, attention aux repas trop riches en graisses et en sucres, à la carence en protéines, en vitamine D et en calcium et au manque de sport pour les couche-tard !

Cependant, bien qu'il existe un « rythme propre », la plainte la plus fréquente chez le médecin généraliste est, dans 60 % des cas, la fatigue. Il s'avère qu'en France et dans les pays industrialisés, le temps de sommeil en semaine a diminué d'une heure pour être en moyenne de 6 h 58, selon les chiffres apportés par l'Institut national du sommeil et de la vigilance. 30 % des Français de 18 à 55 ans dorment 6 heures ou moins en semaine ! Cela concerne toutes les tranches d'âges, enfants et adolescents souffrant également de dette de sommeil avec toutes les conséquences que cela implique. Ces derniers ont besoin d'un temps de sommeil plus long, d'en moyenne 9 à 10 heures, et dorment seulement 8 heures (et moins) en moyenne en semaine. Les nouveau-nés, quant à eux, passent en moyenne 16 à 18 heures par jour dans les bras de Morphée.

On peut sans exagérer parler de catastrophe en termes de santé chez l'enfant et l'adolescent, chez qui la restriction de sommeil entraîne de réelles baisses de performances scolaires, d'échecs aux examens, et à l'obtention de leurs diplômes. Les variations de leur humeur et de leur vision de la vie (optimiste ou non) ainsi que leur résistance au stress sont liées à leur dette chronique de sommeil. Les taux de suicide sont par exemple plus importants chez les adolescents dormant peu.

Chez les adultes, 17 % des 25-45 ans cumulent une dette chronique de sommeil qui correspond à la perte hebdomadaire d'une nuit complète de repos qui malheureusement ne s'améliore pas avec les grasses matinées du week-end. En effet, le sommeil paradoxal du matin n'est pas d'aussi bonne qualité que celui de la nuit. Il semble que le rythme circadien (jour/nuit) ait une influence négative sur les bonnes ondes cérébrales de cette phase de sommeil quand le jour se lève. Donc on ne bannit pas la grasse matinée, mais on ne compte pas dessus pour combler totalement ses dettes.

Par ailleurs, les études montrent que l'obésité, les accidents, les maladies cardio-vasculaires et psychiatriques (dépression, troubles anxieux) sont associés au temps de sommeil les plus longs supérieurs, à 10 heures par jour. L'hypersomnie est pathologique.

Concernant la dette et le sommeil « raccourci », ne paniquons pas, une restriction ponctuelle n'a pas de conséquence néfaste sur l'organisme. On peut encore assurer après une nuit plus courte et contrecarrer les effets néfastes d'une nuit blanche sporadique en évitant une vie de patachon le reste du temps… Tandis que la persistance d'une dette même minime (perte de 30 minutes à 1 heure journalière) peut entraîner au bout de seulement 15 jours une baisse des performances physiques et intellectuelles, des troubles de la concentration et de l'humeur, une somnolence diurne, une irritabilité, mais aussi des dépressions, des fringales pour le gras et le sucre (d'où la prise de poids), une baisse de l'immunité ou encore une élévation de sa pression artérielle…

En dehors des rythmes imposés ou subis, les pathologies du sommeil qui engendrent fatigue matinale et somnolence diurne ne sont pas si rares et doivent bénéficier de traitements qui existent. L'apnée du sommeil et le syndrome des jambes sans repos (parfois associé au bruxisme) en sont un exemple. La narcolepsie est, quant à elle, plus rare. D'autres causes sont à prendre en considération comme les douleurs chroniques qui, de par leur pérennisation, perturbent les signaux du sommeil. L'hypothyroïdie est également une cause hormonale de trouble du sommeil (hypersomnie) alors que l'hyperthyroïdie entraîne une insomnie et un état d'hypervigilance. Des médicaments peuvent également provoquer des troubles du sommeil. Il ne faut pas hésiter à en parler avec son médecin.

La ménopause, quoiqu'un état physiologique de la vie, peut être une cause de trouble du sommeil avec ses sueurs nocturnes, ses nycturies (se lever la nuit pour aller uriner) et la baisse de ses taux hormonaux. La progestérone est en effet sédative.

Il faut donc consulter le plus tôt possible en cas de troubles du sommeil afin d'éviter les conséquences graves sur sa santé et la chronicité des troubles qui seront d'autant plus longs à traiter.

Le +

Pour consolider sa mémoire, développer sa créativité, améliorer ses performances intellectuelles, sa faculté de résistance mentale et physique et avoir une belle peau, dormez...

Une sieste courte de 10 à 20 minutes en début d'après midi (avant 15 h), après le déjeuner, permet d'améliorer son état de vigilance la journée. En cas d'insomnie d'endormissement et de réveils nocturnes, il ne faut pas que la sieste soit tardive ou trop longue.

Le soir et au coucher, l'allopathie éventuellement prescrite combinée à de la phytothérapie (aubépine, passiflore, valériane, rhodiole), lactosérum de petit-lait,

→

sérotonine et mélatonine si besoin, et des minéraux comme le magnésium permettent de remédier à des petits troubles du sommeil. On pense à supplémenter en tyrosine (dopamine), en vitamine D et en fer les patients (enfants, adolescents et adultes) souffrant du syndrome de jambes sans repos et de bruxisme.

Un dîner léger avec des féculents, peu de protéine, peu de lipides, pas de boissons ni substances énergisantes (thé, café, soda, alcool, tabac), une lumière douce et une température adaptée (21 °C) favorisent l'état d'endormissement. On pense aussi à éteindre ses appareils électromagnétiques, à stopper les nuisances sonores qui font partie des perturbateurs du sommeil les plus fréquents.

Pensez enfin à la luminothérapie qui permet un réveil progressif et le rétablissement des niveaux de neurotransmetteurs du réveil (dopamine). Tandis que le sport pratiqué régulièrement le matin permet de rétablir un bon rythme circadien.

54

Une fois adulte, la sieste n'a plus d'intérêt pour la santé

FAUX

QUELS QUE SOIENT son âge et son sexe ainsi que son activité journalière, la sieste s'avère une source de jouvence pour l'organisme, que ce soit sur un plan de récupération physique ou mentale. La sieste n'est donc pas le monopole des tout-petits et des personnes âgées.

Il faut simplement comprendre comment faire une sieste, quel est le meilleur moment pour dormir, et combien de temps elle doit durer, pour en tirer les meilleurs bénéfices tout en tenant compte de son chronotype (rythme génétiquement programmé du besoin de sommeil).

La sieste est pratiquée dans de nombreux pays. On fait la sieste l'après-midi ou après le déjeuner dans les pays chauds, avant de se remettre au travail. Les Japonais et les Américains l'ont « instaurée » au sein de multiples entreprises et les sportifs de haut niveau la pratiquent pour augmenter leur performance, réduire leur fatigue et leurs douleurs physiques en cas de privation de sommeil due au sport pratiqué (par exemple dans le cas de régates ou de compétitions à l'étranger impliquant un décalage horaire). Certains métiers connaissent aussi les bénéfices de la sieste et l'incorporent automatiquement dans leur emploi du temps afin de pallier la somnolence diurne et la baisse d'attention dues à un temps de sommeil court contraint par leur profession : médecin et infirmier de garde, policier, gardien de nuit, pilote…

Selon les chiffres de l'enquête de 2007 de l'INPES, 30 % des Français de 25-45 ans font la sieste pendant la semaine et 45 % la font le week-end.

En effet, 30 % des adultes américains et français souffrent de fatigue liée à une restriction du temps de sommeil (*the sleep deprivation*, 1 h 30 en moins par nuit) du fait de leur emploi du temps socioprofessionnel (travail, temps de trajet, vie de famille). Depuis dix ans, l'insomnie est devenue la plainte la plus fréquente (un Français sur cinq se plaint d'insomnie chronique) après les douleurs toutes causes confondues dans les pays industrialisés, entraînant des *burn-out*, arrêts et diminution de la qualité de travail.

Les conséquences sur les performances physiques et intellectuelles dans la vie professionnelle et sociale sont catastrophiques. Les fonctions cognitives telles que la concentration, l'attention et la mémorisation de nouvelles données sont altérées au bout de quelques jours de dette de sommeil (en cinq à quinze jours). Le temps de réaction pour les prises de décision est plus long et plus erroné lorsque la nuit est courte et non récupératrice. En 2006 et 2008, l'équipe de Killgore a montré que la privation du temps de sommeil entraînait une faible résistance au stress, une capacité moindre à supporter et à gérer ses émotions négatives ressenties lors d'une contrariété, suite à un contretemps ou lors d'un obstacle à l'obtention d'une gratification.

Sur le plan organique, les troubles du sommeil engendrent une prise de poids due à un déséquilibre hormonal entre deux hormones (leptine et ghréline), une élévation de la glycémie, des conduites addictives plus extrêmes (psychostimulants, tabac, alcool, *craving*), une baisse de l'immunité et des troubles cardio-vasculaires (hypertension artérielle). De façon générale, le vieillissement physiologique est accéléré, la synaptogénèse dans le cerveau (connexion importante entre les neurones garant des fonctions cognitives) décline et le stress oxydant augmente, altérant la « beauté physique » (qualité de la peau, rides et ridules) et sa forme physique précocement.

Ainsi, la pratique de la sieste est une alternative au manque de sommeil et devient donc un « médicament » à part entière pour faire face à la dette de sommeil et aux conséquences néfastes qu'elle entraîne. Cette dette de sommeil équivaut à une nuit complète en moins par semaine (soit « quatre nuits blanches » par mois).

Mais comment organiser au mieux sa sieste pour en ressentir toutes les vertus ? Il est désormais bien connu que les performances baissent progressivement au cours de la journée après l'heure du déjeuner que l'on ait mangé ou pas (*post-lunch dip*), et que l'on ait bien dormi ou non pendant la nuit. Ceci étant établi en relation avec le rythme biologique circadien (jour/nuit). La sieste est donc indiquée pour tout le monde.

Si la privation de sommeil entraîne toutes les conséquences suscitées, en corollaire, les études comme celles de Taub et Hayashi, datant de 1976 et 1999, montrent que faire une sieste courte de 10 à 20 minutes entre midi et 15 h augmente le ressenti d'émotions positives, de bonheur, d'énergie et de confiance en soi. Les challenges professionnels sont mieux gérés et l'impulsivité est globalement améliorée. La fatigue disparaît.

Remarquons que les études réalisées chez les enfants qui ne font pas de sieste aboutissent aux mêmes conclusions que pour les adultes : mauvaise humeur, irritabilité, tristesse, pleurs fréquents, manque d'attention à l'école et troubles de l'apprentissage.

Attention toutefois à la durée de la sieste et à l'heure à laquelle elle est faite.

En effet, les siestes les plus courtes (moins de trente minutes) sont les plus efficaces sur la récupération physique et psychique. Une sieste de dix minutes permet d'être alerte immédiatement après son réveil et cette hypervigilance se maintient ensuite, encore pendant trois heures. Ces siestes courtes peuvent être réalisées par les insomniaques le temps de leur rétablissement et ils pourront les poursuivre comme stratégie de prévention de trouble du sommeil, une fois guéris. Les siestes de sept à dix minutes sont préconisées pour les personnes voyageant beaucoup afin de rétablir l'horloge interne mais aussi pour les marins ne pouvant pas dormir pendant huit heures non-stop pour des questions évidentes de sécurité et toutes les professions nécessitant une veille prolongée.

La sieste courte est favorisée par la position semi-assise. S'allonger provoque plus facilement un sommeil profond et donc une sieste plus longue.

La sieste de vingt à trente minutes en début d'après-midi est idéale pour améliorer ses performances globales, que ce soit après une privation de sommeil ou non.

Une sieste de plus de cinquante minutes entraîne une brève inertie à son réveil (d'environ 30 minutes), – c'est l'effet groggy – mais augmente ses performances cognitives (mémoire amplifiée) de plusieurs heures à 24 heures. Elle est à déconseiller pour les personnes souffrant d'insomnie en cours de traitement pour recalage de phase, mais peut être adaptée pour des besoins de « tenir » plus longtemps au cours d'une journée nécessitant une durée de travail plus longue et plus intense.

La sieste de 90 minutes comprend un cycle complet de toutes les phases du sommeil. On se réveille donc sans le ressenti groggy. Cette sieste est donc une petite nuit à elle seule et permet d'améliorer toutes les performances nécessaires à la créativité, la gestion des émotions et l'intellect au sens large.

Il est intéressant de mentionner le fait que les siestes régulières sont plus bénéfiques que les siestes sporadiques. On est donc *nappers* ou l'on ne l'est pas. La satisfaction globale est en effet plus élevée pour les individus ayant l'habitude de faire au moins trois siestes par semaine.

Attention à la grasse matinée, ce n'est pas une sieste ! Elle n'en a pas l'impact positif. En effet, le sommeil paradoxal (deuxième phase de sommeil dans un cycle) n'est pas de bonne qualité quand le jour se lève Pour autant, se lever un peu plus tard le week-end – 10 h au lieu de 7 h 30-8 h – n'entraîne pas de décalage de phase le lendemain, au contraire d'un lever vers midi ou 13 h, qui retardera l'heure du coucher le dimanche soir et donc une courte nuit avec le lever du lundi matin. Pas idéal pour commencer sa semaine de travail !

Le +

De nombreuses recherches dans les pays industrialisés étudient l'impact de l'environnement professionnel sur les troubles du sommeil afin d'établir des normes consensuelles de temps de travail par jour et par semaine, ainsi que des horaires idéaux pour limiter les effets nocifs sur la santé. En effet, les employés dont l'environnement est favorable à l'épanouissement professionnel dorment mieux que ceux dont le stress est permanent.

Les contraintes horaires, la pression hiérarchique, les relations entre collègues, la recherche de justice et d'objectivité quant à son travail, ainsi que le soutien professionnel, font partie de ces paramètres du bien-être en entreprise.

En attendant que des mesures de gestion du stress professionnel se généralisent, il serait utile que la sieste devienne une norme internationale incluse dans le temps travaillé afin de pallier les contraintes indéniablement liées à son métier et de booster les performances.

55

Dormir peu fait maigrir

FAUX

La qualité du sommeil dépend d'un juste équilibre à trouver. Dormir peu mais également dormir trop peuvent avoir des conséquences sur la santé. Les hormones produites pendant le sommeil dépendent de sa durée et de sa qualité. En fonction de ces deux critères, les conséquences sur le poids en seront directement affectées.

La réduction du temps de sommeil est un perturbateur neuro-hormonal important à prendre en considération dans la prise en charge des problèmes de poids.

En France, 17 % des personnes âgées de 25 à 45 ans accumulent une dette chronique de sommeil correspondant à la perte hebdomadaire d'une nuit complète de repos de huit heures environ. 33 % des 18-55 ans dorment six heures ou moins en semaine. L'origine de cette dette est essentiellement professionnelle et sociale.

Le développement d'Internet et de la multiplication des programmes télé est une cause identifiée chez les plus jeunes adultes, adolescents et enfants.

Il faut savoir que pendant votre sommeil, une récupération physique et psychologique se fait grâce à la synthèse de neuro-hormones (mélatonine, DHEA, hormone de croissance) et de neurotransmetteurs « de la nuit » (sérotonine, mélatonine, GABA, endomorphine) qui permettent à l'organisme de régénérer les cellules du corps et du cerveau (synthèse de synapses, matrice de la mémoire) pour une longévité réussie.

Un bon niveau de régulation de synthèse de ces substances permet à son tour un bon niveau de synthèse des hormones et neurotransmetteurs « du jour » dans la journée. Cela correspond à un cercle hormonal vertueux.

Malheureusement, en plus d'avoir des conséquences néfastes sur l'état de veille, la concentration, l'humeur, les performances intellectuelles et physiques, et l'immunité, les études montrent qu'une durée de sommeil courte ou de mauvaise qualité (réveils nocturnes) est associée à un indice de masse corporel (IMC) élevé.

Les enfants, adolescents et adultes qui dorment moins de huit heures par nuit prennent plus de poids. Plus le sommeil est court et plus le risque de prendre du poids et d'obésité est important. Il existe donc une relation dose/effet.

Les études montrent que la régulation des taux d'hormones (leptine, ghréline, cortisol) qui informent le cerveau sur les besoins énergétiques est altérée en fonction de la dette de sommeil. En condition de restriction de sommeil, les taux de cortisol et de ghréline (hormones orexigènes) sont élevés et la leptine (hormone anorexigène) est basse, on a donc plus faim et on se focalise davantage sur des aliments riches en gras et en sucre. Inversement, plus le sommeil est de qualité et d'environ huit heures, moins le cortisol et la ghréline sont élevés, la leptine est alors augmentée, ce qui diminue la faim et cette envie de manger trop gras et sucré. Et plus la durée du sommeil est courte, plus les dosages hormonaux sont perturbés.

La dette de sommeil a pour autre conséquence de développer l'obésité abdominale, l'insulino-résistance, et le syndrome d'inflammation de bas grade chronique. Ce qui à son tour favorise la prise de poids et l'apparition de maladies comme le diabète et les maladies cardio-vasculaires.

Les sujets dits du soir, qui se couchent donc tard au contraire des chronotypes du matin, sont également à risque de développer ces pathologies.

En résumé, bien dormir fait partie de son régime minceur.

Le +

De nombreux centres hospitaliers et cliniques du sommeil existent afin de réaliser des examens approfondis sur l'état de votre sommeil. Si des troubles persistent plus de trois mois sans véritable amélioration, il est nécessaire de consulter un médecin spécialisé.

En attendant, voici quelques astuces pour s'assurer d'avoir un bon sommeil, de ne pas grossir, d'être en pleine forme et en bonne santé :

- se relaxer grâce à la méditation et à l'huile essentielle de lavande,

→

- dîner léger et digeste, éviter les excitants type alcool, sodas, café, thé,
- ne pas se surstimuler intellectuellement et physiquement,
- aérer les pièces et surtout la chambre à coucher, conserver une chambre à température modérée,
- installer des plantes dépolluantes,
- avoir une bonne literie,
- s'assurer que l'obscurité dans la chambre est totale, éteindre les appareils électriques et magnétiques, les tablettes, ordinateurs, smartphones, car leurs écrans délivrent une lumière bleue qui empêche la synthèse de la mélatonine (la neuro-hormone du sommeil),
- et, enfin, consulter un médecin pour apprendre à retrouver un bon sommeil grâce à des protocoles en chrononutrition et en phytothérapie.

56

Méditer, c'est réfléchir avant de dormir

FAUX

NON, MÉDITER, CE n'est pas réfléchir. C'est même l'inverse. Le terme de méditation désigne une pratique mentale et spirituelle pendant laquelle le pratiquant se concentre sur un point d'attention, ce qui lui procure un état de sérénité, lui permet de se libérer de ses tensions et d'augmenter ses performances physiques et psychologiques dans un but ultime de bien-être. La réflexion n'est donc pas invitée ici.

Il existe plusieurs sortes de méditation, mais elles requièrent toutes une pratique méthodique d'apprentissage. Le point d'attention en est l'une des clés. Ce peut être une image d'un vécu considéré symbole de plénitude et de perfection absolue. Ce souvenir vous appartient et est personnel. Pour autant, le point de concentration peut également être une image extérieure, tel un objet ou un concept imaginé, ou bien le simple rythme de la respiration. L'exercice consiste à coordonner cette image à des sensations de sérénité, de paix et d'émotions positives dans une posture qui est le plus souvent assise, le dos bien droit. Cette relaxation se fera de plus en plus fréquemment, aisément et en toutes situations, dès que le besoin s'en fera ressentir.

La médiation a de nombreux points communs avec les techniques d'hypnose et d'autohypnose. Une méditation réussie permet le détachement et la prise de distance avec la situation de stress afin de réguler les émotions, pour appréhender le problème de façon plus détendue.

Elle est utile en médecine, notamment grâce aux techniques de MBSR (*Mindfullness Based Stress Reduction*) ou « pleine conscience » en français. Elle permet d'augmenter les facultés de mémorisation, de concentration et le potentiel du système immunitaire, réduit les troubles du syndrome d'hyperactivité, et de diminuer la pression artérielle.

Par ailleurs, la réduction du stress à partir de la « pleine conscience » est très utilisée en psychologie pour le traitement des troubles anxio-dépressifs et du sommeil, des douleurs, et de l'angoisse afin d'améliorer l'humeur ou la thymie, ayant pour conséquence de corriger les pensées dites dysfonctionnelles ou inadaptées, symptomatiques de ces pathologies psychiatriques.

Concernant le sommeil, une étude publiée dans le JAMA (*Journal of the American Medical Association*) montre les progrès importants réalisés par les participants d'un groupe ayant été formé à la méditation de la pleine conscience quant à un sommeil réparateur de qualité, une diminution de la fatigue et une meilleure qualité de vie, comparativement à un autre groupe non formé à cette technique.

Pendant le sommeil réparateur, des synapses sont synthétisées. Ce sont des ponts nerveux qui connectent les cellules nerveuses entre elles afin d'en améliorer le fonctionnement. La conduction neuronale est d'autant plus optimale qu'il existe de synapses. C'est ce que l'on appelle la synaptogénèse ou connectique dendritique. Cette matière du cerveau a de nombreuses propriétés bénéfiques pour la santé physique et mentale, dont les fonctions cognitives et comportementales telles que la mémoire, le langage et la coordination spatio-temporelle.

Ainsi, dans une étude californienne, rendue publique *via* la revue *Frontiers in psychology*, l'équipe médicale a pu montrer à l'IRM l'impact de la méditation sur la protection du vieillissement cérébral. Les pratiquants de la pleine conscience voient leur perte de matière grise cérébrale moins importante que ceux du groupe non pratiquant, gage de longévité intellectuelle et d'indépendance.

En résumé, on peut faire participer toute la famille et même les collègues de bureau. Nous sommes tous concernés par les angoisses, la fatigue et la volonté de bien vieillir. Les bénéfices sur la réduction du stress et l'amélioration des fonctions cognitives sont un atout anti-*aging* à ne pas négliger.

Le +

On peut prendre des cours de méditation mais on peut aussi utiliser des livres pratiques dont certains sont couplés à des CD de méditation guidée. Plus les exercices seront répétés au quotidien, plus le résultat sera probant. Selon l'individu, la réalisation de cet état de plénitude pourra être plus ou moins rapide avant d'en obtenir des effets positifs. On évite de faire les exercices juste avant de dormir dans les premiers temps. On apprend à se relaxer dans la journée puis, progressivement, une fois la technique apprivoisée, on se met en condition le soir avant de se coucher.

57

Boire du lait et des tisanes, ce n'est pas ça qui va me faire dormir

FAUX

Commençons par les tisanes, il faut bien les choisir et aller vers les infusions à base de tilleul, lavande, ylang-ylang, fleur d'oranger, verveine et camomille pour les plus connues. Cependant, elles sont peu concentrées en principes actifs et ne suffisent pas à induire le sommeil. Pour autant, boire une tisane permet de créer un rituel qui facilite la relaxation et indirectement l'envie de dormir. Un enchaînement de pratiques visant à se détendre, conditionne le cerveau à l'apaisement et permet de se mettre dans des conditions optimales favorisant les réactions physiologiques biochimiques pour qu'il sécrète la mélatonine.

Les tisanes à base de plantes anxiolytiques et sédatives sont l'idéal pour tous ceux qui aiment terminer le dîner par une boisson chaude au lieu d'un thé ou d'un café, même déca, qui, tous deux, contiennent de la caféine (ou de la théine), substances excitatrices.

Pour ce qui est du fameux verre de lait, les études montrent en effet, que les protéines de lait d'origine bovine ont des vertus relaxantes et diminuent l'état de stress, la pression artérielle systolique et améliorent la qualité des phases de sommeil lent et paradoxal. C'est le rôle attribué à l'hydrolysat trypsique de la protéine caséine alpha-s1 de lait bovin (HTC) qui contient l'alpha-casozépine, responsable de l'action anxiolytique dite *benzodiazépine-like* (même effet que les somnifères sans leurs effets secondaires néfastes pour la santé). La caséine se fixe notamment sur le récepteur GABA dans le cerveau, inducteur de la relaxation et de la sérénité. Ce substrat ne peut en aucun cas se substituer à la prise en charge médicale classique pour des troubles du sommeil. De plus, la caséine est une protéine à absorption lente qui permet une satiété dans le temps et qui évite les fringales de fin de soirée.

Les protéines du lait fournissent également du tryptophane, acide aminé qui passe la barrière hémato-encéphalique (frontière entre le cerveau et le sang) pour donner la sérotonine, matière première de la mélatonine, neuro-hormone du sommeil.

Un verre de lait et une tisane verveine-camomille semblent être donc nos meilleurs alliés pour se détendre au naturel : à privilégier alors en fin de journée !

Le +

Attention à ne pas boire trop de liquides (eau, alcool, tisane, lait, soupe) le soir avant d'aller vous mettre au lit, au risque de provoquer donc des réveils nocturnes (nycturies) qui « cassent » le bon rythme du sommeil et, à long terme, engendrer une fatigue chronique.

Calculez au moins trois heures entre votre dernier grand verre d'eau et le coucher et pensez à passer aux toilettes juste avant d'aller dormir pour vider votre vessie.

Ce principe est d'autant plus vrai chez les hommes après cinquante ans qui peuvent avoir un adénome de la prostate et une sensibilité vésicale accrue.

Les femmes ménopausées ont également une vessie plus sensible, car le détrusor (muscle de la vessie) est œstrogène-dépendant. La vessie étant dès lors moins tonique (car moins d'œstrogène), l'impériosité se fera ressentir de façon plus fréquente et plus précoce.

58

Consommer du café ou du thé en fin d'après-midi ne m'empêche pas de dormir

FAUX

LA CAFÉINE FUT découverte en 1819 et la théine en 1827. Mais ce sont en fait les mêmes molécules alcaloïdes de la famille des méthylxanthines. En fonction de la provenance de la caféine, son effet psychostimulant est plus ou moins important. Selon l'origine du café, sa préparation, sa filtration et la concentration en tanins du thé et son temps d'infusion, la quantité de caféine diffère. Par exemple, le café robusta contient plus de caféine que l'arabica, et même si on veut nous faire croire le contraire, le décaféiné n'en est pas complètement exempt.

Selon les études, dont celle réalisée à l'université de Détroit aux États-Unis et publiée dans le *Journal Clinical Sleep Medicine*, boire du café tardivement dans l'après-midi ou six heures avant l'heure du coucher retarde l'endormissement, diminue la durée du sommeil d'environ une heure, ainsi que la phase du sommeil profond et provoque des réveils nocturnes, tout en élevant le niveau d'anxiété. La caféine inhibe l'action de l'adénosine, substance neuronale qui induit le sommeil. Il bloque en effet les récepteurs cérébraux de l'adénosine et maintient donc l'état d'éveil. Il inhibe également la sécrétion de la mélatonine jusqu'à six heures après sa consommation.

Un bon dormeur aura alors une nuit agitée et il est évident que les sujets souffrant déjà de troubles du sommeil doivent éviter toutes boissons à base de caféine après l'heure du déjeuner ou en tout cas après 15h30. Le meilleur conseil serait de les choisir de toute façon allégées ; donc pour le café autant adopter le déca ! À titre d'exemple, la contenance moyenne en caféine pour une tasse est : 5 mg pour le décaféiné, 30 mg pour un thé vert, 50 mg pour un thé, 70 mg pour l'expresso, 150 mg pour un café filtre. Vous savez tout !

Pour autant, la sensibilité individuelle à la caféine est à prendre en considération. En effet, elle est dégradée et éliminée par l'organisme selon son métabolisme, lentement ou rapidement.

L'étude montre aussi que les buveurs de café développent une accoutumance à la caféine. Ils s'endorment malgré tout, mais ne se rendent pas compte de la perte qualitative et quantitative de leur sommeil et donc des effets néfastes à long terme sur leur santé physique et psychologique : troubles de la mémoire, de la concentration, de la réflexion, de la gestion des émotions ; troubles anxio-dépressifs, maladies neurodégénératives, de la baisse de l'immunité…

Ceci dit, le café et le thé ont des vertus antioxydantes intéressantes grâce à leur taux en polyphénols. Ils diminuent donc le stress oxydatif et sont protecteurs du vieillissement physiologique. Le café réduirait les facteurs de risque de développer un diabète de type 2 en diminuant l'absorption du sucre dans le sang. Il augmente d'ailleurs la thermogénèse.

Excellent psychostimulant, la caféine contribue par ailleurs à une meilleure vigilance. Le délai d'action du café est plus rapide (trente minutes) que celui du thé (une heure) et leur action dans le temps perdurera en fonction de différents paramètres endogènes (l'individu) et exogène (qualité de la caféine). En effet, les tanins contenus en plus grande quantité dans le thé ralentissent l'absorption de la caféine.

La caféine est aussi excellente pour améliorer la concentration, le niveau d'éveil et la capacité de mémorisation. Utilisée par les militaires, elle peut être recommandée chez les conducteurs de nuit, et est un bon antidépresseur pour les personnes âgées. Certains thés pauvres en théine ou caféine, et riches en théanine (acide aminé) ont des vertus relaxantes. On les choisira donc pour le tea time de fin de journée.

Le +

Attention, la caféine peut en cacher une autre : elle est présente dans la graine de kola, le cacao (donc le chocolat noir riche en cacao), le guarana, les sodas, les boissons énergisantes, tous les thés (noir, vert, blanc), le maté et certains médicaments. Étant donné qu'elle passe dans le placenta, elle est déconseillée pendant la grossesse.

Enfin, si vous préférez vos cafés et thés avec du lait, sachez que vous y perdez au change : le lait *via* sa caséine (protéine du lait) inhibe en partie l'action antioxydante de ses boissons. À préférer donc nature et en quantité raisonnable : dans l'idéal, quatre tasses maximum à boire avant 15 h 30. Et si possible sans sucre.

59

Je dors mieux lorsque j'ai fait un gros dîner

FAUX

Bien au contraire, avoir le ventre trop plein après dîner n'est pas la même chose que l'avoir bien plein pour bien dormir.

Première règle : il faut laisser un temps de digestion post-dîner d'environ trois heures avant d'aller se coucher.

Deuxième règle : les repas trop copieux et trop riches en gras, en sucre « rapides » et aussi en protéines sont à déconseiller pour faciliter l'endormissement. En effet, le fait de manger, et donc d'apporter des calories et de l'énergie, réchauffe le corps et le stimule, le tenant en éveil. Une température corporelle basse favorise logiquement l'endormissement. La température du repas a un impact également. Un repas froid est idéal pour diminuer la température du corps.

Troisième règle : un apport protéique important type viande, crustacés, voire une grosse part de poisson ou même trop de fromage blanc apporte un acide aminé, la tyrosine, qui est le précurseur de la dopamine. Ce neurotransmetteur est la substance qui permet au cerveau d'être actif et vigilant. L'inverse de ce que l'on recherche dans un but de relaxation en fin de journée. Au contraire, on préférera les glucides ou sucres lents qui, eux, apporteront et faciliteront l'absorption cérébrale d'un autre acide aminé essentiel, le tryptophane, matière première du neurotransmetteur, la sérotonine, qui se transformera en mélatonine (neuro-hormone du sommeil), dans l'obscurité. L'autre acide aminé à apporter est la glutamine précurseur de GABA car ce neurotransmetteur est essentiel à la relaxation *via* ses propriétés myorelaxantes, anticonvulsivantes et anxiolytiques. Il favorise donc l'état d'endormissement, réduit l'anxiété et participe aux étapes de la mémorisation pendant le sommeil.

Quatrième règle : les repas trop riches en graisses saturées retrouvées dans les viandes rouges, la *junk food*, les plats en sauce, le fromage, le beurre et les fritures sont à bannir à l'heure du dîner. Les graisses retardent l'endormissement et favorisent les réveils nocturnes. En effet, l'alimentation hypocalorique préserve la sécrétion de la mélatonine, les repas hypercaloriques provoquent donc l'inverse.

Cinquième règle : les repas très salés sont des repas excitants, car ils augmentent l'hormone cortisol qui favorise l'état d'éveil. Ce même cortisol dégrade le tryptophane. Autre point essentiel, la sécrétion de la mélatonine augmente quand celle du cortisol diminue et inversement.

Sixième règle : même si le petit café du soir est un plaisir indéniable pour certains, il est à éviter. En règle générale, les excitants qu'ils soient café, thé, alcool, boissons énergisantes, sodas, chocolat, piments et épices sont peu conseillés en soirée, car ils élèvent la température corporelle, la pression artérielle et les pulsations cardiaques. Ne pas trop fumer par ailleurs car la nicotine est un excitant, et attention également à certains médicaments psychostimulants (demandez conseil à votre médecin).

Tout cela ne veut pas dire qu'il faille sauter le dîner car cela favoriserait une hypoglycémie trop importante et le risque de réveil nocturne.

Un dîner léger idéal et digeste est conseillé. Il est composé de fibres (fruits, salade, légumes, légumineuses) qui sont un coupe-faim naturel, favorisant une digestion plus lente du bol alimentaire, d'où le côté anti-fringale de 23 h si on se couche tard.

On choisit une petite portion de protéine végétale comme le tofu très digeste, l'avoine, le blé et les lentilles, les brocolis, les amandes, la banane, et l'avocat apportant du tryptophane et de l'acide glutamique pour la synthèse de GABA, en plus de leur richesse en fibres.

Le +

À dîner, un yaourt nature ou un verre de lait froid apportent des protéines de lactosérum qui favorisent l'état de relaxation. On peut aussi manger une petite portion de poisson et un œuf dont les protéines sont

→

plus facilement et rapidement détruites par l'organisme pour un temps de digestion plus court que pour la viande ou les crustacés qu'on préfère choisir pour son déjeuner. Ainsi on ne stimulera pas les processus physiologiques de la digestion et on laissera le corps au repos la nuit.

60

Après un repas, on a toujours envie de dormir

FAUX

NON, LE SOMMEIL ne se fait pas toujours sentir après manger et heureusement !

En fonction de la composition du repas, les macronutriments (protéines, glucides, lipides) et les micronutriments (vitamines, minéraux, oligoéléments) vont participer à la fabrication de certaines substances naturelles dans l'organisme, qui auront pour impact soit d'augmenter la vigilance et l'éveil, soit de relaxer et de préparer au sommeil. Donc, en contrôlant son assiette, on contrôle son humeur et son état de veille. On peut parler de chrono-nutrition en corollaire de la chronobiologie.

Ces substances sont des hormones, des neurohormones et des neurotransmetteurs qui sont synthétisés à partir de substrats apportés par la nourriture. Elles répondent à l'équilibre veille/sommeil influencé notamment par le rythme circadien (jour/nuit). Certaines sont donc produites le matin et la journée, d'autres en fin de journée et la nuit. Logiquement, tous les aliments boosters d'énergie sont alors préconisés au petit-déjeuner et à déjeuner, puis ceux qui ont pour vertu de détendre, à préférer en collation au goûter puis à dîner.

La plupart des hormones (stéroïdes, hormones sexuelles) étant synthétisées à partir du cholestérol, et à des taux optimum le matin au lever pour « activer » le réveil, on favorisera les aliments gras au petit-déjeuner, tels que les fromages et le beurre, les œufs et le jambon et, pourquoi pas également, des tranches de saumon pour les « becs salés ». Quant aux « becs sucrés », un fromage blanc crémeux avec des noix et des amandes, ainsi que des tartines beurrées sont une belle alternative.

Les neurotransmetteurs (NT) de l'action sont : la dopamine, l'adrénaline, la noradrénaline et l'acétylcholine. Pour éviter les troubles de l'humeur et du comportement (comme le montre l'étude de l'équipe de Wurtman publiée dans *Clinical Neuropharmacology* en 1988), on privilégie leur production au petit-déjeuner et au déjeuner afin de rester alerte toute la journée, tant pour son travail physique qu'intellectuel.

La dopamine favorise la vigilance, le pragmatisme, l'action, l'initiative, la curiosité et la recherche du plaisir. À l'inverse, son déficit peut entraîner des dépressions avec fatigue matinale psychique et physique, par insuffisance de sommeil réparateur, une mélancolie et une perte de motivation, une difficulté de concentration et de mémorisation avec un fort besoin de consommer des stimulants (boissons sucrées énergisantes, café sucré) qui ne résolvent rien. Comme le montrent l'étude de l'équipe du Dr Lehnert en 1984 puis celle de 1993 (*Brain Research*), il faut favoriser la synthèse de la dopamine en apportant des protéines riches en tyrosine et phénylalanine, qui sont ses deux acides aminés précurseurs (ses « briques »), et du fer.

Donc, encore une fois, dès le matin, on privilégie les œufs, la dinde ou le poulet, le saumon et les produits laitiers. Les protéines végétales peuvent aussi faire l'affaire. Il existe également des sachets hyperprotéinés enrichis en phénylalanine, fer et tyrosine, cette dernière étant essentielle à la synthèse des hormones thyroïdiennes avec l'iode, qui font également partie des hormones de l'éveil.

Cela tombe bien, la tyrosine et phénylalanine vont aussi favoriser la production de la noradrénaline (NA) qui module l'attention, la facilité d'apprentissage, la sociabilité et le désir sexuel (libido). Le café riche en caféine permet d'augmenter la NA. D'où ce grand café au petit-déjeuner, fortement conseillé, celui de la pause de 11 h (sans lait et sans sucre), tout comme le petit « kawa » du midi afin d'assurer un bon état d'éveil tout l'après-midi.

L'acétylcholine, quant à elle, est un neurotransmetteur qui intervient dans le processus de mémorisation. Elle est fabriquée à partir de la choline et des vitamines du groupe B (B9 et B12). Leurs meilleures sources proviennent du jaune d'œuf, viande, foie, soja, germe de blé, lécithine choline, crucifères et céréales.

Bonne pioche, puisque ses denrées apportent aussi les boosters dont on a besoin pour tenir toute la journée.

En ce qui concerne l'adrénaline tout comme le cortisol, ils permettent l'adaptation au stress. Ils sont nécessaires pour faire face aux angoisses et problèmes de l'existence. Ils sont la réponse adaptée à une menace, une contrariété ou tout autre souci du quotidien afin de maintenir une véritable « endurance » au stress et y apporter des solutions. En l'occurrence, avant de se rendre sur son lieu de travail et d'affronter les aléas de la journée, on s'assure dès le matin une assiette pleine de protéines et de lipides afin de promouvoir leur production.

Attention toutefois : à des taux trop importants, l'adrénaline augmente le pouls et la pression sanguine et tend à accentuer les troubles de l'humeur, type irritabilité, impulsivité, hyperactivité et problème de concentration. Tandis que le cortisol aura tendance à dégrader la sérotonine, neurotransmetteur favorisant un tempérament serein. En cas de stress chronique, la fuite de magnésium et le déficit en fer intensifient les dysfonctionnements de sécrétion des neurotransmetteurs. Il faudra alors favoriser un bon apport en magnésium *via* des eaux qui en sont riches, apporter du fer *via* un apport alimentaire composé de viande et poisson, voire avec un supplément en fer après un contrôle biologique. On pensera à réduire sa consommation de café – souvent bu en excès dans des situations de stress –, qui fait fuir le magnésium et réduire l'absorption du fer.

Au cours de la journée, l'assiette change pour, cette fois, se détendre… C'est ainsi qu'une assiette remplie de tryptophane sera adéquate.

Sachez aussi que la sérotonine est le neurotransmetteur impliqué dans la régulation de l'humeur et le contrôle de l'impulsivité. Il favorise la satiété (anti-grignotage) et la relaxation tout en permettant la fabrication dans l'obscurité de la neuro-hormone du sommeil, la mélatonine. La sérotonine permet de diminuer sa sensibilité aux douleurs et exerce un rôle sur le système cérébral de la récompense. Les personnes en manque de sérotonine sont plus agressives, extraverties, ont des difficultés pour dormir, et ont des fringales tournées vers le sucre, surtout en fin de journée. Ils souffrent de troubles anxieux et ont des dépressions avec tension motrice, agitation, surexcitation et fatigue due à cet état d'hypervigilance.

Cette sérotonine est synthétisée à partir de l'acide aminé essentiel, le tryptophane, que l'on trouve dans l'avocat, la banane, les oléagineux, le fromage, et l'avoine. Cet acide aminé est fragile et en compétition avec la tyrosine et les acides aminés dits branchés ou ramifiés (valine, leucine, isoleucine). C'est pour cette raison qu'un repas sucré augmente indirectement l'apport de tryptophane donc de sérotonine, alors qu'un repas très riche en protéines le diminue. Il faut donc associer des glucides, tels que riz, lentilles, blé complet, pour une meilleure assimilation du tryptophane, et bannir en fin de journée et à dîner les grosses quantités de viande et de poisson très pourvus en tyrosine.

Enfin, une collation pour le goûter prépare l'apport de tryptophane. Des fruits secs, des noix et des amandes qui sont riches en magnésium vont améliorer sa biodisponibilité. Ces mêmes aliments fournissent également de la glutamine, acide aminé précurseur de GABA (acide gamma-aminobutyrique), neurotransmetteur cérébral inhibiteur qui modère tous les influx nerveux et tend à la relaxation. Il est myorelaxant, anxiolytique et hypnotique, donc favorise le sommeil et la détente.

Le +

Offrez-vous un coup de pouce grâce à des compléments alimentaires à base de plantes et de précurseurs de ces neurotransmetteurs qui peuvent améliorer la production de ces derniers. Ils sont vendus sous forme de sachets, barres et gélules et sont prescrits par votre médecin nutritionniste.
Par exemple,

- le griffonia permet d'apporter de la sérotonine,
- le mucuna est dopaminergique.
- La rhodiole est une plante dite adaptogène et indiquée dans les deux cas,
- le ginseng et gingko biloba rééquilibrent les taux de cortisol en limitant son pic de libération,
- le cassis module la production du cortisol
- et la réglisse favorise son action, donc intéressant en cas d'épuisement.
- Quant au guarana, il est un bon booster en fournissant tout au long de la journée de la caféine grâce à ses tanins.

61

Boire de l'alcool le soir, c'est encore mieux qu'un somnifère !

FAUX

C'EST VRAI, L'ALCOOL désinhibe ; il donne une sensation de relaxation et facilite l'endormissement. Mais il ne permet pas un repos tranquille et récupérateur puisqu'il désorganise les différentes phases de sommeil. Et, surtout, lorsque sa prise est habituelle et en grande quantité, il a pour conséquence de potentialiser les effets neurotoxiques excitateurs en perturbant la gestion cérébrale des messages délivrés par les neurotransmetteurs « relaxants » (récepteurs GABA dépresseurs du système nerveux central). Dans ce cas, le sommeil lent profond peut aller jusqu'à disparaître.

Une étude australienne, publiée dans le journal de la *Research Society on Alcoholism*, démontre que l'alcool stimule l'activité d'éveil. Lors des enregistrements nocturnes de l'activité cérébrale – type électro-encéphalogramme –, on retrouve chez les consommateurs d'alcool des ondes propres aux phases d'éveil. L'alcool allonge les phases 1 et 2 qui correspondent respectivement à la somnolence et au sommeil lent léger. Il perturbe aussi la qualité du sommeil lent profond et du sommeil paradoxal. Problème, c'est pendant cette dernière phase que sont fabriquées les synapses favorisant la construction de la matière grise (matière cérébrale) et aussi les processus de mémorisation. Ce qui explique, entre autres, les troubles cognitifs chez les consommateurs d'alcool et, à long terme, chez les gros buveurs souffrant d'éthylisme chronique, de démences (perte de la quantité et de la qualité de la matière grise).

Les processus du sommeil étant tous inhibés, l'alcool a pour conséquences des réveils nocturnes et l'apparition de cauchemars. Il favorise les ronflements et l'apnée du sommeil avec des risques de mort subite, les accidents de la route pour cause de somnolence diurne, de fatigue chronique, et la baisse de concentration dans la journée en sus des troubles de l'humeur.

Par ailleurs, des paralysies post-écrasement de membres pendant le sommeil paradoxal, phase où il n'existe plus d'activité musculaire hormis les REM (*Rapid Eye Movement*), peuvent survenir au réveil : la plus fréquente (heureusement réversible) est celle du nerf radial, soit la paralysie de la main.

Conclusion : si vous souffrez d'insomnie comme un Français sur cinq (soit 10 millions), pensez à consulter votre médecin et à réduire votre consommation d'alcool qui doit rester occasionnelle. Préférer d'ailleurs votre verre de vin à déjeuner plutôt qu'à dîner. Car, définitivement, non, l'alcool n'aide pas à dormir.

Le +

Les somnifères ont un mode d'action centré sur la transmission GABAergique afin d'obtenir un effet relaxant et hypnotique avec pour conséquence une amnésie et un endormissement. En aigu, et sur une courte période, ils peuvent permettre, avec un suivi médical, de recaler les phases de sommeil en respectant la qualité du sommeil profond. Sa prescription chronique est cependant déconseillée et doit bénéficier d'une évaluation par un médecin afin de pouvoir se sevrer, car, là aussi, il y a des règles à respecter.

62

Ce ne sont pas quelques gouttes d'huiles essentielles qui vont m'aider à dormir ! FAUX

Elles ont plus d'un tour dans leur… flacon ! L'aromathérapie est étudiée à la faculté de médecine et de pharmacie. Un diplôme universitaire existe. Autant dire que les huiles essentielles ont leur importance, notamment pour favoriser la relaxation et la détente. Pour ce qui est de l'insomnie, il faut bien entendu en rechercher la cause et ne pas la minimiser surtout si elle perdure. Mais les huiles essentielles, en plus de tout un rituel post-dîner, s'avèrent une source thérapeutique efficace pour la contrer.

Si les troubles sont légers et sporadiques, elles peuvent être un très bon complément, voire une alternative aux médicaments.

Certaines plantes ont été plus étudiées que d'autres, telle la fameuse lavande aux vertus anxiolytiques, anesthésiques, antalgiques. Cette dernière, comme le montre l'étude de l'équipe de Muzzarelli publiée en 2006 dans *Gastroenterology Nursing*, réduit l'état d'agitation, diminue les pulsations cardiaques, favorise le sommeil réparateur ou profond et diminue les REM (*Rapid Eye Movement* ou Mouvement oculaire rapide) et facilite la digestion. Ce qui peut être un vrai plus, pour les individus ayant des troubles dyspeptiques, c'est-à-dire des problèmes digestifs fonctionnels, et qui sont sujets à l'agitation et aux angoisses le soir.

De plus, associée aux huiles essentielles diffusées avec de la bigarade ou orange amère, des études, comme celle de Lehrner publiée en 2005 dans le *Physiology and Behavior Journal*, ont montré que la lavande avait un impact sur la réduction du stress dans les cabinets dentaires, chez les patients hospitalisés en soins intensifs et les patients souffrant de démences légères. Ainsi, dans les études des Dr Nguyen (2007), Dr Fujii (2008), Dr Jimbo (2009) et Dr Holmes (2002), publiées dans l'*International Journal of Geriatric Psychiatry,* les huiles de citron et de romarin étaient diffusées le matin pour stimuler les fonctions cognitives telles que le langage, la mémoire et la concentration, et la lavande et l'orange amère le soir pour favoriser le calme et la sérénité, avec de bons résultats chez les patients.

D'autres huiles essentielles sont également intéressantes pour diminuer les symptômes d'angoisse et de dépression pouvant faire cogiter et empêcher la facilitation d'endormissement. Il s'agit de celles confectionnées sur la base de camomille, verveine, ylang-ylang, fleur de jasmin et d'oranger. Enfin, la marjolaine trouve son indication en complément pour diminuer les symptômes d'hyperactivité.

LE +

Les huiles sont très concentrées en principes actifs et nécessitent de suivre le mode d'utilisation conseillé et les doses recommandées. Elles sont parfois allergisantes et photosensibilisantes : attention au soleil ! De par leur haute concentration, elles sont contre-indiquées pour les femmes enceintes et allaitantes, et pour les bébés également.

63

Avoir une plante dans sa chambre perturbe le sommeil

FAUX

LE SAVIEZ-VOUS ? L'air que nous respirons dans nos maisons et appartements serait parfois huit fois plus pollué que l'air extérieur. Pollué par quoi ? Par des polluants dits « domestiques », contenus dans les produits ménagers, les cosmétiques, les peintures et isolants, les colles, le linge de maison, les couvertures, les draps et rideaux, les moquettes, le matériel électrique et électronique tel que les télévisions, téléphones, décodeurs, ordinateurs, imprimantes, réveils, four à micro-ondes, les bougies, les cheminées à foyer ouvert et la fumée du tabac…

Certaines plantes ont des propriétés dépolluantes intéressantes. Pas d'inquiétude, le dioxyde de carbone qu'elles rejettent la nuit étant très faible, elles ne présentent donc aucune nuisance.

Elles sont de ce fait à placer dans la chambre afin d'assainir l'air et ainsi d'améliorer la qualité du sommeil. Il ne s'agit pas de créer un jardin intérieur, mais d'en choisir quelques-unes selon la taille de la pièce. Certaines plantes dépolluantes sont connues pour absorber les toxines et les transformer en nutriments par leurs micro-organismes dans leurs feuilles et racines.

Les plantes vertes tropicales telles que le yucca, palmier d'areca et l'azalée absorbent l'ammoniac, le formaldéhyde et le monoxyde de carbone. La chlorophytum, le lierre, le ficus, le dracaena, la fougère, les cactus, l'aloé véra et les plantes grasses sont elles aussi dépolluantes. Alors, à vos pots !

Le +

La vue des plantes a des vertus apaisantes et rend de meilleure humeur.
L'idée est d'en installer une par pièce. Les botanistes et paysagistes peuvent vous aider à faire le bon choix. Mais cela ne vous dispensera pas d'aérer fréquemment (dix minutes par jour), d'entretenir votre literie, de secouer les couvertures à l'air libre, d'éviter les moquettes et tapis, de limiter le nombre d'appareils électriques... et de les éteindre dans votre chambre quand vous vous couchez.

64

La télé, ça aide à s'endormir

FAUX

RIEN DE PLUS faux que cette idée qui vient sans doute du fait qu'il est si facile de s'assoupir devant la télé…

Mais, en réalité, il n'y a pas pire que la lumière d'un écran avant de dormir. Pourquoi ? Tout simplement parce que cette lumière a tendance à inhiber la bonne sécrétion de mélatonine, neuro-hormone du sommeil distillée dans le cerveau *via* la glande pinéale lorsque l'obscurité est totale. L'exposition à la lumière des écrans avant de se coucher perturbe donc logiquement le rythme veille/sommeil et favorise l'insomnie d'endormissement et les réveils nocturnes.

Un enfant (et un adolescent) sur deux a pour activité principale de regarder la télé, jouer à une console de jeux ou surfer sur son ordinateur avant de se coucher. Cette exposition trop longue et quotidienne favorise les troubles du sommeil à court et à long termes, ce qui, selon des études récentes, aurait un impact sur la qualité des résultats scolaires. Des études qui établissent également que les adolescents ayant une télé, un ordinateur ou une console dans leur chambre se couchent plus tard que ceux qui n'en ont pas.

Mais l'exposition à la lumière n'est pas la seule cause d'insomnie : la stimulation psychique tant par le travail que par la sollicitation de la concentration sur les ordinateurs et jeux de consoles peuvent également l'expliquer.

Attention aussi aux témoins de veille qui ne sont pas non plus à négliger : les différents appareils électroménagers et écrans des ordinateurs et mobiles ont actuellement pour la plupart des LED (*Light-Emitting Diode*) ; ces LED émettent une onde appartenant au spectre bleu qui favorise l'éveil, la vigilance, la performance intellectuelle et la mémorisation. Ces lumières bleues dites froides ont un effet bloquant de la sécrétion de mélatonine au contraire des lumières dites chaudes.

En résumé, si vous voulez regarder la télé le soir et être certain de ne pas rater « le marchand de sable » comme on dit aux bambins, le mieux est de se réunir dans un lieu dédié, souvent le salon (en plus, ça favorise l'échange !), puis de baisser progressivement la lumière et d'utiliser des lampes de luminothérapie reproduisant les rythmes circadiens jour/nuit (qui s'allument dès le matin et baissent en intensité tout au long de la journée), et cela au moins une heure avant l'heure du coucher.

Enfin, les parents s'assureront de faire éteindre tous les ordinateurs et smartphones de la maison avant de fermer les volets. Il n'y a plus qu'à l'expliquer aux ados…

Le +

Pour l'anecdote, il est d'ailleurs en projet d'installer des LED bleues dans les camions afin de favoriser l'état de vigilance et d'attention des routiers conduisant la nuit. Malin.

65

Je peux faire du sport quand je veux, même avant d'aller me coucher

FAUX

La France compte 19 % d'insomniaques dont 9 % prenant un traitement médicamenteux. Il est donc indispensable de mettre tout en œuvre pour pallier ces troubles du sommeil et à toutes ses conséquences sur la santé et la vie quotidienne.

Ainsi, on ne peut que promouvoir l'activité physique et la pratique d'un sport de façon chronique, connaissant à l'heure actuelle toutes leurs vertus en termes de bien-être physique et psychique. En l'occurrence, le sport a un effet antidépresseur et anxiolytique et améliore la qualité du sommeil.

Cependant, faire du sport dans l'heure précédant le coucher n'est pas conseillé si on souhaite optimiser le rythme circadien veille/sommeil. Donc avant d'aller rejoindre Morphée, on évite de trop s'agiter. En effet, faire du sport éveille les sens !

Selon une étude publiée en 2002 par le Dr Youngstedt et son équipe, l'effet de l'exercice physique est comparable à celui de la lumière intense sur les décalages des phases du sommeil.

Le sport stimule la vigilance en augmentant la température corporelle, le taux d'hormones de l'action (cortisol, testostérone) et les neurotransmetteurs dopant l'organisme (adrénaline, dopamine). Tout l'inverse de ce que l'on attend pour s'endormir rapidement qui sont : la baisse de la température, la production des neurotransmetteurs relaxant tels que sérotonine et GABA, et facilitant le sommeil comme la mélatonine.

Malgré tout, si vous êtes un sportif « du soir », faire un exercice physique de faible intensité et organisé quatre à huit heures avant d'aller au lit, n'entrave pas la qualité du sommeil. C'est ce qu'affirme l'expertise multidisciplinaire de l'INSERM menée en 2007, déjà démontrée par l'équipe de Youngsted en 2005 (*Effects of exercice on sleep*). Par exemple, si l'heure du coucher est minuit, la séance de sport peut être effectuée de 16 h à 20 h sans conséquences néfastes sur le sommeil. Car les effets négatifs surviennent pour des activités réalisées à moins de quatre heures de l'heure du coucher (insomnies, réveils nocturnes).

Toutefois, si vous n'avez pas le choix, il est préférable de bouger et d'être satisfait de sa séance de sport et du bénéfice ressenti que d'être frustré de ne pas en faire. On conseille alors un sport d'endurance (étude de King en 1997) plutôt qu'une activité intense et stimulant fortement la concentration et la vision. Donc, pour s'évader après le travail, évitez les sports de raquette, de balle, de tir et de combat, et privilégiez la natation, la marche ou une balade à vélo de courte durée et d'intensité modérée.

Le +

Si votre sommeil est de qualité, l'endormissement facile et le réveil en forme, conservez votre rythme et votre activité physique, c'est que cela vous convient. On ne change pas une équipe qui gagne !

Sinon, on conseille aux personnes souffrant de troubles de sommeil important de limiter la pratique intensive d'un sport quatre heures avant l'heure du coucher et de « ritualiser » ces heures consécutives à l'exercice pour se détendre afin de faire chuter tous les paramètres « booster » de l'organisme : douche froide, aération de la chambre, dîner léger, méditation.

Dans l'idéal, trouvez dix minutes le matin pour faire du sport de façon intensive et/ou dix à trente minutes de sport d'endurance avant le dîner ou juste avant de rentrer à la maison afin de respecter les rythmes biologiques veille/sommeil.

66

Une douche bien chaude aide à l'endormissement

FAUX

L'EAU CHAUDE APAISE, décontracte, fait du bien au corps et à la tête. Mais est-elle vraiment conseillée avant de dormir ? Eh bien, non. Elle est au contraire idéale le matin, afin de partir du bon pied pour une journée trépidante ! La température du corps diminuant au cours de la nuit, prendre une bonne douche chaude au réveil (suivi pour les courageux, d'un jet plus froid) permet de stimuler le corps. Tout ce qu'il ne faut pas faire, donc, le soir venu…

Le rythme du sommeil est régulé par une horloge interne d'environ 24 heures, c'est l'horloge circadienne d'origine génétique (*gène clock*) dont la commande se situe dans l'hypothalamus, dans le cerveau. Cependant ce rythme peut être contrôlé par les « donneurs du temps» ou synchroniseurs qui sont des facteurs environnementaux : la lumière ou l'alternance jour/nuit, l'heure des repas, l'heure de lever et de coucher ou «rythme social» et, enfin, la température corporelle.

Dans la journée, la vigilance et donc l'état de veille sont favorisés par la production de chaleur corporelle. La somnolence, quant à elle, survient lors du refroidissement corporel vers 14 h puis à partir de 22 h. En milieu de nuit vers 3 h, la température du corps est au plus bas.

Ainsi, le soir, il faut donc faire baisser la température centrale du corps et non l'augmenter. D'où la douche tiède, voire froide pour les plus courageux.

Ajoutez à cela, une température entre 16 et 18 degrés pour baisser la température de l'organisme dans le lieu de vie, et environ 20 degrés dans la chambre, un matelas et des draps frais, au besoin une fenêtre ouverte voire une climatisation, et vous voilà prêt à dormir. Par ailleurs, les extrémités distales du corps telles que les mains, les pieds et le visage doivent être chaudes afin d'augmenter la déperdition de chaleur et donc de ne pas provoquer de hausse de la température interne : d'où l'utilisation des chaussettes pour les pieds froids !

Le +

Évitez sport et activité intellectuelle intensifs avant de vous coucher, ainsi que bains chauds, sauna et hammam qui, s'ils détendent les muscles, augmentent la température corporelle.

67

Les ronfleurs ont un sommeil profond

FAUX

NON, CE SERAIT trop simple ! Malheureusement, les ronfleurs souffrent de microréveils dont ils ne se souviennent pas. Des microréveils qui accentuent la mauvaise récupération et provoquent une fatigue chronique avec toutes les complications qui en découlent. Ils devraient même pouvoir bénéficier d'une prise en charge médicale multidisciplinaire afin d'établir un diagnostic précis. Car un ronfleur, ce n'est pas juste une nuisance sonore avec des décibels pouvant atteindre le bruit d'une tondeuse !

Le ronflement est le signe d'un problème de santé. Selon une étude californienne et publiée dans la revue *PLOS ONE*, il en découlerait des risques cardio-vasculaires, des dysfonctionnements sexuels, une prise de poids, des altérations du système nerveux autonome (plus importantes chez la femme) provoquant une difficulté à effectuer des activités physiques quotidiennes.

Si l'on en croit une autre étude plus récente et publiée dans le journal médical *Neurology*, réalisée sur près de 3 000 personnes âgées de 55 à 90 ans, il faut encore compléter cette longue liste avec un déclin cognitif prématuré, tels des troubles de la mémoire. Ce peut être le cas par exemple chez les femmes ménopausées souvent victimes de ronflements, car leurs tissus oropharyngés sont moins toniques. On ne peut que les pousser à consulter et à demander un enregistrement de leur sommeil à leur médecin. En effet, si ces troubles cognitifs légers (TCL) précoces sont diagnostiqués et traités rapidement, cela retardera l'apparition de la dégradation cognitive, donc le déclin des performances intellectuelles.

Pour les personnes en surpoids ou au stade d'obésité chez qui il existe un ronflement associé à la fatigue et à la migraine matinales, à la somnolence diurne, un enregistrement polysomnographique afin d'enregistrer les rythmes respiratoires est également plus que conseillé : si les arrêts respiratoires sont trop longs, cela signe le diagnostic de SAS ou SAOS (syndrome d'apnée obstructive du sommeil). Un appareillage est alors préconisé selon le degré de gravité. Cela concerne tout de même trois millions de Français… Une fois appareillés, ces symptômes disparaissent progressivement, et le fait d'apporter de l'oxygène permet à long terme de faire perdre de la masse grasse au patient en plus d'une hygiène alimentaire et sportive.

Enfin, d'après une troisième étude présentée en 2015 à la conférence *Sleep and Breathing* de l'European

Lung Foundation, les troubles de la respiration (apnée, ronflement) pendant la nuit entraveraient l'apprentissage et les processus de la mémoire chez l'enfant.

On vient de le voir, les causes du ronflement sont multiples et concernent tout le monde, alors, plus vite on en fait le diagnostic, moins les conséquences seront graves sur le long terme.

Un seul mot d'ordre : si vous ronflez, consultez votre ORL !

Le +

Le ronflement est un symptôme retrouvé dans diverses affections, les causes les plus fréquentes sont : l'allergie avec rhinite et sinusite, l'infection ORL, le septum nasal dévié congénital ou post-traumatisme, les cornets trop épais (petits os dans le nez très développés chez les ethnies noires et du bassin méditerranéen vus au scanner et pouvant être opérés ou traités en radiofréquence), les tumeurs nasales et polypose, l'obésité et le surpoids (graisse dans les tissus pharyngés), la ménopause et l'hypothyroïdie (perte du tonus musculaire des tissus mous oropharyngés qui se relâchent et augmentent les risques de vibration de la luette), le tabac, l'alcool, les somnifères ou les repas trop copieux, mais aussi une grande fatigue.

Sport

« Une baraque : 1,78 m, 90 kg. Bastien a 27 ans et semble un adepte de la musculation. Le hic ? Il ne parvient pas à se défaire de la graisse qui recouvre ses abdos.

Et il n'y va pas par quatre chemins : il veut être sec, plus élancé tout en demeurant musclé. Et malgré les sept heures de sport par semaine, il n'y parvient pas. Il a d'ailleurs 10 kg en trop et ne sait pas par quel bout les prendre pour les faire fondre.

Notre conversation va donc tourner très rapidement autour de son régime alimentaire. Il m'explique que pour consolider ses séances de musculation, il prend des sachets protéinés, se supplémente en vitamines, avale des boissons énergisantes… le tout acheté sur Internet. Ses menus sont essentiellement constitués d'aliments très riches : un dessert lacté à chaque repas, des sodas, des féculents et peu de légumes, deux steaks au lieu d'un dans son assiette parce qu'il a faim et qu'il pense pouvoir tout brûler lors de ses exercices physiques. En une journée, il engrange 4 000 calories alors qu'il devrait se limiter à 2 800-3 000 calories, même en faisant beaucoup de sport.

Verdict : il mange trop, a une alimentation très acidifiante, ses repas sont déséquilibrés, et il ne boit pas assez d'eau.

L'urgence est donc de lui aménager un régime sur-mesure. Nous avons alors passé un contrat : il remplace ses desserts gras et sucrés par des fruits, excepté deux fois par semaine où il pourra faire une entorse au programme. Car il n'est pas toujours nécessaire d'être trop restrictif, il faut savoir comprendre, entendre et diriger les patients vers une manière de vivre plus saine tout en respectant ses goûts. Oui, ne pas brûler les étapes, au risque de connaître l'échec.

Pour le reste, il devra se nourrir en équilibrant son assiette entre protéines, salade, légumes et fruits (afin d'alcaliniser son organisme, et de lui apporter des antioxydants et des fibres) et des féculents qui fixent les protéines sur les fibres musculaires afin d'éviter la protéolyse (dégradation des protéines). Il choisit ou non de prendre un fromage et peut finir par un café non sucré, préféré avant la séance de sport pour son apport dopant en caféine. Le tout accompagné d'eau gazeuse riche en magnésium et bicarbonates en lieu et place de ses boissons énergisantes, afin d'améliorer ses performances et son temps de récupération.

Le contrat a été respecté et trois semaines plus tard, il avait déjà perdu 5 kg. La forme retrouvée, il avouait aussi avoir été soulagé côté digestion, s'étant débarrassé d'une constipation chronique. Le sommeil s'en est ressenti, ses performances aussi. Grâce à des compléments alimentaires pour sportifs, il suit aujourd'hui le programme parfait de l'athlète accompli. Et vient d'atteindre son poids idéal. »

68

Faire du sport fait maigrir FAUX

LE SPORT NE suffit pas à lui seul à faire perdre de la masse grasse et ce, d'autant que le sujet sportif n'est pas un athlète de haut niveau avec des capacités énergétiques supérieures. Il faut prendre en considération l'apport calorique du sportif non athlète pour qu'il puisse assurément perdre du poids.

Mais pourquoi ?

Il existe pour tous les individus un métabolisme de base (MB) avec une dépense énergétique de repos (DER) qui correspond à l'énergie minimale journalière nécessaire pour que les organes du corps fonctionnent. La dépense énergétique totale comprend donc la dépense de repos, la dépense due à l'activité physique et la dépense due à la digestion des repas (thermogénèse). Ce MB dépend de la génétique, du sexe, de l'âge, du poids, des hormones et de la composition corporelle.

Il diminue en vieillissant et est plus bas chez la femme (qui a moins de muscles que l'homme) et les personnes souffrant de sarcopénie (ayant très peu de muscles). Donc, en résumé, plus la masse musculaire est importante, plus le métabolisme de repos et la dépense énergétique (DE) sont élevés et plus le poids est bas. C'est l'inverse pour une masse grasse importante, la DE est plus basse. Mieux vaut donc être musclé dès le départ ou le devenir !

Selon l'étude de l'équipe de Shetty publiée en 1996 dans le *Journal européen de la nutrition clinique*, les personnes vivant dans les pays industrialisés n'ont pas un très grand niveau d'activité physique journalier (NAP ou PAL – *Physical Activity Level*: rapport DE totale/ DE de repos) en dehors de leur activité quotidienne de la vie courante (marche, ménage, jardinage, travail). La DE de repos est donc assez stable pour un adulte de corpulence moyenne (environ 1 750 kcal par jour). Le NAP varie donc peu d'un individu à l'autre (1,6), et est fonction de son métier.

Ce PAL ou NAP varie alors en fonction de l'effort physique fourni lors de l'exercice sportif. Des tables de calculs standardisés les répertorient en fonction des sports pratiqués. Ainsi, plus le sport est intense et plus le NAP est élevé et donc plus la dépense calorique est importante.

Cependant, lors de la pratique d'un sport, le sujet non athlète, contrairement à l'athlète de haut niveau chez qui la DE de repos est plus importante dès le départ, voit sa dépense énergétique totale modérément augmentée par rapport à sa DE totale quotidienne sans sport. Le niveau d'activité physique n'est alors que de 2,5 fois la dépense énergétique de repos.

En comparaison, l'athlète voit son NAP atteindre 5 fois voire plus la DE de repos. C'est une partie de l'explication.

L'autre point est qu'il faut également noter que le déficit énergétique dû à l'exercice physique est spontanément et physiologiquement compensé par un apport alimentaire augmenté. En effet, le corps va ressentir le besoin de manger plus, et le déficit énergétique sera compensé le jour même ou les jours suivant l'effort. Il est donc difficile de maigrir grâce au sport chez le non-athlète.

Bref, si vous voulez perdre du gras, il faut réduire l'apport calorique de façon conséquente et régulière et pratiquer un sport d'endurance (plus de trente minutes) intensif et soutenu plusieurs jours d'affilée pour augmenter significativement la dépense énergétique totale et donc « négativer » la balance énergétique, c'est-à-dire qu'il y ait davantage de dépense énergétique que d'apport calorique.

Pour les plus coriaces, des tables de calculs et formules simplifiés existent pour obtenir votre métabolisme de base ou dépense énergétique de repos, votre DE journalière totale et la DE totale en fonction du sport pratiqué. On peut déterminer plus précisément ces données *via* des enregistrements avec des appareils mesurant la respiration dans des cliniques du sport ou s'aider des méthodes dites altimétriques telles que les podomètres, GPS (*Global Positionning System*) et accéléromètres afin de déterminer l'enregistrement moyen de la dépense calorique journalière due à son activité physique.

Ainsi, prenons l'exemple d'un adulte en bonne santé de corpulence moyenne sédentaire actif, le besoin moyen journalier total est d'environ 2000 kcal. Afin de perdre du poids, comme nous l'avons dit, il faut combiner sport et régime alimentaire équilibré. Si cette personne souhaite perdre 1 kg alors qu'elle consomme 3000 kcal par jour (surplus de 1000), il lui faudra diminuer ses apports alimentaires de 500 kcal par jour et faire un sport consommant 500 kcal au moins par jour, nécessaires afin de perdre de 500 g à 1 kg à la fin de la semaine.

Si cela semble difficile, on optera simplement pour une petite diminution calorique de 200 kcal par jour afin de faciliter ce projet (équivalent d'une part de gâteau ou de deux verres de vin), et on augmentera son NAP en pratiquant un sport tous les jours « dépensant » au moins 300 kcal par jour (marche d'une heure).

Le +

Donnons quelques exemples de dépense énergétique lors d'une activité physique pratiquée en mode loisirs : la marche équivaut à une dépense de 350 calories par heure, le tennis 450 kcal/h, le football et le basket 600 kcal/h, le judo ou karaté 750 kcal/h, la natation 750 kcal/h, le jogging (en fonction de la vitesse de course) entre 800 et 1000 kcal/h, le squash 900 kcal/h, et le surf entre 1000 et 1500 kcal/h.

69

La cellulite, j'en viendrai à bout grâce au sport

FAUX

HÉLAS, LE SPORT ne réglera pas le problème, ni la restriction calorique…

En effet, il ne faut pas confondre la cellulite ou lipodystrophie ou capiton, communément nommée peau d' orange, qui est une graisse superficielle, d'avec la graisse profonde.

Cette dernière comprend la graisse métabolique qui varie avec le régime alimentaire et la graisse génétique ou stéatomérie comme la culotte de cheval.

La cellulite est une maladie inflammatoire caractérisée par une infiltration sous dermique d'adipocytes (cellules graisseuses) au niveau des membres supérieurs et inférieurs.

Elle est d'origine multifactorielle : génétique, physiologique, hormonale, due à une mauvaise circulation sanguine, due à une prise de poids, et due à une faible activité physique et une alimentation riche en sucres raffinés et graisses saturées et trans.

Premier point : il existe deux types de récepteurs à l'adrénaline (neurotransmetteur qui s'élève lors d'un stress) : les alpha ayant un rôle sur la lipogenèse (stockage des acides gras), et les récepteurs béta-adrénergiques qui régulent la lipolyse (élimination des triglycérides). Or, les membres inférieurs et supérieurs sont moins pourvus de récepteurs bêta. La lipolyse est donc naturellement moins importante que la lipogenèse. En résumé, on stocke plus qu'on ne déstocke, et plus on stresse, plus on stocke.

Deuxième point : le tissu conjonctif de la femme diffère de celui de l'homme par des travées de collagène cloisonnées alors que parallèles chez l'homme. Cette disposition explique mécaniquement l'emprisonnement d'amas d'adipocytes plus facilement dans les tissus féminins.

Troisième point : la conséquence de ces amas est de créer une véritable fibrose des tissus collagènes, ce qui rigidifie la peau et entraîne sa perte d'élasticité. Cela intensifie le phénomène de cellulite.

Quatrième point : l'insuffisance veineuse est l'une des causes de son apparition avec une mauvaise élimination des toxines et une tout aussi mauvaise oxygénation des tissus. Cette hypoxie et l'accumulation des déchets organiques amplifient le phénomène d'inflammation et de fibrose.

Cinquième point : les dérèglements hormonaux ont un impact sur l'apparition de la cellulite, car les tissus adipeux sont hormono-dépendants. Une hyperœstrogénie relative (ou manque de progestérone) aura pour conséquence une rétention d'eau interstitielle. Encore une fois, ce mécanisme ne fera que faire perdurer la fibrose qui va continuer de s'épaissir. Les adipocytes se multiplient et augmentent leur volume.

Sixième point : plus la prise poids de masse graisseuse est importante, plus la cellulite sera présente. Mais, comme nous l'avons vu, cette dernière n'est pas la seule cause puisque de nombreuses femmes minces en ont.

On peut agir sur certains de ces points grâce à des moyens efficaces pour lutter contre le développement de ce tissu inflammatoire qu'est la cellulite. La prise en charge doit être globale avec des moyens thérapeutiques rentrant en synergie, et mis en place suffisamment tôt pour donner un résultat probant sur l'effet capiton.

On peut par exemple améliorer l'équilibre hormonal avec des plantes telles que le gattilier (progestérone naturelle) ou une pilule contraceptive adaptée plus riche en progestérone qu'en œstrogène ou simplement de la progestérone. À la ménopause, le traitement rééquilibre les seuils hormonaux.

On privilégie une nourriture dite « anti-inflammatoire » avec du gras oméga-3 (oléagineux) et des aliments riches en antioxydants (fruits, légumes). On mange peu de sucres raffinés et de mets à index glycémique élevé qui rigidifient par la réaction de glycation, le collagène et l'élastine.

Pensez également à avoir un apport équilibré en protéines qui favorisent une pression oncotique efficace, donc un bon retour veineux, un effet anti-rétention d'eau et un tissu conjonctif « solide ».

Des concoctions à boire à base de draineurs et vasodilatateurs luttent contre les différents troubles circulatoires. Les principes actifs de ces plantes sont très efficaces pour agir sur l'insuffisance veino-capillaire (varices et varicosités), l'insuffisance veino-lymphatique (œdèmes, rétention d'eau interstitielle) et aident à une meilleure digestion intestinale, donc une évacuation des toxines inflammatoires. De plus, un transit régulier permet de diminuer la pression abdominale lors de la défécation et donc aide indirectement à améliorer le retour veineux. Ces plantes à boire sont par exemple le pissenlit, bouleau, fenouil, artichaut, radis noir, hamamélis, mélilot, fumeterre, vigne rouge, ginkgo biloba, marronnier d'Inde. Tandis que la marche, le saut à la corde, l'aquabike, le running et la natation auront pour avantage de drainer et améliorer le retour veineux de façon mécanique.

Les dermo-cosmétiques à base de caféine et de centella asiatica ont un effet synergique sur la thermogénèse locale.

Mais pour en revenir à notre idée fausse, si le sport n'éliminera jamais votre cellulite, il est vrai qu'un poids stable grâce à une meilleure gestion de vos apports caloriques et une activité physique régulière ne peuvent que vous aider à limiter son développement.

Le +

Dans certains cas, si les amas graisseux sont importants, le recours à la médecine esthétique et à la chirurgie plastique peuvent diminuer indirectement l'aspect de la peau

→

capitonnée en ayant rétracté la peau, avec le laser par exemple introduit dans les canules de lipoaspiration.
Si la chirurgie vous fait peur, la cryolipolyse est une alternative : des sondes diffusent du froid appliquées sur « les bourrelets » et provoquent la destruction des cellules graisseuses, l'élimination des acides gras se fait par les voies naturelles. Pour éliminer l'aspect cellulitique, on préfère la mésothérapie ou mésolyse qui est une injection superficielle de principes actifs qui détruisent le gras des capitons.
Les massages et drainage lymphatique, ou pressothérapie, eux, améliorent le retour veineux et réduisent l'inflammation tout en facilitant l'élimination des toxines. Enfin, des chaussettes (bas ou collant) de contention sont un atout mécanique non négligeable.

70

Pendant l'effort, je dois manger pour être plus endurant

FAUX

Voici une très mauvaise idée, en réalité. Pendant un effort physique, le sang qui transporte l'oxygène et les nutriments privilégie les organes nobles comme le cerveau, le cœur, les reins et le foie, et bien sûr les muscles aux dépens de l'intestin qui sera alors moins irrigué et dont la vidange sera ralentie. Il ne faut donc pas manger pendant un effort au risque de voir survenir des nausées, vomissements et douleurs abdominales. C'est le phénomène d'ischémie mésentérique qui est fréquent pour les sportifs d'endurance (footing, marathon, triathlon) et qui survient à différents degrés et selon la préparation de l'athlète, lors de l'exercice physique.

Par ailleurs, des microlésions intestinales physiologiques surviennent pendant l'effort sportif : s'alimenter à ce moment-là ne fera qu'aggraver le phénomène.

La bonne alchimie ? On prend son repas trois heures avant de débuter sa séance de sport et on optimise au quotidien la qualité nutritive de ses repas.

Pour un effort soutenu durant moins d'une heure, il n'y a pas de nécessité à manger pendant cet effort.

Cependant, s'il dure plus d'une heure trente, l'apport de glucides pendant cet exercice, s'avère important pour éviter la fatigue physique et aussi mentale. Il est conseillé sous forme liquide, le tout mélangé à de l'eau (50 g par litre d'eau). Ainsi dissous, ces glucides ne ralentissent pas la vidange gastrique.

De plus, les études montrent que l'ingestion de glucides juste avant le début de l'exercice, une heure avant ou pendant ce dernier (si plus d'une heure trente), améliore la performance du sportif dans les épreuves d'endurance. On apporte environ 50 g de glucides par heure, ce qui équivaut à environ 200 kcal par heure.

Au final, on ne mange donc pas pendant un effort, on boit du sucre et des sels minéraux dilués dans de l'eau !

Le +

La veille d'une séance sportive matinale, un dîner complet avec protéines animales, glucides à indice glycémique moyen et bas comme riz basmati, quinoa et lentilles avec salade et fruits frais suffit à bien vous

→

préparer. On préférera les pommes de terre ou les pâtes au riz si l'activité a lieu 2 ou 3 heures après le repas, car elles présentent un index glycémique plus élevé (leur amidon agit comme un sucre rapide).
Pensez à la barre hyperprotéinée (15 g de protéines) et sucrée ou au lait fermenté, yaourt et fromage pour l'apport de protéines de récupération post-effort.
Si votre séance a lieu plutôt en fin d'après-midi ou en soirée, prévoyez de vous hydrater toute la journée, et d'avoir une petite collation avec une barre hyperprotéinée, un fromage à pâte dure, des oléagineux, et un fruit frais deux à trois heures avant l'effort.

71

Les boissons énergisantes sont idéales pour les sportifs

FAUX

UN CHIFFRE : en 2014, en France, près de 30 millions de litres de boissons énergisantes ont été vendues…

Non seulement, elles sont un leurre marketing pour les sportifs, mais elles peuvent être dangereuses pour la santé des adultes et des adolescents, voire contre-indiquées chez les enfants.

Anxiété, tachycardie (palpitations) voire crises cardiaques, insuffisances rénales aiguës, coliques néphrétiques… : le nombre de consultations dans les services d'urgences dues à la consommation de boissons énergisantes dans le monde a doublé entre 2007 et

2011, *dixit* le rapport édité en 2013 par l'agence américaine pour la santé SAMHSA (*Substance Abuse and Mental Health Service Administration*).

En France, c'est l'ANSES, l'Agence nationale de sécurité sanitaire de l'alimentation, de l'environnement et du travail, qui, en 2008 – année de l'autorisation de la taurine sur le marché français –, s'est emparé du problème. L'Autorité européenne de sécurité alimentaire a confirmé l'innocuité de la taurine pour des doses de moins d'1 g par kilo de poids et par jour. Elle a ainsi mis en place une surveillance pour que les professionnels de santé puissent déclarer les effets indésirables de ces boissons énergisantes retrouvées chez leurs patients, alors même qu'on observe une consommation de plus en plus fréquente de ces dernières par les enfants (3 %) et les adolescents (8 %) à raison de plus de quatre à cinq fois par semaine. Par ailleurs, ces boissons sont très souvent consommées avec de l'alcool, voire des drogues, accumulant les risques toxiques pour l'organisme.

Que leur reproche-t-on ? Tout d'abord, elles sont inadaptées à la récupération post-effort. Essentiellement sucrées en fructose et édulcorants, riches en acide phosphorique, guarana et caféine qui sont tous deux de puissants psychostimulants à fortes doses, elles ont malheureusement aussi un impact sur la fonction cardiaque. Imaginez qu'une canette de ces boissons équivaut à cinq cafés, et donc que trois à quinze !

Les effets indésirables de la caféine à haute dose comme c'est le cas dans ces boissons, sont les palpitations, l'augmentation du rythme cardiaque et de la pression artérielle, les douleurs thoraciques et, à l'extrême, un arrêt cardiaque. Une étude allemande a pu démontrer l'impact négatif de la boisson énergisante sur le cœur et ses ventricules à l'IRM seulement une heure après ingestion.

Sur le plan psycho-comportemental, elles ont pour conséquences irritabilité, nervosité, insomnie et, à l'extrême là aussi, des attaques de panique, des hallucinations voire une crise d'épilepsie.

La présence d'acide phosphorique est un facteur de risque de coliques néphrétiques par la fabrication de phosphate de calcium, et à long terme d'ostéoporose *via* la fuite accrue de calcium dans les urines.

Et parce qu'elles augmentent la fuite des minéraux dont le calcium et le magnésium indispensables à un bon équilibre électrolytique, elles déshydratent l'organisme et diminuent au contraire la capacité de récupération du sportif.

Il devient alors évident que ces boissons n'apportent rien d'intéressant au sportif. N'a-t-il pas besoin d'une bonne hydratation en minéraux, de contrôler sa contractilité cardiaque et le maintien de sa pulsatilité (le rythme des battements cardiaques) ? Trois fois oui puisqu'il doit rester endurant, performant et pouvoir pratiquer son activité sportive sans risque. Alors, s'il n'est pas interdit à un adulte en bonne santé de boire une canette énergisante de temps à autre, elles sont donc déconseillées dans le cadre d'un programme sportif.

Le +

Une eau gazeuse riche en minéraux tels que le magnésium, le potassium (K^+), les bicarbonates (HCO_3^-) et le sodium (NA^+), avec du citron (citrate) et du sucre constituent une boisson intéressante pendant et post-effort.

→

Elle luttera pour une meilleure conduction neuromusculaire, neutralisera les acides produits par les muscles tels que l'acide lactique et rééquilibrera les ions perdus avec la sueur lors de la transpiration, tout en apportant un sucre rapide liquide et naturel pour maintenir sa glycémie et diminuera l'état de fatigue.
Boire un café avant sa séance est un bon booster d'énergie physique et mentale, idem pour les thés verts et noirs riches en théine.

72

Pendant l'effort, il faut éviter de boire pour ne pas avoir les jambes « coupées »

FAUX

RIEN DE PLUS faux. La perte hydrique engendrée par la thermolyse pendant l'exercice physique doit au contraire être compensée par un apport de boissons pour éviter une élévation trop importante de la température centrale et le fameux «coup de chaleur» et «coup de pompe». Donc pour rester performant il faut s'hydrater.

Mais il est vrai qu'il faut souvent se forcer à boire. Les études montrent en effet que le sportif, au cours de l'exercice, ne ressent pas sa soif avant une chute de 2 % de sa masse corporelle.

D'après de nombreuses études américaines publiées dans l'*American Journal of Clinical Nutrition*, *Journal of Sports Sciences*, et d'après les recommandations de l'American College of Sports Medicine, un programme simple a été établi pour éviter une déshydratation importante : deux à trois heures avant l'exercice, boire 500 ml de boissons, puis en boire 150 à 350 ml toutes les quinze minutes pendant l'effort sans dépasser 1,4 l par heure. Si l'exercice dure une heure ou moins, l'eau seule suffit.

Mais au-delà d'une heure de sport, on conseillera de boire avant et pendant l'effort, une boisson riche en sucres (50 g par litre), en agents alcalinisants tels que les bicarbonates de sodium (HCO_3^-) et citrate pour diminuer l'acidité produite pendant le sport, du chlorure de sodium ($NACL^-$) pour compenser la perte de sel dans la sueur à raison de 0,5 à 3 g de $NACL^-$ par litre de boissons, du calcium ($CA2^+$) et du magnésium (Mg) pour optimiser la conduction neuromusculaire.

Le +

Le plus simple : prendre une bouteille d'eau gazeuse Salvetat® naturellement riche en magnésium et en bicarbonates, y ajouter du sucre en poudre et du jus de citron pressé pour obtenir une boisson à consommer pendant l'effort. La boisson de réhydratation doit être isotonique pour obtenir une boisson à consommer pendant l'effort. À un niveau élevé de compétition, mieux vaut consulter un médecin du sport qui établira précisément les besoins personnalisés du champion.

73

Si je suis sportif, je dois surtout consommer des pâtes

FAUX

DES PÂTES, DU riz, de la semoule, des céréales, des légumineuses, des pommes de terre, donc des glucides, oui ! Mais pas que !

Il faut prendre en considération le fait qu'il faille apporter de l'énergie à l'organisme avec différents macro et micronutriments afin d'optimiser la synthèse musculaire, l'endurance, la performance et la récupération pour le sportif et ce, quels que soient son activité physique, son âge et son sexe.

Le sportif ne doit donc pas seulement se nourrir de glucides, il doit aussi penser à son apport calorique global et, en l'occurrence, à son apport protéique (viande, poissons, crustacés, œufs, produits laitiers).

Le rapport de l'INSERM (Institut national de la santé et de la recherche médicale) rappelle clairement *via* les études de Guezennec en 1989 et Tarnopolsky en 1988, que la croissance d'un muscle dépend de l'apport calorique total associé à un apport protéique à un seuil minimal de 0,8 g/kg de poids idéal par jour par adulte. Pour un sportif, l'apport moyen quotidien doit être de 1,2 g/kg de poids lors d'un exercice de musculation et de 1,6 g/kg de poids pour le sport d'endurance. Un point intéressant est notifié dans l'étude de Rasmussen en 2000 : l'apport de l'acide aminé (brique des protéines) leucine est indispensable à la formation musculaire. La leucine se trouve dans la viande, les poissons, les œufs et les produits laitiers.

Les glucides (sucres) apportés par l'alimentation permettent un stockage du glucose (sucre) sous forme de glycogène (ce sucre de stockage dans le foie et les muscles), qui est utilisé par l'organisme pour fixer les protéines pendant l'exercice physique. À l'inverse, ne pas apporter de sucre avant et pendant un effort sportif déclencherait une protéolyse (dégradation des protéines des muscles) visant à fournir l'énergie nécessaire pour soutenir l'effort. L'étude de Lemon publiée en 1980 et celle de Koopman en 2004 (*American Journal of Physiology-endocrinology and Metabolism*) montrent que le fait d'augmenter les réserves en glycogène avant de faire du sport, en consommant plus de glucides combinés aux protéines, permet de réduire ce catabolisme protéique durant l'exercice. Quant à l'étude de Van Hamont (2005), publiée dans l'*International Journal of Sports Medicine*, elle précise que manger un peu de sucre pendant l'effort protège ses réserves de protéines et de glycogène dans les muscles.

Ce résultat est ainsi obtenu grâce au duo gagnant protéines + sucre pour gagner en performance tout en conservant sa masse musculaire. Donc on associe des pâtes à des protéines, mais pas les unes sans les autres.

Le +

On privilégie les pâtes et les pommes de terre (index glycémique élevé) comme apport de sucre quelques heures avant une séance de sport, associées donc aux protéines, comme un poisson ou du poulet afin de protéger et de conserver la masse musculaire, avec une petite absorption de sucre pendant la séance, dilué dans une bouteille d'eau par exemple. La veille de la séance, on préfère le riz complet (index glycémique moyen) aux pâtes.

74

Les compléments alimentaires pour sportifs n'ont aucun intérêt

FAUX

EXPLIQUONS POUR COMMENCER qu'un complément alimentaire est dénommé complément, car il apporte, en plus d'une alimentation traditionnelle équilibrée et variée, un intérêt nutritionnel selon un besoin avéré.

Dans le cas du sportif, certains macro et micronutriments apportent un réel bénéfice à une amélioration de la performance physique, psychique et à la récupération.

Les trois principaux macronutriments – protéines, glucides et lipides – sont indispensables. Ils sont à consommer aux trois repas principaux (matin, midi et soir). La seule boisson indispensable est l'eau.

Rappelons que pour un athlète qui augmente sa dépense énergétique (DE), l'ingestion alimentaire s'adapte et augmente automatiquement, palliant un déficit en nutriments. L'alimentation suffit donc au sportif pour lui apporter ce dont il a besoin. Pour autant, de nombreuses études conseillent certains apports en suppléments.

L'apport recommandé de protéines chez le sportif est de 1,2 à 1,7 g par kilo de poids par jour. Attention, les sportifs végétariens sont très souvent en carence d'apport protéique ! Un conseil médical est souvent préconisé dans cette situation.

Les protéines doivent apporter des acides aminés essentiels, particulièrement les acides aminés dits branchés ou ramifiés (AAR) qui sont la valine, la leucine et l'isoleucine. Ces trois AA sont essentiels au métabolisme musculaire. Ils sont précurseurs de la synthèse d'autres acides aminés, servent de réserve d'énergie, et ont un effet bénéfique sur le poids, sur la réduction de la masse grasse et l'augmentation de la masse maigre. De nombreuses études ont montré l'intérêt de consommer des AAR chez les sportifs.

Lors d'efforts musculaires intenses et/ou prolongés, les acides aminés sont oxydés afin de fournir de l'énergie et ce sont les AAR qui vont être utilisés de façon préférentielle. Ils composent le muscle à hauteur de 1/3 et doivent être renouvelés rapidement. La leucine (AAR) a un rôle prépondérant pour synthétiser les protéines musculaires (anabolisme) et réduire la protéolyse (destruction des protéines). Elle permet un gain musculaire, une force accrue, une fatigabilité musculaire moindre et une protection pour réduire les douleurs post-effort.

La leucine lutte d'ailleurs contre la sarcopénie et est recommandée dans ce cas, depuis l'étude de 2010 publiée par Dr Morley dans *The American Journal of Medicine* lui procurant un intérêt certain chez le senior actif.

Une des explications (en dehors de l'impact de l'hypoglycémie) de la fatigue mentale lors d'effort prolongé de plus d'1 heure 30 est en partie la baisse du taux de ces AAR dans la circulation sanguine. Quand le taux sanguin d'AAR baisse, l'acide aminé tryptophane qui est en compétition avec eux, pénètre dans le cerveau et provoque la synthèse de sérotonine qui est l'un des neurotransmetteurs de la relaxation, de coutume intéressant pour améliorer la détente et favoriser le sommeil. L'apport de leucine est donc encore un atout pour contrecarrer cet effet.

Pour finir, la leucine fournit la glutamine, AA, qui inhibe le catabolisme protéique hépatique (foie) et musculaire. La glutamine a également un rôle fondamental sur la trophicité de la muqueuse intestinale, ce qui réduit les dommages liés au moindre débit sanguin au niveau digestif lors de la pratique sportive, donc réduit le stress oxydatif et stimule l'immunité en diminuant la production de protéines inflammatoires.

Le fer, minéral indispensable au transport de l'oxygène, doit être dosé par une prise de sang et contrôlé par son médecin. En effet, le besoin en fer du sportif peut être légèrement supérieur à celui de l'individu sédentaire. L'étude américaine de Beard, publiée dans *The American Journal of Clinical Nutrition* en 2000, montre qu'il existe des pertes de fer dans la sueur et les urines suite à une hémolyse décrite au cours de l'exercice et les microtraumatismes de la paroi vésicale. De plus, l'intestin subi quelques micro-hémorragies lors de l'ischémie mésentérique (le sang va de préférence vers les muscles et « abandonne » les intestins pendant l'effort) surtout chez les joggers et marathoniens, ainsi que chez les cyclistes (sport intensif et d'endurance).

En 1998, l'étude de Nielsen publiée dans *Sports Medical* avait déjà démontré de nombreux rapports décrivant des carences en fer chez l'athlète, avec pour conséquence de la fatigue physique musculaire et psychique pendant l'effort. L'étude américaine de Mc Clung édité dans *The American Journal of Clinical Nutrition*, réalisée en 2009 chez les femmes militaires, a mis en évidence qu'une supplémentation en fer améliore la qualité des entraînements, l'humeur, la vitalité et l'aptitude au combat.

On conseille aussi aux sportifs de boire de l'eau gazeuse riche en agents alcalinisant tels que les bicarbonates de sodium. Elle s'avère conseillée pour tous les efforts quel que soit leur niveau. C'est d'autant plus vrai lors d'effort intense et de courte durée (1 à 7 minutes), car il se produit une glycolyse anaérobie, qui entraîne la fameuse acidose métabolique (pH acide) pouvant réduire la performance du sportif et entraîner une fatigue.

L'étude Haub en 2004 et celle d'Applegate en 1999, toutes deux publiées dans le *Journal of International Society of Sports Nutrition*, ont souligné l'intérêt d'administrer de fortes doses de bicarbonate de sodium (0,3 g/kg) dans 1 l d'eau à boire trois heures avant l'exercice physique pour mettre le corps en alcalose et favoriser le travail musculaire.

Autre point important : le magnésium. Ce sel minéral est essentiel chez le sportif, d'autant que les études montrent un déficit fréquent. Son apport permet de réguler les niveaux d'hyperexcitabilité nerveuse et de réduire la fatigue. Le magnésium joue un rôle dans le métabolisme énergétique et permet d'améliorer sa force musculaire.

Fait intéressant, la caféine (du café, du thé, du chocolat) est bien connue pour améliorer les performances physiques et psychiques du sportif.

La caféine était d'ailleurs jusqu'en 2004 un produit inscrit sur la liste des dopants. Elle augmente la force pour les exercices courts et améliore l'endurance dans les longs, en plus de réduire la sensation d'effort, *via* de nombreuses réactions métaboliques. Entre autres, la caféine stimule le système nerveux central en augmentant les taux de catécholamines (dopamine, adrénaline) et en inhibant les récepteurs de l'adénosine (substance entraînant la fatigue).

Parlons maintenant du coenzyme Q10 qui est un antioxydant fournissant de l'énergie à toutes les cellules et luttant activement contre les effets délétères dus au stress oxydatif. On le retrouve naturellement dans la viande et le poisson.

En 2008, les études de Mizuno publiée dans *Nutrition* et celle de Cook dans le *Journal of International Society of Sports Nutrition* et, enfin, celle de Schmidt publiée dans ce même journal en 2013, montrent que le supplément de Q10 chez le sportif a un effet antifatigue et permet d'augmenter les performances musculaires tout en diminuant les risques d'apparition des blessures musculaires.

Cependant, attention aux apports injustifiés ou à la mode, conseillés par des non-professionnels de santé qui, en plus d'être sans intérêt donc inefficaces, peuvent parfois être dangereux. De nombreux produits sont en vente libre sur Internet et contiennent parfois des doses très importantes de caféine responsable de troubles du rythme ; d'autres compléments alimentaires comportent des composés d'éphédrine (genre d'adrénaline) pouvant provoquer un infarctus du myocarde (crise cardiaque). D'autres encore vantent les mérites d'une perte de masse grasse avec la P-synéphrine (agrume orange amère riche en caféine) pouvant être responsable encore une fois de troubles cardio-vasculaires. Les stéroïdes, tels que les androstènediones qui sont des anabolisants, consommés par les bodybuilders par exemple, peuvent entraîner des cancers hormono-dépendants (cancer testiculaire). Ils sont une contre-indication absolue.

Pour des questions d'éthique, nous n'aborderons pas le sujet des compléments alimentaires dopants illégaux. Toutefois, un traitement à base de corticoïdes prescrit par exemple pour une simple réaction allergique chez le sportif, doit être mentionné auprès de l'athlète de haut niveau, afin de prévenir la fédération à laquelle il appartient si un contrôle antidopage devait être fait. Car les corticoïdes tout comme les stéroïdes sont des dopants.

Le +

- Avant l'effort physique : boire trois à quatre tasses de café robusta (ce qui correspond à une dose optimale de 3 à 6 mg de caféine par kilo de poids).
- Faire doser son statut oxydatif par une prise de sang (apport de Q10 si le statut est bas).

→

- Si fatigue, spasmes musculaires, signes d'anxiété, troubles du sommeil et hyperacousie (hypersensibilité au bruit) qui sont des signes d'hypomagnésémie, on supplémente en magnésium (350-400 mg/jour).
- Enfin, 6 g d'AAR (acides aminés ramifiés ou branchés comme la leucine) par jour pendant six jours avant une épreuve d'endurance et 20 g une heure avant l'exercice puis à son issue permettent d'améliorer performance et récupération (dosages tirés des études de Matsumoto en 2009 et celle de Howatson en 2012).

75

Les « PROT », c'est que pour faire de la gonflette

FAUX

Les protéines, ou les « PROT » dans le jargon des sportifs, contiennent des acides aminés dont certains – dits essentiels – ne peuvent être synthétisés par le corps et doivent donc être apportés par l'alimentation pour que l'organisme fonctionne de façon optimale. Ce qui est d'autant plus vrai pour les sportifs.

Si l'industrie a depuis plus de dix ans développé de nombreux produits pour les régimes amincissants ou pour les sportifs, avec comme arguments marketing le gainage, le séchage et la gonflette, il se trouve que les protéines de lactosérum communément surnommées

« Whey », suppléments de protéine le plus utilisé en musculation, ont de vrais atouts santé et ne servent donc pas qu'aux adeptes des salles de musculation. Cependant, l'exercice physique modéré et régulier et une alimentation variée sont nécessaires à l'efficacité accordée à la supplémentation en « Whey ».

Mais rappelons la définition de ces « Whey » : le lait contient de l'eau, des minéraux, des vitamines B, du gras, du sucre (le lactose), des protéines caséines et globulines. Sur 100 % de protéines du lait, on a 80 % de caséines et 20 % de globulines. Le lait contient les acides aminés essentiels, d'où son intérêt nutritionnel, que ce soit pour les sportifs, les enfants, les adultes actifs et les seniors. Les acides aminés qui sont très intéressants dans ce cas sont les acides aminés ramifiés (AAR) valine, leucine et isoleucine, et aussi la tyrosine, la cystéine et la méthionine.

L'industrie fromagère, en coagulant le lait cru pour en faire du fromage, sépare les composants du lait. La fermentation du lait cru donne les yaourts et son écrémage, le lait écrémé. Un résidu liquide découle du processus de coagulation du lait, le lactosérum ou petit lait qui contient 90 % d'eau, minéraux, lactose, peu de graisses et des protéines. L'autre partie obtenue est donc le fromage riche en caséines. Le fromage contient encore, malgré cette coagulation, des immunoglobulines. Selon sa densité en lait, sa pâte est dure ou molle.

Les protéines du résidu, le lactosérum, contiennent des protéines globulines (bétalactoglobulines, alphalactalbumines, lactoferrine, albumines, immunoglobulines).

L'industrie a donc su tirer partie de différents processus de filtration, déshydratation, séparation, concentration à partir du lactosérum pour obtenir soit du lactose seul, des caséines, des isolats de protéines du lactosérum ou isolat de petit-lait (WPI ou *Whey Protein Isolate*) riche à 90 % en protéines immunoglobulines (rôle d'anticorps), et exempt de lactose et de gras, soit des concentrés de protéines de lactosérum (WPC ou *Whey Protein Concentrate*) qui donnent de la poudre de lactosérum.

Les WPC sont très utilisées pour la diététique du sportif, pour les produits dits « minceur » et aussi pour les produits diététiques du senior au vu de leur haute valeur nutritive (AA essentiels). On les retrouve dans les fromages frais également.

De nombreuses études ont été à ce jour réalisées sur les « Whey », et l'intérêt des acides aminés sur le métabolisme.

Concernant les « Whey », si les isolats sont issus du lait d'élevage biologique des bovins, leurs immunoglobulines vont améliorer le système immunitaire et aider à lutter contre les infections et l'inflammation.

Elles vont favoriser la production d'un antioxydant très puissant : le glutathion. Chez l'athlète de haut niveau pratiquant un exercice intensif, les « Whey » permettent de limiter la chute de glutathion et donc de diminuer le stress oxydatif produit pendant l'effort. Cela limite également l'oxydation des protéines et donc une meilleure réparation des protéines musculaires et la conservation de la masse maigre.

Cette réaction métabolique permet chez le sujet âgé de maintenir une masse musculaire à niveau lors d'exercices sportifs et de lutter contre la sarcopénie (fonte des muscles). Le glutathion a, comme tous les antioxydants, valeur à protéger du déclin fonctionnel dû au vieillissement global.

En phase de récupération sportive, les propriétés nutritionnelles des « Whey » et des caséines sont des sources de protéines à haute valeur nutritionnelle pour restaurer les fibres musculaires afin d'éviter et/ou de réparer les microlésions subies pendant l'exercice physique.

Leurs actions sont complémentaires et synergiques : les protéines du lactosérum sont très rapidement digestibles et mobilisables pour pouvoir se fixer aux fibres pour réparer les microdommages structuraux ; tandis que les caséines ont une digestion plus lente car leur poids moléculaire est plus élevé que pour les globulines. La vidange gastrique est plus lente. Cela a pour impact un effet satiétogène sur la durée, tout en restaurant la masse musculaire sur 2 à 8 heures.

Ces effets limitent la fatigue physique et les microdéchirures responsables de myalgies, courbatures et de crampes, voire de lésions musculaires plus sévères (claquages).

Lors d'efforts musculaires intenses et/ou prolongés, les acides aminés sont oxydés afin de fournir de l'énergie et ce sont les acides aminés ramifiés (AAR) qui vont être utilisés de façon préférentielle. Ils composent le muscle à hauteur d'un tiers et doivent être renouvelés rapidement.

La leucine (AAR) a un rôle prépondérant pour synthétiser les protéines musculaires (anabolisme) et réduire la protéolyse (destruction des protéines). Cela permet un gain musculaire et une force accrue.

Elle lutte contre la sarcopénie et a encore une fois un intérêt chez le senior actif ou non.

Une des explications, en dehors de l'hypoglycémie, de la fatigue mentale lors d'efforts prolongés de plus d'1 heure 30, est en partie la baisse du taux de ces AAR dans la circulation sanguine, laissant l'acide aminé tryptophane qui est en compétition avec eux, rentrer dans le cerveau et provoquer la synthèse de sérotonine qui est l'un des neurotransmetteurs de la relaxation. Il est d'habitude intéressant pour améliorer la détente et favoriser le sommeil. L'apport de leucine est donc encore un atout pour contrecarrer cet effet.

Pour finir, la leucine fournit la glutamine, AA, qui inhibe le catabolisme protéique hépatique (foie) et musculaire. La glutamine a également un rôle fondamental sur la trophicité de la muqueuse intestinale, ce qui réduit les dommages liés au débit sanguin moindre au niveau digestif lors de la pratique sportive, réduit le stress oxydatif et stimule l'immunité en diminuant la production de protéines inflammatoires.

La conclusion est donc oui à la « Whey », à la caséine et aux acides aminés ramifiés, non pas pour faire de la gonflette pure et dure, mais pour optimiser le gain musculaire tout en améliorant ses performances et son état de santé, et ce, quels que soient son sexe et son niveau d'entraînement pour les athlètes, adultes actifs et seniors.

Le +

Les études montrent que l'apport d'un produit laitier 30 minutes après l'arrêt de l'effort, aura pour intérêt de réduire de 25 % le nombre de calories du repas suivant la séance de sport. Pensez donc à apporter du lait ou un yaourt à boire en collation dans votre sac de sport. Cela vous aidera à perdre du poids en termes de masse grasse si vous en avez besoin, tout en conservant votre masse maigre.

76

Vingt minutes d'exercice suffisent à brûler les graisses

FAUX

On n'en est pas loin en réalité ! Mais il faut aller jusqu'à 40 minutes d'efforts physiques pour que l'organisme commence à fournir de l'énergie depuis les réserves de gras du tissu adipeux et du muscle. En effet, au début de l'exercice, c'est le sucre (glucide) qui est le substrat énergétique préférentiel des muscles. Le délai minimum de trente minutes est le temps nécessaire pour que le métabolisme puisse oxyder les lipides et devenir au fur et à mesure que le sport se prolonge le substrat énergétique des muscles. En bref, l'oxydation du gras (lipolyse) augmente avec la durée de l'exercice en faible intensité.

Il est intéressant de rappeler que, chez l'adulte en surpoids et obèse, l'exercice physique modéré doit durer 45-60 minutes par jour pour éviter de prendre du poids, et que pour prévenir d'une récidive de gain de poids après amaigrissement, il est nécessaire d'en pratiquer 60 à 90 minutes par jour. Dans tous les cas, on oublie donc ses « 20 petites minutes d'exercice » si le but est de perdre du gras. Et on prend aussi en considération ses apports alimentaires quantitatifs et qualitatifs nutritionnels qui font partie de façon évidente de la perte de masse grasse.

Bien que l'hérédité joue un rôle indéniable dans le polymorphisme musculaire, les fibres musculaires sont modulables à l'entraînement en fonction des sports pratiqués (étude de Rivera, 1999). L'idée est donc de faire travailler tous ses muscles en endurance et en musculation pour optimiser leurs propriétés métaboliques, afin de réduire la masse grasse et augmenter la masse maigre et musculaire. On deviendra donc musclé et mince en étant assidu, régulier et discipliné même si on naît chétif : regardez comme les acteurs changent de corps pour un rôle musclé.

Les muscles sont constitués essentiellement de deux catégories de fibres musculaires (I et II) ayant des caractéristiques bien distinctes et expliquant en partie cette faculté d'utiliser le sucre et le gras pour travailler.

Les fibres de type I, de couleur très rouge, sont les fibres de la posture, du maintien, à vitesse de contraction lente (*slow twitch*) et très résistantes à la fatigue. Leur force est faible. Leur production est stimulée par les sports d'endurance (marche, jogging, natation). Elles utilisent les trois substrats (sucre, gras, protéines) pour fournir de l'énergie. Elles favorisent l'insulino-sensibilité grâce à leurs récepteurs GLUT 4 qui facilitent l'utilisation du sucre et permettent de réguler la glycémie. Elles sont donc très intéressantes pour réduire le risque d'apparition des maladies métaboliques type diabète et obésité. De plus, elles ont la capacité d'oxyder (utiliser) les triglycérides (acides gras) comme source d'énergie lors du travail musculaire. C'est l'exemple typique du corps du marathonien ou du joggeur régulier.

En 1990, l'équipe du Dr Wade publiait dans le prestigieux journal scientifique *Lancet*, le rapport entre la typologie des fibres et la formation abondante de graisse chez l'obèse. Plus la quantité de fibres de type I est élevée, plus la composition corporelle en masse grasse est basse, et plus l'oxydation des lipides provoquée par le sport, même d'intensité modérée, est importante.

Les fibres de type II des muscles dits phasiques ou d'action, sont quant à elles à contraction rapide (*fast twitch*) et avec un gros diamètre. Leur force produite est donc importante. Ce sont des fibres fabriquées par les efforts de résistance (effort intense et de courte durée), comme la musculation. Elles ont une faible résistance à la fatigue et leur source majeure d'énergie est le sucre et le lactate. C'est l'exemple typique du corps du boxeur ou du sprinteur.

Conclusion, plus vous faites des sports d'endurance sur une longue durée, plus vous augmentez les dépenses énergétiques, et plus vous consommez du gras et réduisez les réserves lipidiques tout en produisant du muscle. Et plus vous faites du sport de force et de vitesse, plus vous augmentez votre masse musculaire et ce, quels que soient l'âge et le sexe.

Une remarque cependant : la pratique d'exercices intermittents de très forte intensité pendant un temps très court (quelques secondes, quelques minutes) provoque une lipolyse en période de récupération physique. C'est l'exemple typique des pratiquants de CrossFit® et des bodybuilders. Attention, ce genre de sport est souvent contre-indiqué pour les personnes en surpoids et obèses à risque de troubles cardiaques. Le CrossFit® est par ailleurs un excellent sport pour gainer tous ses muscles de façon harmonieuse.

Le +

- Pensez à faire un check-up chez un cardiologue (épreuve d'effort) avant de pratiquer un sport.
- Pensez au repos compensatoire d'une journée entre chaque session de musculation.
- Travaillez régulièrement et au moins trente minutes, avec l'aide d'un professeur de sport et d'un kinésithérapeute du sport, les différents groupes musculaires en fonction de votre morphologie, vos besoins, vos possibilités physiologiques (tenir compte de l'âge et des pathologies en cours) et aussi de vos envies, afin d'augmenter vos capacités physiques.

C'est un but à atteindre progressivement dans une optique de santé globale et de bien-être.

77

Transpirer fait maigrir

FAUX

On ne perd pas de gras à vouloir transpirer même si on est moins lourd sur la balance !

Démonstration : lors de la pratique d'un sport, la température corporelle augmente. Elle est donc entre autres régulée par la thermolyse dont la sudation est l'un de ses mécanismes pour la ramener à un seuil normal. La sudation entraîne ainsi une perte de la masse corporelle hydrique mais pas de la masse grasse, ni musculaire.

Ne vous réjouissez donc plus de votre perte de poids en post-effort : ce n'est que de l'eau !

On peut en perdre deux à trois litres par heure d'exercice physique, plus ou moins bien toléré selon différents facteurs liés à la fatigue physique et psychique et donc la performance. En effet, la sueur contient les ions sodium, potassium, du chlore et du calcium qui équilibrent l'état d'hydratation de l'organisme et stabilisent le système cardio-vasculaire. Lors de la thermolyse, cette perte d'électrolytes provoque une déshydratation qui doit être compensée par un apport en boissons.

Notons en effet que si une perte hydrique de 1 à 2 % est en condition climatique tempérée bien tolérée, cela n'est plus le cas au-delà de 5 %.

Pourtant, certains marathoniens repoussent leurs limites, capables de continuer de courir malgré une température centrale très élevée (hyperthermie) et une importante perte d'eau (plus de 8 %!). Un exemple sans doute de ce dont l'humain est capable par sa seule volonté et un entraînement intensif et régulier.

Le +

Les besoins en eau du sportif augmentent en fonction de sa dépense énergétique (DE), de la température et humidité ambiantes, de son niveau d'entraînement, de son état d'hydratation avant et pendant l'effort et de son débit sudoral. Il faut alors ajuster ses apports hydriques en fonction de la météo et du temps passé à faire du sport au risque de voir baisser votre score sportif et d'être fatigué au lieu d'être en forme.
Pensez également à beaucoup boire si vous vous détendez au sauna ou au hammam.

78

Le muscle pèse plus lourd que la graisse

FAUX

C'EST UN PEU la fameuse histoire du kilo de plumes et du kilo de plomb. Ils pèsent le même poids : 1 kg. C'est le volume et la densité qui changent. L'espace occupé par 1 kg de plumes est plus important que celui occupé par 1 kg de plomb.

De la même façon, le muscle ne pèse pas plus lourd que le gras : un kilo de muscles pèse la même chose qu'un kilo de graisse mais la graisse prend plus de place (volume) et a une densité plus faible (0,9 g/ml) que le muscle (1,1) car l'hydratation du muscle (eau) est plus élevée (70 %).

La composition corporelle varie en fonction de l'âge, du sexe, de la génétique et du statut hormonal, ainsi que de l'activité physique et sportive, et d'éventuelles pathologies (cancer, infection, sarcopénie, ostéoporose).

Elle est composée schématiquement de deux compartiments : le poids est égal à l'addition de la masse grasse (tissu adipeux), et de la masse musculaire (masse protéique). De façon plus détaillée, la masse maigre comprend l'eau, les os, les muscles et les organes ; la masse grasse est, quant à elle, dépourvue d'eau.

L'imagerie médicale (scanner, IRM et impédancemétrie) permet de quantifier les différents compartiments de l'organisme. En moyenne (d'après Brozek : *Densitometric analysis of body composition*) pour un adulte de 70 kg, la masse maigre correspond à 70-85 % du poids (45 l d'eau et 4 kg de minéraux), et la masse grasse 10 à 30 % (10 kg). Les protéines représentent 15 à 20 % du poids corporel (donc 11 kg de protéines).

En pratique, dire que l'on ne maigrit pas, malgré ses efforts, car le muscle pèse plus lourd que le gras, c'est pour se rassurer !

Mieux vaut alors se fier à sa silhouette qu'à la balance. « Rentrer » de nouveau dans une jupe ou un jean, resserrer sa ceinture d'un cran, ou pouvoir remettre des vêtements oubliés dans son armoire indiquent que vous avez perdu de la masse grasse, et si vous pratiquez du sport, que la musculature se développe. Moins de gras et plus de muscles : le poids peut donc rester le même sur la balance si vous avez perdu 2 kg de graisse et pris 2 kg de muscles.

De la même façon, le muscle ne se transforme pas en gras ni la graisse en muscle. Ce sont des abus de langage. Soit, on perd de la masse graisseuse et le tissu adipeux est moins important, soit on grossit et on fabrique plus de graisse. De même, on gagnera en masse musculaire grâce au sport et à une nutrition adaptée (protéines et féculents) comme on fondera si on cesse l'activité sportive. La fonte musculaire surviendra alors sans pour autant que la graisse augmente, si tant est bien sûr que l'apport alimentaire reste contrôlé et adapté à la dépense énergétique, qui sera logiquement diminuée.

Le +

Si la pratique d'un sport et le suivi d'un régime alimentaire ne fonctionnent pas pour mincir, il convient alors de se faire aider par son médecin pour réévaluer ses apports caloriques en fonction de ses dépenses, afin de véritablement perdre de la masse grasse, tout en développant ses muscles. Un bilan médical, avec une prise de sang, sera réalisé afin de diagnostiquer une pathologie éventuelle et la traiter.

79

Plus on prend de l'âge, moins on doit faire de sport

FAUX

Au contraire, le seul mot d'ordre lorsqu'on prend de l'âge serait : « Pour bien vieillir, il faut bien bouger ! »

On peut considérer globalement que le vieillissement correspond à la dégradation physiologique du corps avec le temps, dégradation due au déclin qualitatif et quantitatif des différentes fonctions de défenses organiques.

Les études montrent que le sport pratiqué de façon régulière et modérée aura pour impact de limiter spécifiquement ce vieillissement physique et psychologique.

Le vieillissement est de cause multifactorielle et la pratique d'un sport aura pour bénéfice de limiter, voire de ralentir et de contrecarrer toutes les réactions physiologiques mises en cause. Le stress oxydant, le phénomène de glycation des protéines (production de produits toxiques due au trop-plein de sucre) et la peroxydation des lipides (altération des membranes cellulaires) sont pourvoyeuses de toxines responsables de vieillissement endogène. Le sport va, *via* de nombreuses réactions métaboliques, limiter l'accumulation de ces produits de dégradation et/ou accélérer leur dégradation.

Le sport non intensif (tai-chi, qi gong, marche) stimule également les capacités du système immunitaire, ce qui augmente la résistance physique. Pratiqué régulièrement, il réduit l'inflammation de bas grade, lit de nombreuses pathologies, à l'origine notamment du développement de cancers. En effet, faire du sport diminue le taux de protéines inflammatoires (cytokines, interleukines, prostaglandines) responsables de ce processus silencieux et chronique.

Chez le senior, le déséquilibre hormonal intervient pour sa part dans les processus d'inflammation, et de perturbation du catabolisme et d'anabolisme. Ainsi, tous les organes voient leur taille et leur fonctionnement se modifier : le changement de la composition corporelle, alors même que le poids peut rester stable tout au long de sa vie, voit une perte en masse maigre (musculaire, hydrique et osseuse) tandis que la masse grasse augmente. Cette perte de masse musculaire (ou fonte musculaire) correspond à la sarcopénie. Elle concerne essentiellement les membres inférieurs et elle s'accentue à partir de 50 ans chez la femme et

60 ans chez l'homme. La faiblesse musculaire est liée à la mobilité réduite et augmente le risque de dépendance et de chute (donc de fracture).

D'un point de vue structurel, ce sont les fibres de type II qui s'altèrent et dont le nombre diminue. Ces fibres sont responsables de la contraction rapide musculaire et donc de la force musculaire. D'où une plus grande fatigabilité à l'effort et une perte de force musculaire en vieillissant.

Les fibres de type I sont également touchées. Elles régulent le métabolisme du sucre en faveur d'une insulino-sensibilité (meilleure gestion de l'entrée du sucre dans les cellules musculaires) grâce à leur récepteur-transporteur de glucose les GLUT4. On comprendra alors que la diminution de ces fibres de type I, donc de ces GLUT4, favorise indirectement l'insulino-résistance et l'augmentation de la masse grasse.

L'entraînement en endurance type cardio-training modéré (marche soutenue) accroît le nombre de GLUT 4 donc augmente rapidement (sept jours) la sensibilité à l'insuline des deux sexes, quel que soit l'âge d'ailleurs, donc limite la formation de masse grasse. Associé à un exercice physique en résistance, cela permet de pallier la fonte musculaire et les conséquences qu'elle engendre : 15 à 20 minutes, 3 fois par semaine, suffisent à améliorer la qualité de vie des personnes âgées.

Fait important, les hormones anabolisantes telles que la testostérone, la SDHEA, le *Growth Hormone* (GH), l'IGF-I baissent avec l'âge. Chez la femme (ménopause) et chez l'homme (andropause), la diminution de sécrétion de ces hormones est corrélée à la perte de masse musculaire, de force musculaire et de gain en tissu adipeux.

Les études comme celles de Ari en 2004, publiée dans *The Journal of Neuroscience*, et celle de Poehlman en 1990, publiée dans *The Journal of Clinical Endrocrinology and Metabolism*, montrent qu'une activité physique régulière chez le sujet âgé permet de maintenir ces taux hormonaux plus élevés que chez la personne âgée sédentaire avec un gain en masse maigre, en masse minérale osseuse et en masse musculaire et par la même occasion un bien-être plus important. Il faut donc pratiquer une activité physique lorsqu'on vieillit, car malgré le vieillissement physiologique, ces hormones sont sensibles et stimulées de façon significative lorsqu'on bouge, que ce soit par l'endurance ou la musculation.

Les exercices d'équilibre sont intéressants pour prévenir les risques de chute et de blessures, de fracture osseuse et d'alitement qui en découlent.

Chez la personne âgée, la stimulation de la synthèse de protéine musculaire est une clé pour ralentir le processus de vieillissement global. La pratique du sport est en effet préventive face au déclin des fonctions cognitives liées à l'âge, elle diminue le risque de maladie d'Alzheimer et de trouble anxio-dépressif de la personne âgée. Donc pour mieux vieillir, le sport reste le meilleur des alliés !

Le +

Une alimentation riche en protéines avec un apport en supplément d'acides aminés ramifiés (valine, leucine, isoleucine) permet de renforcer cette action.

→

Autre chose, les personnes âgées voient leur sensation de soif diminuée avec l'âge. Une astuce simple est de boire directement à la bouteille et de la finir en fin de journée afin de lutter contre la déshydratation et les conséquences métaboliques qu'elle entraîne.

80

Faire un sport intensif n'est pas dangereux pour ma santé

FAUX

TOUTES LES RECOMMANDATIONS scientifiques telles que celles du rapport d'expertise de l'INSERM, du PNNS (Programme national nutrition santé), de l'OMS, de l'AHA (American Heart Association) et de l'ACSM (American College of Sports Medicine) sont très claires sur le fait qu'il faille pratiquer une activité physique et sportive régulière et d'intensité modérée afin d'améliorer son état de santé global physique et mental tout au long de sa vie. Cependant, il s'avère que pratiquer un sport de façon intensive, c'est-à-dire plus de dix à vingt heures par semaine, comporte des risques pour l'organisme.

Le rapport d'expertise de l'INSERM indique qu'une échelle de 0 à 10 peut être utilisée afin d'évaluer l'intensité de son effort physique qui entraîne une élévation de la fréquence cardiaque et une difficulté à respirer :

- 0 est l'état de repos en position assise, 5 une intensité moyenne et 10 un effort extrême.
- L'*end point* est le point d'essoufflement avec impossibilité de parler nécessitant l'arrêt de l'exercice et correspondant donc pour le sportif à « son » intensité élevée. Elle est souvent notée aux alentours de 8.

La tolérance à l'effort est bien sûr individuelle et dépend de nombreux facteurs : sexe, âge, état de santé, entraînement, génétique, morphologie.

Un jogging de trente minutes peut être ressenti comme activité sportive intense pour un sujet et noté à 8, et pour un autre ressenti comme étant modérée et notée à 5.

Ce même rapport rappelle que les risques psychologiques négatifs des sportifs de haut niveau sont bien réels. Le stress et l'anxiété sont exacerbés par la fatigue physique, le challenge des compétitions, la crainte de l'échec, la volonté de performance. Les addictions (alcool, tabac, drogue, dopants) sont fréquentes dans cette tranche de population (Dr Carrier, 1990). Elles se retrouvent chez les cyclistes, les joggers et les bodybuilders.

On détecte également des troubles du comportement alimentaire (anorexie-boulimie) chez les sportifs dont le poids est un facteur essentiel de réussite.

Par ailleurs, faire du sport de façon intensive peut, chez certains athlètes en période de récupération post-effort, diminuer l'efficacité de l'immunité face aux infections. Le sportif de l'extrême est alors plus sujet aux angines, otites, gastrites, bronchites pendant cette courte phase de repos. Il a dont tout intérêt à se protéger d'éventuelles épidémies en cours. Il développe également plus fréquemment des mycoses au niveau des pieds (intertrigo ou pied d'athlète), du fait de la macération de la sueur et du frottement des chaussures de sport portées quasi non-stop toute la journée. Il faut penser à surtout bien se sécher entre les orteils après la douche, car les champignons adorent l'humidité. Quoi qu'il en soit, des médicaments anti-champignons pourront être prescrits par votre médecin.

Il est également reporté que les blessures physiques ont un impact psychologique beaucoup plus important chez les sportifs de haut niveau que chez les amateurs (publication de Hardy en 1990 dans l'*International Journal of Sport Psychology*) et ce d'autant que cette blessure est sévère et implique, un arrêt des entraînements sur une longue durée voire une fin de carrière. Les chercheurs Chan et Grossman (1988) parlent de syndrome de sevrage à la privation de l'activité physique. Pour autant, ils soulignent le fait d'une variabilité psychologique interindividuelle au sein de ces sportifs pratiquant un exercice intensif. De nombreux questionnaires médicaux (*Exercise Dependence Questionnaire* de Odgen, 1997), auxquels le sportif s'identifie, ont été élaborés afin de prévenir les conséquences psychiatriques éventuelles de cette tranche de la population. La connexion entre l'athlète, son entraîneur et son médecin a donc tout son intérêt dans son suivi.

Concernant le domaine hormonal, les exercices physiques intenses pratiqués par les jeunes sportives, entraînent parfois une baisse de la production des œstrogènes, une aménorrhée (arrêt des règles), somme toute réversible, et de ce fait un risque de développer, jeune, une fragilité osseuse (ostéopénie/ostéoporose). La encore, le médecin doit identifier ces troubles des règles afin de la traiter précocement pour éviter la perte de densité minérale osseuse et ce d'autant que la sportive est jeune et en pleine croissance, période pendant laquelle le capital osseux se constitue.

Des complications orthopédiques peuvent intervenir lors de traumatismes plus ou moins sévères : entorses, tendinites et fractures. Certains sports sont plus à risque d'un traumatisme spécifique au vu de la sollicitation de groupes musculaires cartilagineux et tendineux à répétition. Des exemples comme les lésions des ménisques (genou) chez les skieurs, footballeurs et rugbymen, ou les fractures des os de la main chez les volleyeurs et basketballeurs, ou encore les entorses du poignet pour les tennismen et les pratiquants de sports de combat.

De nombreuses études pointent également les accidents cardiaques survenant lors de la pratique de sport intensif, que ce soit pendant l'entraînement ou en post-effort. Ces troubles du rythme cardiaque avec risque d'infarctus apparaissent surtout chez les sportifs d'endurance tels que les marathoniens, bien démontrés dans les études de Schnohr en 2015 (*American Journal of Cardiology*) et de Mohlenkamp en 2008 (*European Heart Journal*), ou encore chez les skieurs de fond comme le rapporte l'étude d'Andersen en 2013 dans ce même journal.

Suite à ces constatations, il apparaît évident que la pratique d'un sport doit bénéficier d'un avis médical avec un suivi plus fréquent si le sport est pratiqué de façon extrême, et ce d'autant qu'il est débuté jeune.

Le +

- Le cardiologue, le médecin du sport, le gynécologue (pour les jeunes sportives), et l'entraîneur doivent travailler main dans la main afin de pallier les effets néfastes connus des exercices sportifs à risque. Une fois ces effets connus, le choix de pratiquer un sport de haut niveau est personnel et doit être respecté.
- Les dépenses énergétiques doivent être compensées par une bonne réhydratation, un apport alimentaire riche et varié et des compléments alimentaires.
- Le repos doit être de rigueur entre chaque séance d'un exercice intensif (par exemple en ce qui concerne la musculation) afin de laisser aux muscles le temps nécessaire à leur récupération.
- Se souvenir que, quelle que soit la pratique sportive, la douleur ressentie est une alarme qui doit vous faire arrêter cet effort.

81

Si je pratique une activité sportive une fois par semaine, c'est suffisant pour me maintenir en forme

FAUX

Selon l'OMS, l'activité physique est « tout mouvement corporel produit par les muscles squelettiques, entraînant une dépense d'énergie supérieure à celle du repos » et le sport « un sous-ensemble de l'activité physique, spécialisé et organisé ».

Faire du sport une fois par semaine est insuffisant pour maintenir une bonne santé et être efficace sur les différents paramètres biologiques protecteurs de l'organisme. La régularité et l'intensité priment sur une activité intense sporadique. Il existait déjà en 1995 des publications américaines éditées par l'ACSM (*American College of Sport Medicine*), reprises par l'OMS, relatant les bénéfices à pratiquer une activité physique même modérée, telle que la marche rapide, trente minutes par jour, tous les jours de la semaine, pouvant être fractionnées en trois fois dix minutes par jour.

En 2007, l'ACSM a repris ses données pour peaufiner ses recommandations. Faire pratiquer plusieurs activités sportives associant l'endurance et la musculation est l'atout phare pour optimiser l'état général tant sur le bien-être physique que mental. En France, le PNNS (Programme national nutrition santé) va également dans ce sens.

Les activités de la vie quotidienne de faible intensité sont à prendre en considération et à conserver à tous les âges de la vie : marcher pour se rendre sur son lieu de vie, de travail ou de courses, faire des tâches ménagères, jardiner, bricoler, monter et descendre des escaliers. On y ajoute des sports d'endurance cinq fois par semaine. Et on y associe deux séances par semaine de renforcement musculaire, non consécutives. L'entraînement sera progressif avec des cessions de musculation d'une dizaine d'exercices variés et répétés dix fois de suite, afin de mobiliser les différents groupes musculaires pour augmenter leur force, sans oublier l'échauffement et l'étirement afin de prévenir les raideurs articulaires et contractures musculaires.

L'OMS recommande aux parents de faire pratiquer à leurs enfants et ados de « 5 à 17 ans » au moins « une heure par jour d'activité physique d'intensité modérée à soutenue » et recommande après 65 ans de poursuivre une activité physique avec, chaque semaine, au moins 150 minutes d'endurance modérée (20 minutes par jour) ou 75 minutes d'endurance soutenue (10 minutes par jour). Augmenter son activité et ses efforts physiques apporte dans tous les cas un bénéfice supplémentaire pour être en pleine santé.

Le +

Utilisez cette petite règle de « 3 × 10 minutes par jour tous les jours », minimum 5 fois par semaine, quel que soit l'âge : dix minutes de vélo, de course sur place, de corde à sauter ou de stepping, ou bien encore monter et descendre les escaliers de son immeuble après un grand verre d'eau dès le matin, et à refaire le soir avant le dîner.

Accordez-vous une petite marche postprandiale tonique, seul ou avec des collègues : cinq minutes le temps de faire le tour du pâté de maison, et cinq minutes le temps de revenir, ou monter et descendre les escaliers de son immeuble professionnel.

Pensez à vous garer à distance de votre lieu de travail ou bien à descendre une station de métro, bus, tramway avant ou après votre arrêt habituel afin de marcher un peu plus chaque jour.

Enfin, consultez un kinésithérapeute ou un professeur de sport pour concevoir un programme de musculation, à raison de deux séances par semaine.

82

Pratiquer trop de sport à l'adolescence arrête la croissance

FAUX

BIEN AU CONTRAIRE, l'OMS recommande une activité physique modérée à intense chez « les enfants et les jeunes gens âgés de 5 à 17 ans » à hauteur de soixante minutes par jour voire davantage. L'endurance et la musculation sont notamment conseillées chez les ados.

Et, non seulement c'est recommandé, mais on valorise la poursuite du sport à long terme. En effet, une activité sportive pratiquée jeune est plus à même d'être poursuivie adulte. Les bénéfices physiques et psychiques sont non négligeables.

Pour autant, c'est le sport de loisir qu'on promeut pendant la période de croissance (jusqu'à l'âge de 18 ans) et non pas le sport de compétition qui reste un choix personnel. Pratiquer un sport que l'on aime et que l'on a donc choisi est très important. Il ne faut pas créer une contrainte et une pression supplémentaire en « forçant » à la pratique d'une activité physique non désirée ou à devenir athlète compétiteur.

Le sport est également conseillé afin d'améliorer l'estime de soi, que ce soit par sa pratique en elle-même qui stimule l'esprit de challenge, de ténacité et de persévérance, que par le contact et le lien avec les autres membres de l'équipe, le partenaire ou le professeur de sport. Toute activité physique sociabilise les individus entre eux. Le sport permet également d'inculquer une discipline, une hygiène de vie alimentaire, un rythme social, une maîtrise de soi. L'effort physique aide à canaliser son énergie, il diminue l'état de stress et l'anxiété, et améliore le sommeil, ce qui est indirectement lié à une bonne croissance.

L'enfant ou l'adolescent doué en sport pourra tout en poursuivant ses études y consacrer un temps plus long s'il veut faire de sa passion un métier : athlète, coach, professeur de sport, kinésithérapeute et médecin du sport. Être « bon en sport » pour un jeune permet de rééquilibrer son image au sein de son établissement scolaire si son niveau dans les autres matières est moyen.

Le sport permet aussi de développer sa silhouette en limitant la prise de poids en masse grasse, ce qui aide à l'acceptation de sa morphologie et l'image qu'elle renvoie. En effet, l'enfance mais surtout l'adolescence sont des périodes charnières de la vie, où toute mutation corporelle est vécue intensément en rapport avec soi-même et les autres. N'oublions pas que la masse grasse a pour conséquence d'avancer l'âge de la puberté et donc de limiter la durée de la croissance staturale.

Les exercices physiques avec mise en charge, c'est-à-dire qui entraînent des contraintes mécaniques sur l'os sont très efficaces pour augmenter leur résistance : marche, course à pied, montée des escaliers et musculation.

Cette dernière, à raison de quelques séances hebdomadaires avec un travail en puissance modérée adapté à la morphologie, associée à des séances d'assouplissement et d'étirement avec un éducateur sportif, est tout à fait indiquée chez l'adolescent. Elle favorise le développement de la force musculaire comme le montre l'étude publiée dans le *Journal of Pediatrics* le 4 avril 2008 (*Strenght Training by Children and Adolescents*). Rappelons aussi qu'une bonne éducation posturale protège le dos contre le risque de scoliose.

De plus, l'entraînement physique régulier permet de développer sa capacité respiratoire et optimise donc le traitement allopathique des jeunes patients asthmatiques notamment.

Pour rappel, les facteurs principaux influençant la croissance sont génétiques, hormonaux, métaboliques, mécaniques et environnementaux.

Le cartilage de croissance ou de conjugaison est différent du cartilage articulaire qui persiste une fois adulte. Il disparaît quand les os sont soudés. D'un point de vue hormonal et métabolique, le sport est dit ostéogénique. Il permet de stimuler la sécrétion d'hormones favorisant la croissance (hormone de croissance

GH, *Insulin-like Growth Factor*-1 IGF-1 et stéroïdes sexuels). Le sport a donc un impact positif sur la fabrication osseuse et cartilagineuse. La masse musculaire protège également la masse osseuse. Ainsi, la pratique du sport est corrélée à l'augmentation de la densité minérale osseuse (DMO) et permet de potentialiser le capital osseux.

Cependant, toute pratique sportive comporte des risques : les traumatismes physiques tels que les tendinites, entorses, arrachements ligamentaires, luxations et fractures osseuses et cartilagineuses peuvent survenir pendant l'activité. Ce sont les risques de surmenage des cartilages de croissance ou de conjugaison qui sont plus fragiles à cette période de la vie, ce qui nécessite une surveillance accrue.

Pour autant, les avancées médicales et chirurgicales actuelles permettent de « réparer » ces blessures. L'étude publiée dans le journal américain *Sports Medicine* en 2003 pointe cinq activités pour lesquelles il y a le plus de fractures de la plaque de croissance épiphysaire (jonction) : le football, le basketball, le rugby, le cyclisme et le skateboard. Ces activités, néanmoins, ne stoppent pas la croissance.

L'important est d'éviter de faire pratiquer des sports trop intensifs (plus de vingt heures par semaine) à un enfant et un adolescent sous peine de risque de freins irréversibles sur la croissance. Les sports avec port de charge lourde sont également à proscrire. En effet, les contraintes dites supra-physiologiques à l'inverse de celles qui sont physiologiques – le poids, l'activité habituelle et le sport régulier et modéré –, sont néfastes pour la croissance. Les atteintes du cartilage de croissance et l'arthrose sur le cartilage articulaire sont également possibles quand le sport est pratiqué intensément, longtemps et trop fréquemment (niveau de sollicitation). On peut donc dire que toute forme de surentraînement est une contre-performance qui déséquilibre le métabolisme.

On l'a vu, tout est donc question d'équilibre et de raison. Finalement, en pratique, on conseille les aires de jeux pour les petits et le sport à l'école, puis, dès la prépuberté, la pratique sportive multi-activités, sans oublier la mise en place d'un régime alimentaire riche et varié en macro et micronutriments.

Le +

Toute pratique sportive chez l'enfant et l'adolescent nécessite une consultation médicale préalable chez un médecin pédiatre et un médecin du sport lorsqu'elle est intensive.

Une collaboration entre les parents et l'entraîneur est importante afin de rapporter les éventuelles « plaintes » du jeune sportif. Toute forme de souffrance physique et psychique doit alerter l'adulte et faire stopper le sport responsable de ces maux.

Une remarque : attention aux troubles du comportement alimentaire (anorexie, boulimie) qu'on peut parfois rencontrer chez des jeunes sportifs ou sportives, et qui augmentent le risque de ralentissement de la croissance, d'arthrose et d'ostéoporose précoces.

Le suivi médical avec une surveillance de la courbe staturo-pondérale, ainsi que les conseils d'un nutritionniste sont conseillés afin de vivre sa pratique sportive pleinement et le plus longtemps possible.

83

Si j'ai mal au dos, j'arrête de bouger pour ne plus souffrir

FAUX

Bien au contraire, il n'y a rien de pire que l'inactivité pour le mal de dos et ce, quels que soient l'âge et le sexe !

Se reposer une ou deux journées, oui, mais ne plus faire de sport, définitivement, non.

L'arrêt de l'activité physique quelle qu'elle soit, même modérée, va faire perdurer la douleur et est une mauvaise habitude à bannir si l'on ne veut pas chroniciser le mal de dos (douleur chronique) avec tous les effets secondaires qui en découlent.

Le mal de dos est la première cause de consultation dans les centres antidouleur. Elle est soit cervicale, dorsale, lombaire, et lombo-sacrée ou diffuse, et nécessite un diagnostic médical précis avant toute prise en charge paramédicale et sportive.

Attention, on ne poursuit pas un effort si l'on ressent une douleur et on ne poursuit jamais une activité sportive qui fait souffrir. Le sport ne doit pas faire mal !

On pense à l'échauffement et aux exercices d'étirement qui sont également indispensables pour lutter contre les douleurs. Le gainage est très efficace, et le repos (activité modérée) entre les séances de sport intensif est préconisé.

Rappelons brièvement que le rachis est composé de vertèbres (osseuses) séparées chacune d'elles par des disques intervertébraux (spongieux et cartilagineux) qui agissent tels des amortisseurs. Les muscles intervertébraux s'insèrent sur la colonne vertébrale et avec tous les autres muscles du dos et de la sangle abdominale, ils permettent les différentes inclinaisons nécessaires à sa statique et à sa dynamique.

Une sangle abdomino-dorsale musclée est l'un des meilleurs atouts pour prévenir les douleurs dorsales. Elle est le meilleur soutien de la colonne vertébrale pour garder un dos droit et tonique.

Certains sports sont à proscrire si vous avez souvent mal au dos, en particulier ceux qui sollicitent de façon asymétrique les groupes musculaires, tels que les sports de raquette (tennis, squash, ping-pong, badminton), ou ceux qui demandent un port de charge très lourde tels que l'haltérophilie et les poids. Les activités qui font sauter et rebondir sur les jambes sont à éviter car elles sont une contrainte de tassements et de pression vertébrale. Pour autant, tous les sports sont bénéfiques s'ils font plaisir. Il faudra simplement varier les activités physiques si l'on pratique ces sports afin de remédier à la musculation asymétrique.

À l'inverse, le yoga, le Pilates, la marche, le vélo si la distance selle-guidon-pédales est adaptée, la natation dos crawlé ou brasse coulée maîtrisés, afin de ne pas adopter de position d'hypertension cervicale, et l'aquagym sont vivement conseillés pour vaincre les douleurs de dos et prévenir leur récidive. La relaxation musculaire obtenue dans l'eau et le drainage lors de la nage sont assurément des points bénéfiques.

Sachez que des exercices à renforcement musculaire spécifiques pour les douleurs de dos chroniques et invalidantes sont pratiqués dans certains services hospitaliers et par les kinésithérapeutes.

Par ailleurs, l'activité sportive en tant que telle augmente les taux de neurotransmetteurs anxiolytiques, antidouleur et anti-inflammatoires comme la dopamine, les endomorphines et la sérotonine, et diminue les protéines inflammatoires de la douleur. L'oxygénation musculaire intensifiée pendant l'effort physique, permet aussi de réduire les inflammations et la douleur en favorisant le flux sanguin. Plus la masse musculaire est développée, plus la position de maintien physiologique anatomique est adoptée, et plus les contractures se font rares.

Une remarque importante : la position du centre de gravité du corps (point virtuel situé en position lombaire) perd en efficacité avec le vieillissement, et garde une meilleure sensibilité si la musculature est conservée.

Enfin, le sport et un régime alimentaire équilibré permettent de réduire le risque de formation de masse graisseuse abdominale (syndrome métabolique) qui entraîne un relâchement de la sangle abdominale et une posture déséquilibrée favorisant les douleurs. Évidemment, plus le poids est important, plus le facteur gravitationnel est élevé et « pèse » sur les vertèbres accentuant le phénomène de tassement vertébral. Donc pour stopper les douleurs, bougez !

Le +

- Prendre en compte la douleur dorsale dans sa globalité est en plus du sport un bon moyen pour y remédier : la literie doit être adaptée à sa morphologie. Il existe désormais toute sorte de matelas et de sommier, ainsi que d'oreillers pour retrouver une position adéquate.
- La posture sur son lieu de travail est également à repenser : il faut parfois modifier ses habitudes positionnelles face à l'ordinateur. Ne pas croiser les jambes, faire des pauses et se lever dans la journée, éviter le port de charges trop lourdes et s'agenouiller pour les soulever si besoin, régler correctement la position de sa chaise de bureau, parler au téléphone avec des oreillettes afin d'éviter les douleurs cervicales.
- Il faut penser au port de lunettes de vue si besoin, et au contrôle de la denture : on ne le sait pas toujours mais il existe un lien avec les douleurs dorsales si la vue et les soins dentaires sont négligés.
- Alléger son sac à main afin de ne pas entraîner encore une fois des problèmes de posture, et à contrôler le poids des cartables et sac-à-dos des enfants et adolescents.

→

- Consulter un podologue pour une analyse posturale et un éventuel port de semelles orthopédiques (de ville et pour les chaussures de sport) afin d'éviter les appuis pathologiques.
- Attention aux chaussures à talons trop plats ou trop hauts. Le maintien de la voûte plantaire est la clé du confort.
- Changer fréquemment de chaussures de sport et en particulier de running si la course à pied est votre activité préférée pour amortir les ondes de choc.
- Un rééquilibrage hormonal peut être envisagé si une carence en testostérone et DHEA (protectrice de la masse musculaire) est retrouvée pour lutter contre la sarcopénie.
- L'hygiène de vie est à surveiller voire à modifier : tabac, alcool et malbouffe entraînent des douleurs dorsales de type inflammatoire dues à la dégénérescence des disques intervertébraux.
- La chaleur sous forme de baume, gel, patch est un bon traitement de la douleur dorsale grâce à son action vasodilatatrice et myorelaxante lors de contractures musculaires.
- Certaines plantes sont efficaces pour lutter contre l'inflammation et la douleur telle que l'harpagophytum et l'arnica, d'autres vont jouer sur les neurotransmetteurs de la douleur comme la rhodiole et la sérotonine.
- En cas de douleur dorsale due à l'arthrose (maladie inflammatoire), la chondroitine et la glucosamine prises au long cours sont efficaces.
- Enfin, les massages et l'acupuncture sont aussi à envisager en cure de plusieurs séances accompagnées de tous ces conseils.

84

Je ne peux pas faire de sport si je suis enceinte

FAUX

SURPRENANT MAIS, AU contraire, toutes les études conseillent de commencer ou de poursuivre une activité sportive modérée et régulière pendant la grossesse !

Le sport est vivement conseillé afin de réduire la prise de poids et les effets secondaires graves qu'elle peut entraîner sur la mère et le fœtus tels que fausse couche, diabète gestationnel et l'HTA (hypertension artérielle) gravidique. La pratique d'un exercice physique a également un impact bénéfique sur l'humeur et le sommeil, l'apparition de vergetures, l'insuffisance veineuse, la constipation et une meilleure régénération de la sangle abdominale en post-partum.

Il existe bien entendu des sports à contre-indication absolue tels que la plongée sous-marine en raison de risque de malformation fœtale ou d'accident de décompression, le parachutisme ; et ceux déconseillés tels que les sports de combat et les sports à risque de traumatismes violents sur l'abdomen, ou à risque de chutes type équitation, patinage, escalade…

L'étude de Clapp de 2002, publiée dans l'*American Journal of Obstetrics & Gynecology*, montre que le sport pratiqué pendant la grossesse n'a pas le même retentissement sur le poids selon la durée de l'exercice et le stade de la grossesse. Les quatre premiers mois, une activité sportive de type marche (qui permet de réduire la fréquence de l'HTA gravidique) ou step de vingt minutes puis d'une heure est plus intéressante sur la prise de poids et la masse grasse. *A contrario*, pour les femmes ayant fait l'inverse ou ayant eu une activité constante durant toute la grossesse, le résultat n'est pas aussi probant. Ainsi, on peut établir un programme avec un rythme de trois entraînements de 30 minutes d'intensité modérée par semaine, puis progressivement augmenter à cinq séances par semaine d'une heure si la future maman le souhaite.

L'étude de Kent (1999) montre quant à elle que la gymnastique aquatique ou le simple fait de marcher dans l'eau pendant trente minutes diminue l'importance des œdèmes. Cette même activité permet de modérer les douleurs lombaires ressenties en fin de grossesse selon l'étude de Kihlstrand de la même année.

En pratique, on incite la femme sédentaire à débuter une petite activité physique, et on rassure la sportive habituelle à poursuivre ou réadapter la sienne. Pour booster une femme sédentaire, nous lui rappellerons que, d'après les études cliniques, celles qui auront pratiqué une activité pendant leur grossesse garderont cette bonne habitude après l'accouchement...

Et en ce qui concerne la sportive de haut niveau? Le sport est à poursuivre (plus de huit heures par semaine) car elle sera plus sujette à la prise de poids et au diabète gestationnel si elle s'arrête. Cela permettra aussi d'enrayer le stress psychique et la mauvaise image de soi dus à la modification corporelle. Alors, enceinte et sportive : oui !

Le +

Il s'avère que le conseil personnalisé d'un médecin est de mise pour chaque femme enceinte afin de trouver quelle activité lui conviendra le mieux et à quel rythme. Disons que le jogging (jusqu'au cinquième mois de grossesse), la marche, le vélo, la natation, l'aquagym sont des sports qui permettent de travailler son endurance ; que la gymnastique et la danse permettent aussi un renforcement musculaire tout en douceur.

85

Lorsque je suis fatigué ou stressé, il vaut mieux me reposer plutôt que d'aller faire du sport

FAUX

Ce serait tellement tentant de ne rien faire lorsqu'on est épuisé. Mauvaise idée, le sport augmente ainsi le bien-être de façon globale.

Pratiquer un exercice physique, qu'il soit intense ou pas, entraîne la production d'hormones et de neurotransmetteurs euphorisants, relaxants et énergisants à la fois. C'est donc « tout bénef' » comme on dit…

Il faut bien entendu se sentir à l'aise avec le sport pratiqué. Une marche tonique peut très bien faire l'affaire. Les neurotransmetteurs booster tels que dopamine, adrénaline et noradrénaline vont être sécrétés pendant l'effort et procurer une belle énergie qui va perdurer à l'arrêt.

S'ajoutent les effets de la sérotonine relaxante et antidouleur, des endomorphines cérébrales naturelles à vertus sédatives, anxiolytiques et euphorisantes. C'est la fameuse « drogue du joggeur ».

Le sport élève les niveaux d'hormones anabolisantes telles que la testostérone qui est une hormone de l'action et de l'éveil. Elle permet donc la synthèse de protéines qui aide à constituer la masse musculaire en plus de maintenir un bon état de vigilance. Aussi, plus vous êtes musclé, plus vous avez d'antioxydants puissants tels que la L-carnosine.

L'activité physique régulière et modérée améliore le niveau d'efficacité du système immunitaire et permet donc de réduire les risques d'infections et de stress. Faire du sport quand on est malade apparaît d'ailleurs comme un nouveau traitement de rééducation efficace. Un kinésithérapeute peut aider à la pratique d'exercices réguliers adaptés au patient.

Le sport permet également de fabriquer davantage de cellules nerveuses (neurogénèse) et de synapses (connexion entre les cellules). C'est la synaptogénèse. Plus les connexions sont nombreuses, plus la conduction des influx nerveux est rapide et qualitative. Ce mécanisme de plasticité cérébrale va être amplifié grâce à des activités qui sollicitent une forte concentration, telles que les sports de tir (arc, arme, fléchettes, pétanque, golf), d'adresse et de coordination des mouvements (escrime, escalade, combat, voile).

En clair, plus votre corps et votre cerveau sont musclés, moins vous êtes stressé et fatigué.

Le +

Pratiquer ses exercices en plein air, sur son balcon, dans son jardin, dans un parc, une forêt, à la campagne, à la montagne, près d'une rivière ou mieux près de la mer (ions négatifs) permet d'oxygéner l'organisme tout en réduisant l'apport de polluants et d'ion positifs. Oubliez votre téléphone portable dans ces moments-là et n'hésitez plus à bouger quand le moral est dans les chaussettes...

Hormones, génétique, cerveau et intestin

« Philippe a 48 ans. Lorsqu'il entre dans mon cabinet, il semble à bout de souffle, comme s'il avait monté des marches quatre à quatre. Souffrant visiblement d'obésité, il assoit son mètre quatre-vingt et ses 110 kg sur la chaise face à moi, comme soulagé de pouvoir enfin être pris en charge médicalement. Il m'explique avoir pris 20 kg ces deux dernières années, être perpétuellement fatigué, se traîner au travail et, surtout, ne plus avoir envie de sa femme. Non qu'il ne l'aime plus, mais sa libido est en berne.

La situation est claire : il est mal dans son corps et dans sa tête ; et, s'il est là, c'est sans doute parce qu'à cause de son état, il n'arrive plus à gérer sa vie de couple, de famille mais aussi sa carrière professionnelle.

En conversant avec lui, je pointe plusieurs facteurs déclenchants pouvant expliquer sa prise de poids et sa fatigue : un déménagement suite à son mariage récent, des responsabilités accrues au travail – il est avocat – qui l'ont amené à arrêter progressivement le sport, à manger sur le pouce, à se détendre en buvant quelques verres d'alcool le soir, tout cela provoquant un sommeil perturbé. Il a de plus arrêté de fumer il y a un an, suite à la découverte d'un ulcère gastrique, ce qui a accentué ses fringales et son irritabilité.

Diagnostic : Philippe souffre d'obésité dont l'une des conséquences est un genre d'andropause précoce réversible ou "hypogonadisme" due à la baisse de son taux de testostérone directement liée à la formation de tissu graisseux et à sa consommation importante d'alcool.

La première étape est de le rassurer : en retrouvant une bonne hygiène de vie, il récupérera ses forces, son dynamisme… et son épouse.

J'étudie alors son morphotype, c'est-à-dire la forme de son corps et la disposition des graisses. Elles sont stockées au niveau du cou, du thorax et de l'abdomen. Classique chez un homme en surpoids ou obèse.

Je l'adresse à mon confrère cardiologue pour faire le point sur l'état de ses artères, à l'ORL pour un test d'apnée du sommeil, et à l'urologue pour ses troubles du désir et de l'érection. Enfin, je lui donne rendez-vous à son retour de résultats, lui proposant par ailleurs de noter dans un carnet tout ce qu'il mange et boit.

Je le retrouve quelques jours plus tard, motivé, ses examens et son bloc-notes à la main, prêt à en découdre avec lui-même.

L'essentiel de ses analyses conclut à une baisse sévère de testostérone, ce qui explique ses troubles sexuels. Ses taux de sucre et de gras sont perturbés. Ensemble, médecins et patient, nous décidons d'un plan d'attaque : injection une fois par mois de testostérone afin d'aider rapidement au rééquilibrage hormonal, activité physique peu intense mais régulière et efficace (exercices de 3 fois 10 minutes par jour et fini les ascenseurs !), régime à base de poulet/dinde et poissons, de légumineuses (lentilles, flageolets, petits pois et riz), de fruits et crudités et, pour récompense, un verre de vin rouge à l'heure du déjeuner, le tout afin d'éliminer la graisse en surplus pour que la testostérone puisse remonter naturellement. Un traitement allopathique couplé à une cure de compléments alimentaires à base d'antioxydants et de plantes pour améliorer le statut hormonal viendra compléter le dispositif.

Maintenant, c'est à lui de jouer. Au fil des rendez-vous, je le vois satisfait, en meilleure forme, il se sent plus léger et dort mieux, il regagne confiance en lui au fur et à mesure que son corps se transforme. Il aura fallu un peu plus de trois mois pour le remettre sur pieds. Résultat : en reprenant de bonnes habitudes alimentaires accompagnées d'exercices physiques et d'un traitement à la fois allopathique et naturel sur-mesure, Philippe est aujourd'hui un homme neuf. Et son épouse, une femme heureuse !»

86

Être de mauvaise humeur pendant ses règles, on n'y peut rien, c'est inévitable

FAUX

Le terme de syndrome prémenstruel (SPM) est né et décrit en 1953 par les Dr Green et Dalton, avec une première notion médicale documentée en 1931 par le Dr Franck. Ce syndrome touche environ 50 % des femmes dans le monde, depuis la puberté jusqu'à la ménopause (fin des règles). Mais si le SPM est une presque fatalité de la nature, il n'est pas sans solutions médicales : on peut agir sur les symptômes en traitant les différents facteurs déclenchants.

Pour rappel, le cycle menstruel se divise schématiquement en deux grandes phases séparées par la courte période d'ovulation. Ces deux phases, la première dite folliculaire et la seconde dite lutéale, sont caractérisées par des niveaux de sécrétions d'hormones (œstrogène et progestérone) qui sont naturellement à des seuils sanguins différents.

Un léger dérèglement dans cet équilibre provoque le SPM dont la sévérité et les conséquences sur les aspects de la vie varient d'une femme à l'autre : 50 % de femmes ont des signes modérés, 35 % des retentissements sur leur vie professionnelle et familiale, et 5 à 10 % subissent des symptômes sévères.

Le SPM est un ensemble polysymptomatique de signes physiques et psychologiques survenant électivement et régulièrement durant la dernière semaine de la phase lutéale (seconde phase du cycle) avant les règles et cédant avec celles-ci lors du début de la phase folliculaire (première phase du cycle).

Différents mécanismes physiologiques neuroendocrinologiques survenant lors du SPM expliquent l'ensemble des symptômes dont les plus courants sont l'humeur triste et instable, l'irritabilité et la colère, l'anxiété et la tension nerveuse, la baisse d'estime de soi et une humeur dépressive, l'anhédonie (« envie de rien »), la fatigue physique et mentale, la perte d'énergie globale, une difficulté de concentration, le sentiment d'être débordée, des troubles du comportement alimentaire avec *craving* pour les aliments sucrés et gras, des troubles du sommeil, des troubles digestifs (constipation), des migraines, des myalgies, des douleurs pelviennes et dorsales, une mastodynie (douleurs dans les seins), une sensation de gonflement, d'œdème (*bloating*) et donc une prise de poids.

L'hyperœstrogénie relative par baisse du niveau de progestérone (insuffisance lutéale) est en partie responsable de l'ensemble des signes cliniques et psychologiques du SPM… et non pas le mauvais caractère des femmes ! C'est toujours bon à savoir…

Ajoutons que la sécrétion physiologique de prolactine (hormone synthétisée dans l'hypophyse) augmente pendant le cycle menstruel et durant la phase lutéale pour le développement de la glande mammaire (sein) et le maintien du corps jaune (ovulation). Cette hyperprolactinémie latente du SPM a un rôle lutéolytique, c'est-à-dire qu'elle favorise le catabolisme (dégradation) de la progestérone, d'où une insuffisance de cette dernière, et provoque aussi des douleurs dans les seins (mastodynie).

Aussi, la prolactine a un rôle sur le métabolisme hydro-électrolytique : elle stimule le système rénine-angiotensine-aldostérone (hormones des glandes surrénales, situées sur les reins) qui favorise la rétention hydro-sodée (rétention d'eau) à la base des œdèmes interstitiels et la sensation d'être « gonflée de partout ».

Enfin, l'hyperprolactinémie provoque également une intolérance au glucose et une prise de poids plus rapide.

Par ailleurs, les bétaendorphines (substances naturelles cérébrales antidouleur et anxiolytiques), qui exercent un rôle positif sur l'humeur, l'appétit, l'analgésie, voient leur activité diminuer pendant le SPM. Cette baisse de l'activité des récepteurs opioïdes (récepteurs antidouleur) explique donc l'humeur maussade, les signes dépressifs, l'anxiété, la fatigue globale, les douleurs multiples, les fringales, les grignotages et aussi les troubles du sommeil. La carence en dopamine, en sérotonine et en mélatonine (neurotransmetteurs) pendant le SPM accentue ces troubles.

Des troubles que le médecin pourra atténuer *via* un suivi médical personnalisé, notamment lié à l'hygiène de vie. Il vous conseillera, et plus particulièrement pendant la phase lutéale, de réduire votre consommation en sucres raffinés, trans fat, sel, café et alcool, de perdre du poids, de faire du sport (l'exercice physique d'endurance améliore l'humeur et diminue les douleurs). Il pourra également vous prescrire des anti-inflammatoires et antalgiques, des diurétiques anti-aldostérone (spironolactone) en cas d'œdèmes idiopathiques cycliques, une pilule contraceptive contenant de la drospirenone anti-androgénique ou à base de progestérone, mais également un gel à base de progestérone pour soulager la mastodynie (tension mammaire). Selon la gravité des troubles psychologiques, un antidépresseur (fluoxétine) est prescrit pendant la phase lutéale du SPM. Par ailleurs, 5 % des femmes souffrent de trouble dysphorique prémenstruel (TDPM), forme très sévère du SPM, et nécessitent alors un antidépresseur à cette période.

On y ajoute du magnésium, de la vitamine B6, à prendre sous forme de compléments alimentaires (cofacteurs du métabolisme des neurotransmetteurs sérotonine et dopamine qui réduisent les signes de déprime, fatigue, trouble du sommeil du SPM). On conseille aussi de boire des eaux riches en minéraux (qui baissent le taux de prostaglandine F2-alpha mise en cause dans les crampes lors des troubles des règles), et de manger des poissons gras et des oléagineux bourrés d'acides gras essentiels (oméga-3) comme ceux de l'onagre, de la bourrache (oméga-6), qui sont autant d'anti-inflammatoires naturels. Enfin, votre médecin peut vous prescrire de la mélatonine pour lutter contre l'insomnie pendant le syndrome prémenstruel.

Le +

Certaines plantes présentes dans des compléments alimentaires ont des principes actifs très intéressants dans la lutte contre le SPM avec ou sans l'accompagnement des médicaments :

- le gattilier pour son activité *progestérone-like*, dopaminergique, anti-androgénique et sédative ;
- l'alchémille, régulateur de la sécrétion ovarienne de progestérone ;
- le mucuna, composé chimique agoniste L-dopa (action dopaminergique) ;
- les ginseng, gingembre, maca, bacopa, autant de psychostimulants ;
- les griffonia et tryptophane – précurseur de sérotonine – pour leur action sédative, analgésique, anti-migraineuse, anti-grignotage ;
- les piloselle, orthosiphon, vigne rouge, des plantes drainantes pour lutter contre la rétention d'eau et l'œdème ;
- l'aubépine, la passiflore, la mélisse, le millepertuis, la valériane ou encore le rhodiole, plantes sédatives et anxiolytiques.

Au marché maintenant !

87

La ménopause, ce n'est qu'un problème de bouffées de chaleur !

FAUX

AU COURS DE l'installation de la ménopause, 80 % des femmes ont des bouffées vasomotrices plus ou moins importantes. Donc 20 % n'en ont pas.

Mais c'est vrai que les bouffées de chaleur sont l'un des effets secondaires les plus connus de la ménopause. Malheureusement, ce ne sont pas les seuls symptômes ressentis lors de cette période. Il convient donc de les connaître afin d'en discuter avec son médecin gynécologue pour en évaluer les conséquences sur la qualité de vie.

Chaque situation de femme en périménopause et ménopause est à évaluer au cas par cas avec le médecin dans le choix éclairé de la prise ou non d'un traitement hormonal de la ménopause (THM), avec des œstrogènes et progestérones biomimétiques en fonction du bénéfice/risque.

Il est, selon les recommandations actuelles, possible de le prendre dans les dix premières années de la ménopause à la dose minimale efficace. Mais certaines femmes font le choix de le garder à vie au vu du bénéfice qu'il apporte sur leur qualité de vie. En cela, les recommandations diffèrent au sein de la communauté internationale. Le THM reste en tout cas le meilleur des traitements des symptômes de la ménopause. Les bouffées de chaleur et les sueurs nocturnes en sont les plus connues, pour autant, tout un tas d'autres signes cliniques et psychologiques surviennent à différents degrés de sévérité au cours de la ménopause.

Les données de l'étude américaine multiethnique SWAN (*Study of Women's Health Across the Nation,* 1996-2013) ont conclu à une durée moyenne des bouffées de chaleur de 7,4 ans. Les femmes noires et les femmes souffrant de troubles anxieux voient cette durée s'allonger. Le fait de pouvoir répondre de façon statistique à une patiente en péri et ménopause, lui permet d'aborder cette phase de la vie en étant précisément informée.

La perte progressive ou brutale des sécrétions des hormones œstrogènes et progestérones, associée à une diminution de la DHEA, d'IGF-1, de GH (hormone de croissance) et de la testostérone (oui, la femme en a un peu), entraîne une prise de poids par formation de masse grasse périviscérale à prédominance abdominale, et une diminution de la masse maigre et musculaire. À plus long terme, la fonte musculaire ou sarcopénie peut se développer. Il faut donc rester sportive pendant la périménopause et une fois la ménopause installée, ou bien le devenir afin de conserver une bonne masse musculaire et de ce fait un métabolisme énergétique élevé pour limiter la prise de poids.

À la ménopause, la femme se retrouve au même risque cardio-vasculaire que l'homme. Sa prise de poids androïde (abdomen et torse) augmente le risque d'insulino-résistance, de prédisposition au diabète de type 2, et de maladies cardio-vasculaires telles que l'hypertension artérielle. De plus, la carence en œstrogène diminue le HDL cholestérol (le bon) qui est un protecteur endothélial (protection des vaisseaux artériels). Cela favorise l'inflammation et la formation des plaques d'athérome sur les artères.

Les muscles, eux, « protègent » les os par leur action ostéogénique. Ils stimulent leur croissance. Ce qui est un point essentiel à cette période de la vie pour préserver son capital osseux. Faire de la marche régulièrement, tous les jours au minimum pendant trente minutes, pouvant être fractionnées en 3 × 10 minutes dans la journée, est l'idéal.

En effet, la baisse des œstrogènes expose au développement de l'ostéopénie voire de l'ostéoporose et du risque fracturaire (tassements vertébraux, fracture du poignet, du col fémoral). Il convient de faire une ostéodensitométrie (DMO) et des dosages sanguins de biomarqueurs de l'état osseux, afin d'évaluer son statut osseux avec son rhumatologue. Une supplémentation en vitamine D et calcium peut s'avérer bénéfique. Aussi, manger alcalin limite l'acidose et la perte de calcium.

Donc on bannit l'alcool, la *junk food*, les viennoiseries, les gâteaux et les sodas qui sont acidifiants, que l'on remplace par des fruits et des légumes. Manger des protéines animales afin de conserver sa masse musculaire est indispensable. Les femmes maigres, ou ayant eu des troubles du comportement alimentaire au stade de leur puberté, ainsi que celles ayant eu des médicaments au long cours comme les corticoïdes, sont beaucoup plus à risque d'ostéoporose précoce.

La ménopause est également mise en cause dans les troubles génito-urinaires. Le muscle de la vessie, le détrusor, est œstrogéno-dépendant. la carence en œstrogène entraîne donc une hyperlaxité ayant pour conséquence une impériosité (impatience pour uriner) voire une incontinence urinaire, et des infections urinaires, cystites et pyélonéphrites. Hormis les traitements par médicaments anticholinergiques de l'instabilité vésicale ou de la chirurgie, les injections de Botox® dans la vessie sont efficaces. À voir avec votre urologue.

Les muscles de l'oropharynx sont également moins toniques, ce qui a pour conséquence des ronflements. Une recherche d'apnée du sommeil s'impose devant tout ronflement chez la femme ménopausée afin de diagnostiquer un trouble cognitif léger (TCL) pouvant être la cause de baisse de la concentration, perte de mémoire, fatigue chronique, tristesse et déprime. Direction l'ORL dans ce cas pour avoir son enregistrement.

Concernant les muqueuses, la sécheresse vaginale est fréquente. Elle favorise les infections et les mycoses. Cette sécheresse vaginale est souvent la cause de dyspareunie (douleur pendant les rapports sexuels), ce qui peut provoquer une vraie souffrance psychologique au sein du couple. Il ne faut jamais négliger ce symptôme !

Des topiques (gels et des crèmes) à base d'œstrogènes améliorent la trophicité des muqueuses. Des gels à base de plantes et d'acide hyaluronique peuvent être aussi appliqués. De nouveaux traitements apparaissent en gynécologie dans cette indication : l'injection d'acide hyaluronique en intravaginal (comme pour une injection dans le visage) et le passage intravaginal de sonde laser et de LED permettant la synthèse d'un collagène et d'une élastine de meilleure qualité (souplesse, épaisseur, lubrification).

Tout comme pour les muqueuses, la peau et les cheveux sont concernés par la baisse des taux hormonaux. Tonus et fermeté diminuent, les rides fines et profondes s'accentuent, et la peau est globalement plus « lâche ». Le THM améliore efficacement l'aspect de la peau.

L'alopécie (perte de cheveux, cheveux clairsemés avec apparition des lobes frontaux) peut également survenir. Il existe des lotions traitantes à base d'alphatradiol, très efficaces dans ce cas. On peut aussi faire des séances de LED et de mésothérapie afin de redensifier la chevelure.

Autre point important, le sommeil et l'humeur conjointement liés sont fortement perturbés à la ménopause. Les neurones sont œstrogéno-dépendants, d'où le déclin des fonctions cognitives, des troubles de l'humeur comme l'irritabilité, la dépression et l'anxiété. La baisse du taux des androgènes (DHEA, testostérone) est aussi une cause non négligeable de la fatigue et du manque de « peps ». Le tibolone est alors un médicament à envisager car, en plus de son double intérêt, en donnant de la progestérone et de l'œstrogène, il a une action androgénique.

Le sommeil quant à lui est moins récupérateur. Une sieste courte de trente minutes avant 15 h et la prescription de la mélatonine associée à de la valériane le soir au coucher ont tout leur intérêt dans ce cas. Selon la gravité des symptômes, des antidépresseurs sont prescrits.

Il apparaît donc évident que, si certaines femmes n'ont pas de bouffées de chaleur, ni de sueurs nocturnes, d'autres signes peuvent altérer leur qualité de vie au quotidien. La prise en charge globale de la ménopause permet de vivre mieux cette partie de sa vie et de rester jeune, belle et en forme très longtemps.

Le +

La phytothérapie en complément alimentaire est une alternative au traitement allopathique classique. Le soja, le lin, le houblon sont œstrogéno-mimétiques. Le yam et le gattilier avec l'alchémille, *progestérone-like*.

En plus de la pratique du sport, le choix alimentaire est à prendre en considération pendant cette période de péri-ménopause et ménopause. La relation entre la nutrition antioxydante et anti-inflammatoire riche en oméga-3, DHA et EPA, et le vieillissement cérébral ne sont plus à démontrer. Une activité intellectuelle comme la poursuite éventuelle de votre métier, la lecture, la pratique d'une langue étrangère, ou des jeux de société (jeux d'échecs, mots croisés...) sont bénéfiques pour la conservation d'un nombre de synapses élevé dans le cerveau (synaptogénèse) garant d'une bonne mémoire et d'une bonne réactivité.

88

Les dérèglements hormonaux, c'est seulement une affaire de femmes

FAUX

Les hommes et les femmes ont pratiquement la même « anatomie glandulaire », à la différence des organes sexuels, et du développement des glandes mammaires (seins), ceci étant dû à la variation de niveau de leurs hormones, bien qu'elles soient de nature identique. Les pathologies endocriniennes sont donc présentes chez les deux sexes, à savoir qu'il peut y avoir insuffisance ou excès de production de ces hormones. Dès lors, les symptômes cliniques sont spécifiques de la glande malade, que ce soit chez un homme ou une femme.

Les principales glandes sont l'hypothalamus, l'hypophyse et la glande pituitaire (mélatonine, hormone du sommeil) dans le cerveau, la thyroïde et les parathyroïdes, au niveau cervical, les glandes mammaires, les surrénales (glandes sur les reins qui fabriquent les cortisol, aldostérone, androgènes), le pancréas (qui fabrique l'insuline), les ovaires (progestérone, œstrogène), les testicules (testostérone) et prostate, respectivement chez les femmes et les hommes.

Chacune de ces glandes produit des hormones à un taux physiologique donné, en fonction de l'âge et du sexe de l'individu. Elles sont en lien les unes avec les autres *via* une boucle de rétrocontrôle de régulation commune à toutes.

Lorsqu'un dérèglement survient dans une glande, peu importe le sexe, l'impact de dysfonctionnement hormonal survient en répercussion dans tout l'organisme de la même façon, sauf pour la symptomatologie concernant les organes sexuels.

La pathologie est d'ailleurs diagnostiquée par les mêmes tests hormonaux chez l'homme et la femme, en laboratoire ou à l'hôpital. La thérapeutique sera la même, tout en prenant en considération que certaines hormones sont naturellement à un niveau plus élevé chez l'homme (les androgènes tels que la testostérone) alors que d'autres seront à un taux plus élevé chez la femme (prolactine, progestérone, œstrogène).

Il existe de nombreux exemples qui doivent alerter le patient et la patiente.

Un homme qui présente une gynécomastie (développement anormal des glandes mammaires chez l'homme), une impuissance, une perte de désir (baisse de libido), une dépilation sexuelle (perte de poils) doit tout aussi bien consulter son médecin, qu'une femme qui présenterait alors, dans le même ordre d'idée, les symptômes identiques de diminution de libido, une aménorrhée (absence de règles), et une galactorrhée (lait produit par les glandes mammaires en dehors de l'allaitement), en plus d'autres symptômes en lien avec la maladie. Le patient peut aussi se plaindre d'une perte ou prise de poids rapide avec troubles de l'humeur, tels qu'irritabilité, agitation, dépression, fatigue, maux de tête… Un problème de thyroïde peut en être la cause tout comme chez une femme.

Notons également que le vieillissement physiologique (qui n'est donc pas une maladie) entraînant la ménopause chez la femme (baisse et arrêt de synthèse des œstrogène et progestérone) et signant donc l'arrêt des règles a un pseudo-équivalent masculin, l'andropause, ou la baisse du taux de testostérone avec divers signes tels que fonte musculaire, fatigue, baisse des performances intellectuelles et physiques, irritabilité, dépression, baisse de la libido, troubles de l'érection, et prise de poids au niveau abdominal, cervical et mammaire (graisse androïde). Chez un homme jeune, ces signes sont symptomatiques d'un hypogonadisme. Il doit consulter un endocrinologue pour en déterminer la cause (tumeur, cancer, obésité, alcool).

La conclusion s'impose donc d'elle-même : le dérèglement hormonal n'est pas une histoire de femmes mais est aussi affaire d'hommes car les glandes affectées sont identiques à l'exception des glandes sexuelles.

Le +

Si la femme voit son gynécologue et son endocrinologue, l'homme doit quant à lui voir son urologue et aussi son endocrinologue en cas de signes de dérèglement hormonal, mais aussi pour les dépistages de cancer: examen des seins et frottis chez la femme, examen de la prostate chez l'homme.

89

Il n'existe pas de ménopause chez l'homme

FAUX

Bien sûr, à proprement parler, le terme de ménopause concerne l'arrêt physiologique des règles et de l'ovulation dû à la cessation de sécrétion d'hormones sexuelles œstrogène et progestérone chez la femme vers l'âge de 50 ans. Mais, chez l'homme, aux environs du même âge, il existe l'« andropause » (ou « hypogonadisme »), définie par les symptômes cliniques dus à la baisse du taux de testostérone dans le sang.

De nombreux hommes à la cinquantaine se plaignent d'une baisse des performances globales, physiques et mentales, qui les desservent au quotidien, que ce soit au travail, dans leur vie de couple et familiale ou dans leur vie sociétale.

L'origine de l'hypoandrogénie chez l'homme en bonne santé est multifactorielle. Elle est due au vieillissement mais est aussi interindividuelle : génétique, sociale, environnementale et économique.

Le déclin des fonctions testiculaires est progressif et débute le plus souvent de façon insidieuse. Cela débute physiologiquement vers l'âge de 30 ans pour s'accentuer chaque année. Tous les hommes ne ressentiront pas de baisse d'énergie pour autant.

On retrouve parfois des facteurs déclenchant « stressants » comme une fatigue physique et/ou psychologique importante due à un déménagement, un mariage, une rupture sentimentale, un deuil, une naissance, un changement d'état professionnel, un alitement et une convalescence…

En tout état de cause, la souffrance est là, car des symptômes dépressifs plus ou moins sévères accompagnent les plaintes telles que sommeil de moindre qualité, ronflements, fatigue, perte de mémoire et de concentration, moindre aptitude intellectuelle, prise de poids avec masse adipeuse abdominale élevée, perte de la masse et de la force musculaires (sarcopénie), myalgies (douleurs musculaires), hypersudation, perte de la pilosité, diminution du volume des testicules et de la taille de la verge, baisse de libido (désir), érection insuffisante. À long terme, la baisse de testostérone, la sarcopénie et la prise de poids entraînent une ostéoporose et ses risques de fractures.

C'est, d'ailleurs, un vrai cercle vicieux, car plus la testostérone baisse, plus le gras s'installe et le muscle fond, et plus la testostérone baisse… !

Pour retrouver un cercle vertueux, bouger est aussi indispensable que bien se nourrir, la nutrition et le sport étant des facteurs essentiels pour augmenter un taux de testostérone normal. En effet, plus un homme est musclé, plus son taux de testostérone est élevé et ce quel que soit son âge; et plus il a de masse grasse, plus sa testostérone baisse car elle se transforme en œstrogènes (*via* la réaction avec les aromatases). Ces œstrogènes sont d'ailleurs pro-cancérigènes. Le traitement le plus simple pour qu'un homme reste énergique est donc vraisemblablement une bonne activité sportive.

Le +

Certains médicaments (tout comme l'alcool !) diminuent le taux de testostérone, il convient donc d'en discuter avec son médecin. C'est le cas des somnifères et de certains antidépresseurs et anti-hypertenseurs.

Différents traitements à base de testostérone existent par patch, gel, comprimé et par voie intramusculaire. Le choix est fonction de la clinique et à discuter avec son médecin. La phytothérapie est soit une alternative, soit un bon complément à ces traitements allopathiques. L'ortie, le tribulus, le ginseng, le muira puama sont bien connus pour améliorer le taux de testostérone.

Un examen chez un urologue est indispensable en cas de diabète et de maladies cardio-vasculaires (recherche de fibrose des corps caverneux, des pouls fémoraux, et de la sensibilité testiculaire). Un bilan sanguin hormonal complet est préconisé avec le taux de PSA. Un cancer de la prostate est une contre-indication absolue au traitement androgénique puisqu'il est androgéno-dépendant.

90

En tant qu'homme, ce que je mange n'a aucune relation avec la fertilité

FAUX

Si l'on sait depuis longtemps que l'alimentation de la mère a un impact indéniable sur sa fécondité, sur le développement fœtal et sur la santé prédictive de l'enfant une fois adulte *via* la transmission épigénétique, il se trouve qu'il en est de même pour le père. La qualité du sperme est clairement liée à son environnement nutritionnel.

La médecine de la reproduction éprouve un intérêt grandissant pour l'environnement en raison de l'altération des paramètres spermatiques régulièrement retrouvés chez les donneurs de sperme dans les pays industrialisés, ainsi que l'incidence croissante de l'infertilité conjugale dans ces pays depuis 1980. L'étude française publiée dans la revue européenne *Human Reproduction* est alarmante. Elle montre le déclin important de la qualité spermatique de 26 600 hommes sains étudiés entre 1989 et 2005 en France. Cette étude selon l'équipe française est la plus importante menée dans le monde actuellement et est représentative de la population générale.

Parallèlement, le pourcentage d'adultes et d'enfants en surpoids et obèses croît de façon importante. Plus d'un homme sur deux (54 %) en âge de procréer est en surpoids. Les études de Jensen (2004), Sallmen (2006), et Nguyen (2007) se sont intéressées au lien entre l'IMC (Indice de masse corporelle) et la fertilité masculine. Elles ont toutes concluent à la relation dose-effet entre un IMC élevé et l'hypofertilité chez l'homme. Il existe une diminution de la concentration ou du nombre de spermatozoïdes dans le sperme, une réduction de leur mobilité et une augmentation des formes atypiques.

Une des explications du lien entre surpoids, obésité et baisse de la fécondité est le dérèglement hormonal dû à la trop forte composition corporelle graisseuse. L'étude de Ramirez en 2000 montre ainsi une hyperœstrogénie par aromatisation (transformation) des stéroïdes en œstrogènes dans les tissus graisseux. En clair, il y a moins de testostérones totales et libres et plus d'œstrogènes, ce qui altère la spermatogénèse.

Par ailleurs, l'augmentation de la température scrotale a son importance : l'accumulation de graisse au niveau de la ceinture abdomino-pelvienne (tablier abdominal : abdomen, pubis, lombaires et hanches) constitue un facteur de risque d'altération des spermatozoïdes. Et l'on sait, depuis une étude publiée dans une revue américaine d'obstétrique et de gynécologie, que le sperme est de meilleure qualité en hiver. C'est en effet entre décembre et mars que sa concentration est optimale et son taux d'anomalie au plus bas. Ce qui peut s'expliquer par une sensibilité à la température extérieure plus basse.

La consommation régulière et massive d'alcool affecte également les paramètres qualitatifs et quantitatifs du sperme de par, tout d'abord, l'atteinte toxique directe sur les cellules de Leydig et de Sertoli (cellules responsables de la spermatogénèse dans les testicules) et de par son impact hormonal suite à la baisse de la testostérone et l'augmentation des œstrogènes, la baisse de la libido et l'atrophie testiculaire.

Un régime alimentaire chez l'homme a récemment pris tout son sens au vu des résultats de nombreuses études. En Espagne, l'équipe de Mendiola en 2008 a prouvé que les hommes ayant des paramètres spermatiques normaux consommaient plus de fruits, légumes (laitue, tomates…), coquillages et poissons blancs que ceux qui se nourrissaient essentiellement de viande rouge et carmée (bacon, saucisses, charcuterie), et de pommes de terre.

L'étude hollandaise de Vujkovic en 2009 vient conforter ces résultats : le régime « fruits, légumes, poissons » à l'inverse du régime traditionnel hollandais (viande et pommes de terre) a donc un impact positif sur la qualité de l'ADN des spermatozoïdes grâce à l'apport de vitamines et la réduction du stress oxydatif. En effet les vitamines A, D, E, C, B9, B12, le zinc, le cuivre, le sélénium, le magnésium, le calcium et les oméga-3 retrouvés dans ce régime ont un rôle bénéfique sur les spermatozoïdes. À l'inverse, dans le régime hollandais, l'accumulation de toxines due à une défense antioxydante insuffisante compromet le mécanisme de réparation de l'ADN.

Le Pr Chavarro du département de nutrition et épidémiologie de Harvard a récemment mis en avant l'influence négative des polluants endocriniens (hormones de croissance) – utilisés par les producteurs de bovins pour la croissance de leur bétail – sur le sperme des consommateurs de bacon et de charcuterie. En revanche, les poissons blancs ont un effet positif sur la morphologie des spermatozoides et améliorent leur fertilité.

En 2008, il observait la corrélation négative entre la consommation de soja et d'isoflavones de soja et la concentration spermatique. Ce qui était d'autant plus accentué chez les hommes en surpoids ou obèses.

N'oublions pas l'impact du tabac et des polluants tels que les pesticides, qui altèrent la qualité du sperme et diminuent le nombre de spermatozoïdes fécondants. Mais les troubles du sommeil et le manque d'exercice physique sont également mis en cause dans les problèmes de fertilité masculine.

Le +

Bien qu'aucun consensus médical n'émerge, il est actuellement licite et pertinent au vu des résultats de nombreuses études sur le sujet, de préconiser un mode de vie optimal en termes de règles hygiéno-diététiques

→

pour l'homme en âge de procréer et plus encore s'il y a un projet de devenir père.

Parmi ces règles,

- outre le fait de faire du sport régulièrement,
- de s'assurer un sommeil de qualité,
- d'arrêter le tabac,
- il convient de diminuer sa proximité avec les éléments polluants,
- de diminuer sa consommation d'alcool (évitez la bière riche en houblon *œstrogène-like*),
- d'avoir une nourriture riche en vitamines et en minéraux pour les antioxydants (végétaux), de privilégier le poisson blanc à la viande, de réduire sa consommation de viande de bœuf, d'éliminer la charcuterie et les produits carmés et la *junk food* (trans fat et sucres raffinés) mais aussi le soja.
- S'il y a surpoids et obésité, perdre du poids est plus que conseillé.
- Enfin, si le couple est en désir d'enfant, il sera judicieux de faire pratiquer un dosage sanguin de vitamines et un bilan hormonal en sus des dosages conventionnels, et de prévoir une supplémentation s'il y a carence vitaminique.

91

Ce n'est pas ce que je mange qui va me déclencher un cancer

FAUX

LE CANCER EST une maladie d'origine multifactorielle. Les infections bactériennes, virales, la génétique, les hormones, les toxines, l'environnement professionnel, le tabac, l'alcool, font partie de ces facteurs déclenchants. Il existe depuis des années des études qui étayent les preuves que l'alimentation joue un rôle capital dans le développement et, à l'inverse, la protection des cancers. De la même façon, les études montrent que la pratique du sport diminue les facteurs de risque de développer les cancers. La consommation de boissons alcoolisées est la deuxième cause évitable de mortalité par cancers, après le tabac.

En réduisant les facteurs de risques connus, on peut donc réduire l'incidence des maladies. Si le médecin transmet ses connaissances, le patient devient alors acteur de sa santé : on mange mieux, on bouge mieux, on fume moins, on boit moins !

Voici alors quelques cancers dont le niveau de risque peut être diminué en se responsabilisant quant à son hygiène de vie. Nous ne parlerons pas ici des mécanismes biologiques inducteurs des cancers.

La consommation d'alcool est associée au risque de développer les cancers ORL (bouche, pharynx, larynx), œsophage (augmenté avec l'association du tabac), côlon-rectum, sein et foie. Une relation dose-effet a été mise en évidence. Cela veut dire que la quantité d'alcool joue un rôle direct sur l'augmentation du risque de développer un cancer. Seule la quantité d'alcool compte, quel que soit le type de boisson alcoolisée bue.

Par exemple, l'augmentation de risque de cancer ORL est estimée à 168 % par verre d'alcool consommé et par jour ! Autre notion importante : ce risque est le même que vous consommiez un verre par jour ou sept verres en une seule fois le week-end !

La consommation de viande rouge (bœuf, porc, mouton, agneau, cheval) augmente de 29 % le risque de cancer colorectal par portion de 100 g de viande rouge par jour et de 21 % par portion de 50 g de charcuterie (viande fumée, salaison, séchage ou *processed meat*) selon le rapport WCRF/AICR *(World Cancer Research Fund International)* de 2007. Le sel et les aliments salés augmentent, du reste, le risque de cancer de l'estomac.

Les aliments tels que la viande et la charcuterie sont à forte densité énergétique et peuvent provoquer surpoids et obésité si leur consommation est régulière. Il s'avère qu'il y a augmentation du risque de cancers par une élévation de l'indice de masse corporelle (IMC) de 5 points. Par conséquent, le risque des cancers de l'œsophage, pancréas, vésicule biliaire, foie, colorectal, sein, endomètre (utérus), rein est augmenté par l'excès de graisse qui élève les niveaux d'hormones et les facteurs de croissance oncogène tels que l' IGF-1 et autres protéines cytokines pro-inflammatoires qui favorisent la prolifération des cellules cancéreuses.

Les fruits et légumes sont maintenant bien connus pour réduire de façon significative le risque de cancers ORL, œsophage, estomac, colorectal et poumon. Ils sont tout d'abord à faible densité énergétique, donc réduisent le risque de surpoids. Ils sont également à haute valeur nutritionnelle, ainsi riches en micronutriments essentiels à une santé optimale. Ils sont pourvus en flavonoïdes, vitamines, oligoéléments et antioxydants qui réduisent le stress oxydatif pourvoyeur de réduction de l'immunité et d'accumulation de radicaux libres altérant les cellules de l'organisme.

La vitamine B9 (folates) et le sélénium ont un rôle protecteur du cancer du pancréas, les caroténoïdes (bêta-carotène, lutéine, zéaxanthine, lycopène) protègent des cancers ORL et poumon, avec une spécificité pour le bêta-carotène et la vitamine C pour le cancer de l'œsophage, et le lycopène et la vitamine E pour celui de la prostate. Les aliments riches en fibres protègent du cancer colorectal et la vitamine B9 protège l'ADN.

Précisons que la consommation de ces micronutriments nécessite dans la plupart des cas leur matrice pour être actifs. C'est-à-dire qu'ils doivent être ingérés

« en fruits et en légumes » et non pas en compléments alimentaires pour être encore plus efficaces.

Le +

- Diminuer votre consommation d'alcool et de tabac (ou arrêter).
- Diversifier votre alimentation pour varier l'apport en vitamines.
- Augmenter parallèlement votre consommation en fibres.
- Choisir les produits alimentaires les moins transformés donc avec moins d'additifs tels que sulfites, sel, conservateurs, colorants, exhausteurs, édulcorants.
- Consommer bio de temps en temps (moins de pesticides).
- Consommer des aliments frais et crus en alternance avec les aliments cuits apportera un maximum de micronutriments à l'organisme pour optimiser les réactions biologiques antiprolifératives de cellules « malades ».
- Et faire du sport, car le sport diminue les risques de cancer toutes causes confondues et augmente l'espérance de vie chez les hommes et les femmes, quels que soient leurs antécédents.

92

L'acné, c'est seulement chez les ados

FAUX

S'IL EST VRAI que les adolescents sont souvent représentés dans les livres et BD comme de grands efflanqués « boutonneux », de nombreux adultes, hommes et femmes, consultent au cabinet pour traiter eux aussi des problèmes d'acné. Ils sont souvent étonnés de cette récidive tardive, alors même qu'ils avaient déjà fait le nécessaire chez leur dermatologue à l'adolescence. Il y a parfois même des patients pour qui c'est la première fois ! 20 % des acnés féminines apparues adultes n'ont pas d'antécédent acnéique jeune.

Contrairement à ce que l'on pourrait penser, cette pathologie concerne les deux sexes et toutes les tranches d'âge. L'étude américaine de Yentzer en 2010 objectivait que, près de 62 % des patients consultant pour un traitement antiacnéique avaient plus de 18 ans.

L'acné apparaît sous différentes formes lésionnelles (séborrhée, comédons, kystes, pustules, nodules) et peut laisser des séquelles cicatricielles d'hyperpigmentation surtout chez les phototypes (peaux) foncés. Elle est le plus souvent retrouvée sur le visage, le tronc et le dos.

Son traitement précoce est favorable à une amélioration rapide et à une meilleure qualité de vie. Le traitement est assez long (de 6 mois à 1 an), d'autant que l'acné, maladie chronique inflammatoire et d'origine multifactorielle, évolue parfois par poussée en fonction de plusieurs critères et qu'elle peut donc récidiver.

C'est la complexité de la glande sébacée qui explique en partie les multiples facteurs causals de l'acné. Ce follicule sébacé est pourvu de nombreux types de récepteurs en son sein, ce qui le soumet à des signaux complexes exogènes et endogènes qui influent sur sa production de sébum, son état inflammatoire et sa pullulation microbienne. Il possède des récepteurs aux hormones du stress (*Corticotropin Releasing Factor* et substance P), des récepteurs à l'IGF-1 stimulés par l'augmentation de l'insuline, donc par le sucre, des récepteurs dits PPAR stimulés cette fois par le gras, des récepteurs à l'histamine liée au statut immunitaire et inflammatoire et enfin des récepteurs aux hormones androgènes (hormones stéroïdes). Il existe des enzymes responsables de la stéroïdogenèse au niveau du follicule d'où sa sensibilité aux hormones stéroïdes.

Ainsi, les facteurs de risque connus qui influencent l'apparition de l'acné et sa sévérité sont la génétique, le tabac, le soleil, le stress, les cosmétiques, les facteurs hormonaux, l'alimentation et le surpoids.

Les études de 2006 publiés dans l'*European Journal of Dermatology* par le Dr Tsai sur le lien entre acné et index de masse corporel élevé et celle de 2007 du Dr Smith (*Journal of the American Academy of Dermatology*) sur la comparaison entre un régime riche en protéine et peu sucré et un régime très sucré et l'apparition de l'acné, montrent tout l'intérêt à prendre en considération les conséquences directes de la nutrition sur la peau.

Ainsi, on le sait moins, mais des études américaines faites en 2006 et 2008 par l'équipe d'Adebamowo (*Milk consumption and acne in adolescent girls / in teenaged boys*) ont montré l'impact de la consommation excessive de produits laitiers et surtout de lait chez les adolescents filles et garçons : ce dernier contient des stéroïdes anabolisants, et des facteurs de croissance, d'où son rôle potentiel dans l'acné.

La peau est le reflet d'une bonne santé et est visible du premier coup d'œil, il en va de son image. Les complexes et l'estime de soi y sont parfois liés. Alors, quelles qu'en soient les raisons, il faut consulter un dermatologue dès l'apparition des symptômes. Plus tôt est instauré le traitement, moins les séquelles atrophiques et pigmentaires seront importantes.

En alliant le traitement de l'acné, la gestion d'un régime alimentaire (pauvre en sucre, en gras et en lait), la baisse du stress et les traitements en médecine esthétique (*peeling*), l'état de la peau s'améliore en quelques mois et l'on prend des habitudes bénéfiques pour son état de santé global. Ainsi, on perd du poids en traitant son acné, on relève la tête et on retrouve le sourire. Bref, on a tout à gagner !

Le +

Le nutritionniste, l'endocrinologue, le gynécologue et le dermatologue peuvent être d'une grande aide multidisciplinaire dans la prise en charge globale de l'acné.

Les traitements combinés (comprimés, lotions, crèmes) restent les plus efficaces en tenant compte des facteurs aggravants : une contraception inadaptée (à propriété androgénique) chez la femme (tout comme chez l'adolescente) est parfois une cause de poussée acnéique et est systématiquement à rechercher.

Chez une femme et un homme à terrain favorisant, il faut éviter de consommer des produits délivrant des stéroïdes anabolisants souvent utilisés dans le milieu des sportifs pour augmenter la masse et la force musculaires, et la DHEA (hormone androgène favorisant le rajeunissement).

Il est préférable de limiter la consommation de lait et les aliments à index glycémique élevé afin de limiter les pics d'insuline et la libération d'acides gras, et privilégier la nourriture dite « anti-inflammatoire et antioxydante ».

L'exposition au soleil, l'alcool et la cigarette sont également des facteurs aggravants.

93

Le Botox®, c'est juste pour de la médecine esthétique

FAUX

SI LE BOTOX® ou d'autres marques comme Bocouture®, Vistabel® et Azzalure® sont connues en médecine esthétique pour « lisser le front » ou encore « agrandir le regard » en mettant les muscles au repos, ce médicament a en réalité d'autres cordes à son arc.

La toxine botulique ou botulinique de type A est un médicament qui a comme tous les médicaments une autorisation de mise sur le marché. Elle est utilisée depuis 1975 en médecine et depuis des années à l'hôpital afin de soigner de nombreuses pathologies musculaires.

C'est une substance naturelle produite par une bactérie, le clostridium botulinum qui provoque une maladie devenue rare, le botulisme, une toxi-infection alimentaire après une ingestion de conserve avariée.

On l'emploie pour sa propriété de relaxation musculaire qui permet selon les dosages de détendre un muscle ou de le paralyser en fonction du résultat recherché.

Les ophtalmologues l'utilisent fréquemment pour traiter les blépharospasmes (sautillement et fermeture des paupières) et les troubles de l'oculomotricité (strabisme). Les neurologues, quant à eux, soulagent les patients souffrant de spasmes hémifaciaux (mouvements anormaux d'une moitié du visage), torticolis et spasticité des membres (contraction excessive).

Une autre indication intéressante pourra concerner toutes les personnes indisposées par une hypersudation au niveau des aisselles. La toxine permet de réduire de façon considérable la production de sueur. Le patient aura au préalable bénéficié d'une prise de sang générale afin d'établir un diagnostic causal à cette hyperhydrose axillaire.

Les chirurgiens plasticiens peuvent également en avoir l'utilité après une reconstruction faciale due à un post-traumatisme (accident, brûlure) où des asymétries faciales surviennent à cause de certaines lésions irréversibles. L'injection de toxine permet de bloquer un muscle pour le détendre et assurer ainsi une meilleure symétrie des traits du visage. On l'indique également lorsqu'il faut pour traiter une asymétrie jugée disgracieuse par un patient.

Le bruxisme est aussi une bonne indication d'injection de la toxine, injectée dans ce cas dans les masséters afin de réduire les grincements intempestifs et involontaires des dents survenant le plus souvent la nuit et entraînant de nombreuses conséquences sur l'altération de la dentition (usure de la dentine, émail, fracture de dent). L'objectif étant ici de réduire la contraction des muscles masticateurs et les douleurs qui en découlent. Les dents sont, elles, traitées par le dentiste (gouttière, orthodontie).

Une indication beaucoup moins connue est l'instabilité vésicale qui provoque impériosité et incontinence urinaire. L'urologue injecte de la toxine directement dans le muscle de la vessie (détrusor) par voie endoscopique au bloc opératoire et sous anesthésie. L'effet perdure quatre à huit mois. Ce traitement a tout son intérêt en cas de résistance au traitement classique par médicament que ce soit chez les hommes ou chez les femmes.

On l'aura donc compris, la toxine botulique est un médicament qui fait partie de l'arsenal thérapeutique bien connu des médecins qui, selon leur spécialité, sont habilités à l'injecter pour le mieux-être de leur patient. Et pas seulement dans un souci d'esthétisme.

Le +

Des précautions d'emploi sont connues du médecin et à expliquer à son patient quinze jours avant toute injection. L'effet de la toxine dure de trois à six mois et est à renouveler par le médecin. Pendant la grossesse et l'allaitement, l'injection est contre-indiquée.

→

Dans de nombreux autres pays que la France, la toxine botulique est injectée pour traiter les migraines chroniques. La céphalée de tension est alors beaucoup moins fréquente, du fait de la relaxation des muscles frontaux.
Aux États Unis, on injecte la toxine en traitement de la dépression en prime des traitements classiques : le fait de ne plus pouvoir reproduire une expression de colère ou de tristesse (oméga mélancolique), par inhibition de la contraction des muscles du front, permettrait de réduire les symptômes de l'anxiété et de la dépression.

94

Si mes cheveux sont cassants et fins, c'est parce que je manque de fer

FAUX

Il existe de nombreuses causes expliquant la détérioration de la structure des cheveux allant d'un cheveu cassant, fin, clairsemé, à sa chute ou alopécie. Les facteurs influençant la santé du cheveu sont d'origines génétiques (alopécie androgénétique), hormonales, saisonnières, alimentaires, infectieuses, auto-immunes, mécaniques et psychoaffectives. La baisse de réserve en fer n'est donc pas la seule cause, loin de là !

L'histoire de notre civilisation nous apprend beaucoup sur la chevelure, attribut de force, de séduction et d'identité. Au Moyen Âge, en Europe, les cheveux longs étaient réservés aux nobles, tandis qu'au Japon, chez les Samouraïs, se les faire couper était un acte de déshonneur, puis chez les Hippies dans les années 1960-70, un symbole de rébellion contre l'ordre établi. Aujourd'hui encore, il reflète un style, un caractère.

Mais long ou court, coloré ou non, un beau cheveu est toujours signe de vigueur et de bonne santé, à l'image des ongles et de la peau. Sa chute est un facteur dépressogène important qu'il ne faut pas banaliser, ni sous-estimer, la chevelure étant un attribut de la beauté.

Qu'est-ce qu'un beau cheveu ? C'est un cheveu brillant, volumineux, avec un diamètre épais et issu d'un cuir chevelu sain. Nous avons tous entre 70 000 et 150 000 cheveux. Tous les jours, le cheveu meurt, tombe puis se renouvelle : sa chute est physiologique. Si elle est trop importante (plus d'une centaine quotidiennement) et que la pousse ne compense pas la chute, une consultation médicale s'impose.

En premier lieu, l'anatomie du cheveu explique que ce dernier puisse s'affiner ou tomber en raison d'un type de coiffure et de coiffage. En effet, un muscle est fixé sur la matrice du follicule. Ce muscle arrecteur trop souvent soumis à des tractions provoquées par des brushings, lissages, attaches en queue-de-cheval, en tresses, va comprimer la racine et « tuer » le cheveu. Il faut donc laisser sa chevelure au naturel et flotter librement le plus souvent possible.

En deuxième lieu, de nombreuses pathologies du cuir chevelu peuvent expliquer un cheveu en mauvais état. Le médecin peut diagnostiquer des infections comme les mycoses (champignons), des allergies, une dermite séborrhéique (squame), un psoriasis ou un eczéma. Les carences en vitamines et en oligoéléments sont également une cause fréquente de chute de cheveux ou de cheveux cassants.

Il ne faut pas oublier l'anémie, ou une baisse de réserve en fer, dans le cas d'une patiente ayant des règles abondantes, irrégulières ou des fibromes. Les troubles digestifs tels que reflux gastro-oesophagien et maladies intestinales inflammatoires entraînent une malabsorption du fer et aussi des saignements occultes (microhémorragies) responsables de la baisse de réserve en fer et de la non-absorption des micronutriments apportés par l'alimentation. Il faut donc consulter un gastroentérologue si des troubles de la digestion (diarrhée, constipations, reflux, douleurs abdominales, ballonnements) accompagnent une chute de cheveux !

Les végétariens ou ceux qui mangent peu de viande, d'œufs, poissons et crustacés peuvent eux aussi développer des carences en fer, mais également des carences en vitamines du groupe B telles que la B12 (cobalamine), B5 (pantène), B8 (biotine), B9 (folate) et des carences en protéines (cystéine) indispensables à la fabrication de la kératine du cheveu. Ces mêmes personnes vont manquer de zinc et d'iode, également nécessaires au métabolisme de formation du cheveu. L'iode est notamment indispensable à la synthèse des hormones thyroïdiennes. Ces dernières, en cas d'hypothyroïdie, sont impliquées dans la chute du cheveu.

La carence en vitamines D2/D3 doit elle aussi être supplémentée. Elle est désormais considérée comme une hormone et a un rôle à jouer dans la synthèse des cheveux.

Largement responsables de la dégradation de la chevelure, les dérèglements hormonaux autres que les dysthyroïdies, sont également à relever : certaines femmes perdent leurs cheveux en post-accouchement par chute du taux de leurs œstrogènes. À la ménopause, les taux d'œstrogènes et de progestérone qui baissent en sont aussi la cause. Toute pathologie hormonale entraînant une élévation accrue des androgènes (hormones « mâles ») va avoir pour conséquence un cheveu fin et clairsemé et une chute de cheveux accélérée. Le syndrome des ovaires polykystiques en est un bon exemple.

Chez l'homme, l'alopécie androgénétique mise en cause dans 90 % des cas d'alopécie, n'est pas due à un excès de sécrétion de testostérone circulante, mais à l'hyperactivité d'une enzyme, la 5-alpha réductase qui la transforme en dihydro-testostérone hypercaptée par les récepteurs du follicule pileux qui voit sa croissance réduite. Même mécanisme chez la femme pour qui c'est la cause dans 15% des cas.

Sachez enfin que le stress, la dépression, l'anxiété ont pour impact l'élévation d'hormones comme le cortisol, responsable de l'affinement du cheveu. Tout stress oxydatif dû à la consommation de tabac, d'alcool, de malbouffe, élève les taux de protéines inflammatoires responsables du vieillissement précoce de la peau, des ongles et des cheveux. Attention également à la trop forte consommation de produits laitiers et de viande rouge, facteurs d'augmentation des taux de stéroïdes sanguins mis en cause dans l'alopécie.

Il faut consulter son médecin afin de pouvoir bénéficier d'un examen clinique et d'une prescription pour une prise de sang complète évaluant d'éventuelles allergies, carences en vitamines et en minéraux, et faire un bilan biologique hormonal. Si des anomalies sont détectées lors de l'analyse de ce bilan, un traitement sera prescrit, tel qu'une pilule contraceptive antiandrogénique à la patiente en âge de procréer, un traitement hormonal à la femme ménopausée, ou pour tout autre maladie hormonale découverte. Les carences en micronutriments seront traitées. Chez les enfants, victimes de pelades notamment, des traitements dermatologiques existent. Tournez-vous vers un spécialiste.

Pour conclure, le manque de fer peut être un facteur de chute de cheveux mais votre médecin s'assurera qu'il n'y en a pas d'autres !

Le +

Des compléments en vitamines du groupe B, en oligoéléments (zinc), et des lotions (MINOXIDIL) et shampoings traitants peuvent être conseillés en plus du traitement proposé par le médecin.
Les compléments alimentaires, intéressants en phytothérapie sont : le gattilier (anti-androgéniques chez la femme), ou le bambou riche en silice.
Des traitements de médecine esthétique peuvent également être proposés au patient. La mésothérapie (micro-injection indolore de vitamines et d'antioxydants) combinée à des séances de lumière thérapeutique (LED), qui stimulent la croissance des follicules pileux, s'avèrent efficaces en cas de chute modérée.
En cas d'alopécie avancée, la greffe capillaire reste alors une alternative médicale.

95

Si je suis déprimé, c'est à cause de ma thyroïde

FAUX

C'EST LUI DONNER bien du pouvoir que de croire qu'à elle seule la thyroïde, cette glande située au niveau du cou chez l'homme et la femme, est maîtresse de nos humeurs. Les hormones thyroïdiennes ont, c'est vrai, un rôle dans leur régulation en fonction de leur taux à la hausse (hyperactivité, anxiété) ou à la baisse (dépression de l'hypothyroïdie) mais, pour autant, la dysthyroïdie n'a pas le monopole de cause de la dépression. Il existe actuellement 350 millions de déprimés dans le monde, et les dérèglements de la thyroïde et des autres glandes n'expliquent pas tout !

D'autres maladies sont mises en cause et, fait récent, les recherches ont établi un lien direct entre la dépression et l'état de santé de l'intestin *via* un axe neuro-digestif ou *Gut-Brain Axis* (GBA). L'intestin serait donc notre deuxième cerveau (*the second brain)* en partie responsable de la dépression.

Pour rappel, la dépression est une maladie à part entière, suivie par des spécialistes, psychiatres et psychologues. Cependant, elle est aussi un syndrome clinique (ensemble de signes de l'état dépressif) faisant partie d'un groupe de symptômes d'une autre pathologie en cours. En effet, il existe de nombreuses pathologies où l'on retrouve la dépression. Ces affections sont d'origine hormonale autre que d'origine thyroïdienne (surrénales par exemple), nutritionnelle (anémie), neurologique (Alzheimer, Parkinson), auto-immune, ou liées à un cancer.

La liste n'est pas exhaustive.

L'état dépressif rassemble plusieurs signes qui affectent à divers degrés le patient qui en souffre : humeur triste, pleurs, fatigue, déprime, irritabilité, anxiété avec agitation stérile ou inhibition et repli sur soi, douleurs multiples, émoussement des affects, instabilité émotionnelle, subjectivité, réinvestissement du passé, anorexie ou au contraire hyperphagie, insomnie avec réveils nocturnes et réveils précoces, baisse de la concentration, de la libido et de l'estime de soi, pessimisme, idées noires, pensées répétitives négatives…

La dépression est donc traitée au cas par cas, en fonction de sa gravité et de la sévérité de ses troubles, ainsi que le contexte pathologique dans lequel elle évolue. Ce sont les traitements antidépresseurs, les anxiolytiques et la thérapie comportementaliste qui sont pratiqués actuellement. La maladie en cours est évidemment suivie dans le même temps.

Le fait d'avoir mis en évidence la boucle bidirectionnelle entre le microbiote (flore intestinale) et le système nerveux central ou GBA a ouvert d'autres champs d'action à la compréhension de cette maladie et aux nouvelles thérapeutiques qui pourront compléter l'allopathie actuelle.

Mais comment peut-il y avoir un lien entre la dépression et le tractus digestif ? En 2015, l'équipe de Carabotti publie dans les *Annals of Gastroenterology* une étude qui décrit clairement l'implication des bactéries sur l'activité cérébrale en lien avec les systèmes neuro-endrocrinologiques et immunologiques.

Chez ces patients déprimés, le stress provoque un déséquilibre du microbiote ou dysbiose, qui s'exprime par une perméabilité intestinale perturbée. L'intestin en bonne santé est normalement intègre et étanche. Cette hyperperméabilité va donc permettre aux toxines alimentaires et autres déchets de passer la barrière intestinale au lieu d'être dégradés puis éliminés par les urines et les selles, et provoquer alors une inflammation chronique. Cette inflammation de bas grade fait perdurer l'état de stress.

Et c'est un cercle vicieux qui s'instaure. En effet, les protéines inflammatoires (cytokines) et les endotoxines engendrées par le stress provoquent des changements négatifs dans la signalisation centrale (cerveau) entraînant des comportements de type anxiété et dépression. Les hormones (cortisol) et neurotransmetteurs (adrénaline) du stress y contribuent également.

Il s'avère aussi qu'en cas de dysbiose se produit une mauvaise absorption des acides aminés apportés par l'alimentation, précurseurs permettant la sécrétion des neurotransmetteurs régulateurs de l'humeur des comportements émotionnels et de la douleur. C'est le cas du tryptophane, ce qui a pour conséquence une sécrétion réduite de sérotonine par les entérocytes (cellules de l'intestin). À savoir que la sérotonine est un neuromédiateur modulateur essentiel de la bonne humeur synthétisée à 80 % par l'intestin en bonne santé. La sérotonine cérébrale ne représente que 1 % de la totalité produite. Il en est de même pour l'absorption altérée de tyrosine, précurseur de la dopamine neurotransmetteur caractéristique de l'action, du pragmatisme et de la jovialité et enfin de GABA (acide gamma aminobutyrique). Ce dernier a pour rôle essentiel de créer détente et relaxation sur un plan général.

C'est ainsi que le Dr Dinan définit en 2012 (*Psychoneuroendocrinology*) et 2013 (*Biological Psychiatry*) un nouveau champ d'action thérapeutique sur la dépression et l'anxiété : les psychoprobiotiques. Ce sont des micro-organismes vivants bénéfiques pour la santé mentale de l'homme. Ces nouveaux traitements existent déjà et sont efficaces chez les rongeurs en état de stress et déprimés. Ils permettent à nouveau une bonne entente entre les bactéries de l'intestin et les cellules du cerveau pour vaincre la dépression.

De plus, dans son étude publiée en 2012, le Dr Altrup montre que la composition lipidique des membranes des neurones a une influence dans la bonne neuro-conduction des informations cérébrales. Ces phospholipides (« bon gras ») sont influencés par les bactéries de la flore intestinale et tout spécifiquement les bifidobactéries et lactobacilles.

En bref, il y a une boucle régulatrice de contrôle entre les bactéries de l'intestin, ce que nous mangeons et les cellules du cerveau pour expliquer les mécanismes de la dépression.

Le +

En attendant l'arrivée des psychoprobiotiques, l'alimentation doit être prise en considération dans le cas de troubles de l'humeur, car elle impacte directement l'équilibre de la flore bactérienne. Rappelons que le sucre et le gras en excès perturbent la flore, diminuent la qualité du système immunitaire et augmentent le risque d'infections et d'inflammations, donc de stress physiologique. Donc on mange mieux et on bouge plus. Les antibiotiques prescrits au long court doivent être justifiés afin d'éviter la perturbation du microbiote.
On mise sur les omégas 3, pour réduire la déprime (oléagineux, poissons gras, huiles végétales) ou on pratique la luminothérapie chez soi pour augmenter les taux de neurotransmetteurs de la bonne humeur. Si la dépression s'installe, on consulte un psychiatre et son médecin dans tous les cas.

96

Manger des bonnes bactéries, ça n'a aucun intérêt pour la santé

FAUX

NOTRE ORGANISME COMPTE des milliards de microbes nécessaires à sa protection. Cette flore bactérienne qui nous est propre est nourrie par ce que nous mangeons. Ses propriétés et caractéristiques physiologiques sont modulables par la qualité et la quantité des apports nutritionnels ingérés. Elle a notamment besoin d'autres bactéries pour se développer et fructifier. Ainsi, apporter à son corps des bonnes bactéries via une nourriture appropriée contribue à une meilleure santé.

On mange donc des probiotiques : micro-organismes vivants bénéfiques pour l'homme par leur action sur les voies digestives, et apportés par l'alimentation.

En quantités adéquates, ces bonnes bactéries sont donc à consommer soit sous forme de compléments alimentaires ou de médicaments, soit sous forme de mélanges intégrés dans des aliments.

Il existe également des ingrédients alimentaires qui ne sont pas des bactéries mais qui méritent d'être soulignés, ce sont les prébiotiques. Ces produits naturels bénéfiques pour la santé ne sont pas digestibles et servent à nourrir la microflore colique afin qu'elle puisse se multiplier dans les meilleures conditions. Il est donc intéressant d'en consommer avec (symbiotique) ou sans probiotique selon le but thérapeutique à atteindre.

En bref, le prébiotique nourrit le probiotique.

Les bonnes bactéries résidentes du microbiote intestinal assurent plusieurs fonctions quand leur équilibre est optimal. Elles ont un rôle de stimulation immunitaire, de gestion du métabolisme du sucre et du gras, de régulation énergétique et métabolique, de dégradation et d'élimination des toxines exogènes (apportées par l'extérieur) et endogènes (produites naturellement par le corps), de barrière aux bactéries pathogènes afin de lutter contre les intoxications et les infections et, pour finir, un rôle sur le comportement neuronal (humeur, sommeil, douleur).

S'il s'avère qu'un déséquilibre survient dans la composition du microbiote, des symptômes de dysbiose (hyperperméabilité intestinale) apparaissent tels que fatigue chronique, irritabilité, anxiété, douleur inflammatoire, infections fréquentes, mauvaise haleine, troubles de la digestion et du transit, flatulences, ballonnements, allergie…

De plus en plus d'études montrent que les probiotiques et les prébiotiques vont améliorer l'état général et réduire ces symptômes.

Les probiotiques classiquement utilisés sont les bifidobactéries et les lactobacilles, les prébiotiques les plus communément ingérés sont des fibres sucres : l'inuline qui comprend les fructo-oligosaccharides (FOS), le lactulose et les galacto-oligosaccharides (GOS).

Le Pr Roberfroid a décrit, en 2000, dans *The American Journal of Clinical Nutrition*, l'intérêt de ces probiotiques pour réduire l'intolérance au lactose (sucre du lait et des produits laitiers), renforcer le système immunitaire et diminuer le risque de diarrhée à rotavirus chez les nourrissons.

Ces mêmes souches utilisées chez des patients souffrant de TFI (troubles fonctionnels intestinaux-colopathie fonctionnelle) ont vu, après un mois d'ingestion, leur douleur abdominale diminuer et leur constipation s'améliorer.

Dans la maladie de Crohn (maladie digestive évoluant avec des poussées inflammatoires), l'effet prébiotique de l'inuline a montré des résultats encourageants sur la diminution de l'inflammation. Concernant la rectocolite hémorragique, c'est l'utilisation de symbiotique (inuline et bifidobacterium) qui améliore l'évolution de la maladie.

De nombreuses études réalisées sur des souris et des rats montrent tout l'impact de certaines souches de probiotiques pour corriger la glycémie en stimulant l'insulino-sensibilité et réduire les taux d'acides gras dans le sang.

Lc lait indien fermenté contenant des souches de lactobacillus acidophilus et casei aide à faire perdre du poids chez les rats de façon significative. Toutes ces données demandent à être appliquées chez l'homme afin de lutter contre l'épidémie d'obésité et de traiter le diabète. En effet, les recherches actuelles montrent que l'oligofructose prébiotique augmente le nombre de bifidobactéries intestinales, ce qui stimule la tolérance au glucose. Ce résultat montre tout l'intérêt de nouvelles stratégies de traitement du diabète.

De nombreuses souches bactériennes probiotiques sont en cours d'études afin de déterminer quel probiotique ou symbiotique est à utiliser en fonction de la pathologie à traiter.

Le +

- De nombreux laboratoires proposent des compléments alimentaires à base de probiotiques et prébiotiques. Un conseil médical est conseillé avant de les utiliser.
- Les laits fermentés, type kéfir et lassi, peuvent être consommés pour améliorer son transit grâce à la présence de leurs probiotiques.
- L'allaitement qui permet la transmission de la flore maternelle à l'enfant doit être privilégié au biberon. Il entraîne un réel bénéfice santé à long terme... et à vie. À défaut d'allaitement, des laits infantiles bifodogènes existent.
- Les FOS (prébiotiques) sont présents naturellement dans l'alimentation : crucifères, artichaut, asperge ; ils sont à consommer régulièrement et en petite quantité, et bien les mâcher afin d'habituer l'intestin à leur tolérance.

97

L'intestin, c'est seulement un tube qui sert à digérer

FAUX

On a depuis dix ans mis en avant le rôle de l'intestin comme étant le « deuxième cerveau » du corps, d'où ses nombreuses fonctions autre que la digestion.

Sa flore est constituée d'un millier d'espèces bactériennes différentes qui constitue une empreinte unique pour chaque individu, le microbiote humain. L'exposition de l'organisme aux bactéries est inévitable et « naturelle ». Cette flore bactérienne recouvre la peau et les muqueuses du corps toute notre vie. Elle commence *in utero* puis évolue au cours de l'existence selon les facteurs environnementaux (alimentation, géographie, climat, épidémies, prise d'antibiotiques, stress) et des facteurs propres à l'individu (âge, génome, état de santé).

Bien que la flore intestinale soit de composition variable, ses fonctions métaboliques bénéfiques sur la santé sont identiques chez tous.

Il y a bien sûr des bactéries pathogènes capables de donner des maladies infectieuses, mais il y a aussi de bonnes bactéries appartenant à cette flore dite commensale et qui, par définition, vit en symbiose avec son hôte.

C'est essentiellement l'équilibre entre deux grands groupes de bactéries qui la composent, qui prévaut sur la protection de l'organisme. Il y a 75 % de firmicutes et 25 % de bacteroidetes. En fonction de l'âge, les rapports changent (ratio de 10 pour 1 chez un adulte sain, de 5/1 pour un adulte âgé à partir de 70 ans, et de 5/1 pour un nourrisson jusqu'à 10 mois).

Ainsi, le déséquilibre du microbiote entre firmicutes et bacteroidetes aura pour conséquence l'apparition de maladies inflammatoires telles que les maladies inflammatoires chroniques intestinales (MICI) (ratio de 1/1 à 3/1) comme la maladie de Crohn et la RCH (rectocolite hémorragique), de maladies auto-immunes, d'allergies, de maladies cardio-vasculaires, de diabète et des troubles anxio-dépressifs (TAD).

Cet écosystème digestif peut donc devenir pathogène dans certaines conditions telles qu'une malnutrition riche en sucres, en gras et pauvres en fibres, ou qu'une défense immunitaire affaiblie (immunodépression).

Ce déséquilibre entre les firmicutes et les bacteroidetes a récemment été mis en cause comme facteur de surpoids et d'obésité : l'adulte obèse a alors un ratio de 100 firmicutes (beaucoup trop) pour 1 bacteroidete (pas assez). L'étude américaine de l'équipe de Gordon publiée en 2004 fut la première à mettre en évidence ce lien entre le déséquilibre et la prise de poids, ainsi que son corollaire : les patients obèses soumis à un régime hypocalorique en gras et en sucre ont vu leur poids revenir à la normale, en même temps que l'équilibre retrouvé entre les deux groupes de bactéries. Les bacteroidetes, pas assez nombreuses dans le cas d'obésité, ont augmenté en cas de perte de poids, et les firmicutes ont baissé.

Autre découverte intéressante : le lien entre les infections et inflammations d'origines bactériennes parodontales (maladie des tissus de soutien des dents) qui sont un reflet du déséquilibre du microbiote, et la survenue de l'insulino-résistance et du diabète de type 2. L'étude de suivi de 9 296 patients pendant vingt ans, publiée en 2008 par l'équipe de Demmer dans le journal *Diabetes Care*, a montré qu'une parodonpathie initiale était un facteur pronostique clinique de survenue d'un diabète de type 2. Le traitement antibiotique d'une telle infection locale améliore le contrôle glycémique chez un diabétique tout en diminuant les facteurs de l'inflammation.

Autre fait récent, concernant les troubles anxiodépressifs, on retrouve chez ces patients un déséquilibre entre les groupes de bactéries, qui entraîne une production de toxines engendrant des changements négatifs dans la signalisation centrale (cerveau). En gros, le déséquilibre de la flore intestinale entraîne des comportements de type anxiété et dépression.

De plus, il s'avère qu'en cas de dysbiose (= déséquilibre du microbiote ou = déséquilibre de la flore) se produit une sécrétion réduite de sérotonine par les entérocytes (cellules de l'intestin) et sa mauvaise absorption. À savoir que la sérotonine est un neuromédiateur modulateur essentiel de la bonne humeur et antidouleur synthétisée à 80 % par l'intestin en bonne santé. En effet, la sérotonine cérébrale ne représente qu'1 %. Cette baisse de production de sérotonine favorise donc les états de douleur chronique ou d'exacerbation des douleurs, des troubles de l'humeur et des addictions en tout genre.

En conclusion, les bactéries intestinales sont nos alliées forme et santé physique et mentale si nous en prenons soin en respectant leur hôte : c'est-à-dire notre corps. Donc apportons-leur une nourriture appropriée.

Le +

La modulation de la flore intestinale est une nouvelle approche thérapeutique dans de nombreuses pathologies. De nouveaux traitements sont encore au stade de recherche, tels que l'inoculation de bonnes bactéries dans le tractus digestif des patients obèses. Ils permettront demain de lutter contre l'épidémie d'obésité.

En attendant des tests dédiés à l'analyse du microbiote (techniques dites omiques) en médecine de ville, des moyens simples peuvent déjà être appliqués sous différentes formes pour faire fructifier nos bonnes bactéries, que l'on soit enfant ou adulte :

- favoriser le lait infantile bifidogène (riche en bifidobactéries) pour le développement du microbiote du nourrisson à l'arrêt de l'allaitement maternel ;
- améliorer l'alimentation avec des fibres, peu de sucre, peu d'édulcorants, et de gras garante d'un microbiote équilibré ;

→

- réduire le stress ;
- lutter contre les troubles digestifs (diarrhée et constipation) ;
- consulter son dentiste afin de prévenir et/ou de soigner les éventuelles infections du parodonte ;
- prendre des probiotiques et prébiotiques ;
- réduire l'inflammation chronique avec des anti-inflammatoires naturels tels que le curcuma et les oméga-3 ;
- prendre en considération l'écosystème digestif dans la prise en charge desTAD (troubles anxiodépressifs).

98

Gènes et longévité n'ont rien à voir

FAUX

En fait, il existe bel et bien un rapport : le génome (ensemble des gènes) joue un rôle essentiel dans la longévité. Un programme génétique détermine le fonctionnement de l'ensemble des cellules de chaque individu et donc sa propension à vieillir plus ou moins vite et bien.

Un gène est fait en partie d'une séquence de quatre molécules nommées A, T, G, C (Adénine, Thymine, Guanosine, Cytosine) dont les assemblages sont multiples et uniques, formant les chaînes d'ADN. De ce plan architectural génétique vont naître différentes protéines qui vont avoir un rôle positif ou négatif sur chaque partie du corps humain.

Ainsi, les gènes qui subissent des dommages plus ou moins importants, voire des mutations, auront des conséquences sur la fonctionnalité des protéines et donc des organes correspondants, d'où leur vulnérabilité plus ou moins élevée à l'apparition de maladie et du vieillissement.

Grâce à la découverte de la biologie moléculaire, on a pu montrer l'impact et le rôle de certains gènes, soit dans la réparation cellulaire, soit à son blocage, ou alors dans son apoptose (mort de la cellule).

Et l'on sait depuis 2006 qu'une portion génétique appelé télomère situé à l'extrémité du gène a le pouvoir de protéger et réguler son activité. Depuis 2009, l'équipe californienne du Dr Blackburn a mis en évidence que la taille du télomère est contrôlée par une protéine bénéfique, l'enzyme télomérase. Cette découverte lui a d'ailleurs permis de décrocher le Nobel de médecine. En bref, plus les cellules se divisent pour assurer leur renouvellement, plus les télomères raccourcissent avec le temps, ce qui a pour conséquence de provoquer détérioration et vieillissement cellulaire. La télomérase rallonge ces télomères : plus le télomère est long, plus il est actif et protecteur de l'ADN, et donc le vieillissement est ralenti.

Cependant, à ce processus génétique de vieillissement moléculaire s'ajoutent les mécanismes du vieillissement de structure, qui entraînent indirectement l'apparition de gènes défectueux. Ces réactions mises en cause sont le stress oxydatif, la glycation et l'inflammation chronique.

Ainsi, les complexes enzymatiques de défense nommés REDOX (oxydo-réduction) s'altèrent avec le temps, ce qui intensifie le stress oxydant et l'accumulation de radicaux libres ou composés oxydatifs (toxines) qui endommagent toutes les cellules du corps. De même, la peroxydation, qui est une oxydation des lipides, altère ou détruit les membranes cellulaires, en particulier des neurones, ce qui provoque la mort ou le dysfonctionnement de la cellule et, en l'occurrence, l'apparition de maladies neuro-dégénératives (Parkinson, Alzheimer). L'autre phénomène qui accélère le processus de vieillissement est lié à la glycation des protéines. Cette production accrue de produits toxiques dus à l'excès de sucre sur ces protéines a pour conséquence la rigidification des tissus. La glycation fait notamment partie des facteurs de risque de développement du diabète et des maladies cardiovasculaires, mais aussi du vieillissement de la peau (perte d'élasticité du collagène).

Pour finir, l'inflammation dite de bas grade, car chronique et silencieuse, abîme progressivement l'organisme en produisant une accumulation de toxines inflammatoires.

Le +

On ne peut actuellement contrôler les télomères, mais on peut agir sur le stress oxydant, la glycation et l'inflammation, et donc sur la qualité du génome grâce à la nutrition, le sport, le sommeil et un ensemble de stratégies préventives qui, en synergie, vont optimiser les défenses organiques de l'individu pour améliorer le contrôle du vieillissement. Certains compléments alimentaires à base d'astragale semblent avoir un

→

impact sur l'action des télomères. D'autres, à base de bacopa (plante), protègent les neurones et permettent d'éliminer les toxines accumulées dans le cerveau. Au final, on pense aux antioxydants, à réduire le sucre, et à augmenter sa consommation d'oméga-3 (anti-inflammatoires naturels).

99

Une prise de sang pour prédire l'avenir, c'est impossible ! FAUX

LA « NOUVELLE médecine » s'inscrit dans le concept de « médecine 4P » qui est Prédictive, Préventive, Personnalisée et Participative. Le fait de pouvoir prédire grâce aux résultats des dosages sanguins, salivaires, urinaires, fécaux, céphalorachidiens, les maladies que l'individu va développer, permet donc de prévenir le patient et de personnaliser sa prise en charge médicale, tout en le responsabilisant sur son plan de traitement. C'est donc possible de faire du dépistage et de « prédire l'avenir santé ».

Quand la science médicale le permet, on peut ainsi dans de nombreux cas prédire aux patients qui ne se plaignent pourtant d'aucun problème de santé, et qui sont parfois même en forme, quelles pathologies risquent de survenir et agir en conséquence avant que les symptômes médicaux n'apparaissent.

En fonction de ses origines ethniques et de ses antécédents familiaux (les maladies des parents, grands-parents, frères et sœurs, tantes et oncles), et personnels (maladies du patient, en cours et passées), le médecin prescrit une prise de sang ou tout autre dosage justifié à réaliser en laboratoire, afin de déterminer le futur médical du patient ou l'efficacité thérapeutique de ses médicaments sur sa maladie en cours (amélioration ou pas).

Les résultats obtenus peuvent déboucher sur la nécessité de faire pratiquer d'autres examens, notamment d'imagerie (échographie, radiologie, scanner, IRM) pour étayer les recherches.

Notons que les tests génétiques sont également possibles (pour rappel, un gène est un segment d'ADN qui est un genre de code donnant naissance à des protéines). En effet, depuis les années 2000, la médecine prédictive s'est développée, suite à l'achèvement en avril 2003 du séquençage complet du génome humain (environ 25 000 gènes), grâce aux nouvelles technologies en ingénierie médicale (PCR, ELISA, spectrométrie) qui permettent l'étude de l'ADN.

L'étude des protéines ou protéome, qui découle du génome, permet de découvrir et de valider l'utilisation de biomarqueurs (BM) protéiques, substances naturellement produites dans l'organisme, que la recherche médicale utilise pour dépister les maladies et dont la recherche pharmaceutique se sert depuis plus de dix ans à toutes les chaînes de valeur du médicament.

En effet, un BM est un paramètre biologique diagnostique, pronostique et prédictif, qui permet de caractériser un état physiologique, pathologique, et l'évolution d'une maladie ou la réponse à un traitement. Il rend possible l'optimisation du choix thérapeutique en fonction du patient et de sa maladie. Il est donc le garant d'une médecine personnalisée.

Les progrès de la recherche dans le domaine de la santé amènent la découverte d'un nombre considérable de nouveaux BM afin d'améliorer la prise en charge du patient. Des lignes directrices internationales scientifiques ont pour intérêt la validation commune de BM pour faire avancer la médecine.

Cependant, il est déjà possible de bénéficier de dosage de BM en médecine courante afin de pallier le pire...

La liste ne pouvant être exhaustive, voici quelques exemples connus de BM retrouvés à un niveau anormal dans le sang, et qui sont caractéristiques de certaines maladies :

Les BM tumoraux sont utiles pour le suivi de l'efficacité des traitements des cancers en cours et de leur régression :

- ACE : signe de métastases
- CA15.3 : cancer du sein
- CA125 : cancer ovarien
- CA199 : cancer intestinal
- PSA : cancer prostatique
- IGF-1 : implication dans de nombreux types de cancer
- AFP : hépatocarcinome
- Calcitonine : cancer thyroïde

Les BM cardiaques et maladies métaboliques :

- DDIMERES : prédictif d'embolie pulmonaire et de thrombose veineuse profonde (utilisés dans les services d'urgence)
- Troponine, BNP et PROBNP, CPKMB : cardiomyopathie
- Myoglobine : IDM (infarctus du myocarde – crise cardiaque)
- Procalcitonine : diagnostic d'infection bactérienne systémique et marqueur pronostic de sa sévérité si le taux est élevé
- Homocystéinémie et CRP US : risque pronostic cardio-vasculaire
- LIPCAR : risque de décès par IDM sur les 3 ans
- HOMA-IR QUICKI : marqueur d'insulino-résistance, d'intolérance au glucose et de pronostic de développer le diabète de type 2
- Créatininémie: marqueur d'insuffisance rénale
- Albuminémie : signe de dénutrition protéique
- Calprotectine fécale : marqueur de référence d'inflammation intestinale de haut grade nécessitant une fibro-coloscopie, prédictif de l'évolution d'une MICI (maladie inflammatoire chronique intestinale)
- Stress oxydatif (glutathion réduit et oxydé) : pouvoir antioxydant de l'organisme

LE +

Un exemple de prise en charge médicale, allant de la prise de sang de dépistage en laboratoire à l'éventuel traitement pour éviter une crise cardiaque :

→

- Le médecin fait doser chez son patient, chez qui la suspicion de maladie cardio-vasculaire est importante, les deux BM appelés homocystéinémie et CRP US. Pourtant, ce patient n'a aucun symptôme, mais il est sédentaire, mange mal, et a des antécédents familiaux cardio-vasculaires.
- Ces deux BM ont un taux élevé dans le sang, dès lors, le cardiologue va faire pratiquer un scanner des coronaires, afin de distinguer si les artères du cœur sont bouchées par des plaques d'athérome (gras et infiltrats) et à quel niveau elles le sont. Il fait dans le même temps, lors de ce scanner, le score calcique, afin de déterminer le seuil de sténose calcifiée (plaques de calcium) de ces mêmes artères.
- Le score est nul si les artères sont saines. De 0 à 100, l'état de santé est rassurant. Entre 100 et 400, le risque est faible, mais s'il y a des plaques, des médicaments sont prescrits (statine et aspirine) pour protéger le cœur. On lui recommande une hygiène de vie sans tabac, sans alcool, avec pratique régulière de sport et une nourriture riche en aliments à haute valeur nutritionnelle, micronutriments, oméga-3, et peu calorique.
- Si le seuil est au-delà de 400, le cardiologue fait pratiquer une coronarographie pour « déboucher » les artères avant que ne survienne la crise cardiaque.
- Ce score calcique est à l'heure actuelle le plus puissant prédicateur d'événements coronaires actuellement disponible sur un plan mondial. Les Américains recommandent cet examen chez tous les patients asymptomatiques présentant des facteurs de risques (Dr Budoff, 2007 ; et Dr Deltrano, 2008).

100

L'hérédité, c'est seulement une question de génétique

FAUX

Depuis des années, les biologistes et généticiens s'accordent à dire que le génome (ensemble de gènes) de l'être humain, des animaux et des végétaux se transmet de génération en génération de façon héréditaire.

L'ADN est hérité de nos parents puis transmis à nos enfants *via* ce support génétique que l'on appelle l'ADN (qui signifie acide désoxyribonucléique). Cet ADN commande la production des protéines qui au cours du développement cellulaire donneront les spécificités d'organes (foie, rein, cerveau, cœur…) et les caractéristiques physiques d'un individu. C'est le phénotype.

Mais, au cours des années 2000, les chercheurs ont découvert que des événements extérieurs, liés à l'environnement, avaient un impact sur la transmission du caractère de chacun, sans que le génome ne soit ni modifié, ni muté. L'épigénétique constitue la mémoire ou l'empreinte des événements vécus, bons ou mauvais, réversible ou non, transmis aux générations futures ou pas. Ce phénomène est l'hérédité épigénétique ou la transmission de l'acquis.

Ce que nous sommes et ce que nous devenons s'avère donc plus complexe que le laissait croire la transmission seule de l'ADN. Il existe bel et bien une interaction entre ces deux modes héréditaires inné et acquis.

Mais comment ces deux systèmes d'information sont-ils intriqués ?

Chacune de nos cellules contient un programme génétique imprimé sur environ 25 000 gènes qui sont des séquences d'ADN enroulées sous forme de bobines autour d'un matériel protéique nommé histone. Ce compactage permet de faire tenir les deux mètres d'ADN sur nos 46 chromosomes présents dans le noyau de nos cellules.

L'association entre ADN et histones constitue la fibre de chromatine.

Selon le degré de densité de cette chromatine, les gènes s'expriment plus ou moins. En effet, les modifications épigénétiques induites par les signaux extérieurs tels que le stress, la nourriture, le tabac, le sport, peuvent seulement atteindre l'ADN des gènes peu compressés par la chromatine et donc accessibles aux signaux. Le gène subit alors un changement sous forme de marque biochimique (changement de structure moléculaire) qui peut être transitoire ou persistante. Si la modification épigénétique est irréversible, elle se transmet lors des divisions cellulaires et donc à la descendance.

Cette transmission épigénétique intergénérationnelle est bien documentée en ce qui concerne certaines plantes et souris. Elle était fortement suspectée chez l'homme en observant par exemple l'évolution différente de vrais jumeaux (donc génome identique) au cours de leur existence.

Plusieurs études se sont également penchées sur l'influence de la nourriture du père et de la mère sur la programmation du fœtus et la survenue ultérieure de pathologies à l'âge adulte, telles que le diabète de type 2. Mais pas seulement: l'étude de l'équipe du Dr Swan publiée en 2007 dans la revue *Human Reproduction* montre que la consommation de viande de bœuf et de charcuterie en grande quantité (plus de sept repas par semaine) chez la femme, enceinte d'un garçon, provoque des signaux moléculaires négatifs entraînant des modifications épigénétiques néfastes sur la qualité spermatique de son fils à l'âge adulte. L'étude danoise de Ramlau-Hansen publiée en 2007 dans cette même revue, montre la corrélation négative entre le poids élevé des parents avant la grossesse et encore une fois la qualité du sperme de leur fils une fois adulte.

De même, la dépression et l'anxiété chez la femme enceinte ainsi que l'absence de soins maternels pendant la grossesse (caresser son ventre, écouter de la musique douce, se « chouchouter ») ont un impact négatif sur l'ADN fœtal, transmis *via* cet environnement maternel anxiogène. La marque épigénétique qui en résulte est une taille de ses télomères (protection des chromosomes) plus courte et ses mitochondries (structures moléculaires productrices d'énergie dans la cellule) moins efficaces. Ce qui est un facteur de risque direct de longévité réduite. Le corollaire est vrai. Une ambiance sereine et une mère aimante ont pour conséquence d'allonger la durée de vie : l'environnement affectif maternel conditionne la réponse adaptative prédictive fœtale à sa vie ultérieure.

L'étude du Pr Sundberg de Stockholm publiée dans la revue *Epigenetics* montre que faire du sport régulièrement a également une influence positive sur les marques épigénétiques des cellules musculaires. Cette découverte permet d'envisager de nouvelles prises en charges thérapeutiques concernant des pathologies telles que le diabète et les maladies cardio-vasculaires.

On voit là que par des moyens simples (bien manger, faire du sport), on peut reprogrammer positivement une empreinte épigénétique néfaste *via* sa caractéristique de réversibilité et de modulation.

La recherche actuelle porte d'ailleurs sur les caractéristiques de l'épigénome afin de trouver les bonnes modifications épigénétiques qui pourraient notamment inhiber des gènes oncogènes (ceux donnant le cancer) ou ceux responsables de maladies neurodégénératives (comme Alzheimer ou Parkinson). Ces épimédicaments qui effaceront une malprogrammation sont encore en cours de développement.

Le +

En attendant que la médecine et la biologie moléculaires nous livrent de nouveaux médicaments efficaces, il nous appartient de privilégier des comportements sains au quotidien pour améliorer notre patrimoine moléculaire : la nutrition, le sport et la méditation peuvent réduire les facteurs de stress qui induisent des modifications épigénétiques néfastes sur l'organisme.
Les marques épigénétiques sont réversibles ou non. Il semblerait qu'un environnement agréable et « stable » fasse perdurer les bonnes marques épigénétiques. Alors, à chacun de nous de favoriser le bonheur dans notre vie, pour soi et pour pouvoir transmettre ces bonnes habitudes aux générations futures.

Conclusion

Le mieux vieillir est clairement d'actualité, à une époque où l'on vit plus vieux plus longtemps.

L'un des facteurs importants du vieillissement est une diminution progressive de la capacité des cellules à lutter contre les phénomènes d'oxydation qui entraînent les maladies.

Grâce aux recherches scientifiques, nous savons désormais que bien manger, bien bouger et bien dormir sont les éléments clés d'une cure symbiotique pour ralentir les signes du temps et maintenir un bon état de santé. Ces trois paramètres ont une incidence majeure dans toutes les pathologies.

Ainsi, le bon sens et les évidences sont toujours bons à rappeler et les mythes et fausses idées à combattre. Par ailleurs, ces dernières années, les progrès en ingénierie médicale ou en thérapeutique ont permis de prévenir l'apparition de certaines maladies, de parfois les guérir, ou d'en limiter la sévérité.

Finalement, l'alliance entre bonnes habitudes de vie et état actuel des connaissances médicales permettra d'avancer vers un bien-être de santé global plus abouti et serein. Ce « challenge santé » permettra d'améliorer tous les jours un peu plus le quotidien, d'être satisfait de notre image et de se sentir mieux dans notre corps.

À chacun de jouer son rôle d'acteur principal responsable dans cette chaîne médicale multidisciplinaire, dans laquelle le patient a sa place pour la gestion active de sa santé.

Remerciements

À TOUS CEUX QUI ont cru en moi et en mon projet, je n'avais pas envie de vous décevoir,

À toute l'équipe professionnelle de ma maison d'édition pour leur patience et leur confiance,

À Valérie Domain, femme douée et dotée d'un sacré tempérament, qui a su être patiente quant à sa relecture et ses corrections,

À Teddy Riner pour sa préface si sincère, qui m'a été confiée en consultation par sa maman, Marie-Pierre, femme de caractère, qui a donné naissance à ce champion. Teddy est un exemple de persévérance, de ténacité, d'intelligence, de joie de vivre et d'humilité. Un colosse des temps modernes,

Au triple chef étoilé, Yannick Alléno qui a dévoré mon livre et qui a su réveillé mes papilles de son talent,

À mes patients et patientes, qui me font confiance et m'ont inspirée l'écriture de cet ouvrage,

À mes confrères et consœurs qui travaillent avec moi dans le respect et la confiance mutuelle pour la prise en charge multidisciplinaire de mes patients,

Aux scientifiques du monde entier et à ceux cités dans notre bibliographie qui ont indirectement *via* leurs recherches et leurs études contribué à la rédaction de ce livre,

À tous ceux qui, dans la presse et mon réseau, m'ont soutenue pour la promotion de ce livre,

À mes amis et amies que je n'ai pu voir autant que je l'aurais voulu pendant cette période de travail intensif de 3 mois 1/2, qui m'apportent joie et affection, moteurs essentiels de la vie,

Merci, enfin, à mes parents si avant-gardistes, qui nous ont inculqué à ma sœur, Caroline, mon frère, Anthony, et moi-même, la culture du bien-être *via* l'éducation, le savoir, le respect d'autrui, les voyages, le sport et la « bonne bouffe », et qui nous ont toujours donné envie d'avancer dans la vie,

Je leur dédie ce livre avec tout mon amour,

DR ALEXANDRA DALU

À propos de l'auteur

Diplômée de médecine de l'université René-Descartes Paris 5 – Necker Enfants malades, Alexandra DALU est née le 4 avril 1975 à Harfleur en Haute-Normandie.

Sportive, fervente d'art et passionnée de sciences humaines et de biologie, c'est très naturellement qu'elle s'est dirigée vers la médecine, afin d'améliorer les conditions de vie de son prochain.

Après avoir travaillé pendant près de dix ans comme urgentiste à l'hôpital, elle décide, forte de ses expériences qui lui ont permis de développer des capacités à prendre des décisions rapides et de gérer des situations complexes, de retourner à la fac de médecine pour reprendre ses études. Elle valide alors ses diplômes de nutritionniste (DIU Nutrition clinique et thérapeutique – université Paris 5 ; DU Alimentation Santé Micronutrition – université de Bourgogne ; DU Troubles du comportement alimentaire – centre hospitalier Sainte-Anne, université Paris 5), en mésothérapie (DIU – université Paris 6) et en médecine morphologique et anti-âge (DIU – université Paris 13).

Cette dernière spécialité née aux États-Unis dans les années 1990 avait retenu toute son attention, alors qu'elle était adolescente. Toutes ces gélules à base de plantes et de vitamines vendues dans le but de prévenir l'apparition de maladies, cette culture du bien-être et du sport, de la performance et de l'amélioration de soi, *via* une bonne hygiène de vie l'ont tout de suite intéressée. La découverte de l'Asie à la même période vint définitivement la convaincre de l'intérêt d'allier le sport, la culture du spa et l'alimentation à haute valeur nutritionnelle pour optimiser sa santé globale et donc « bien-vieillir ».

Une médecine anti-âge qui colle à la tendance actuelle de la médecine des « 4 P » qu'elle pratique au quotidien : Personnalisée, Prédictive, Préventive et Participative.

Consultante, conférencière et chroniqueuse santé, elle exerce aujourd'hui à son cabinet médical à Paris.

www.alexandradalu.com

Sources

Recommandations

OMS (Organisation mondiale de la santé)
AHA (*American Heart Association*)
ANSES (Agence nationale de sécurité sanitaire de l'alimentation, de l'environnement et du travail)
HAS (Haute Autorité de santé)
PNNS (Programme national nutrition santé)
INPES (Institut national de prévention et d'éducation pour la santé)
INSV (Institut national du sommeil et de la vigilance)
NSFA (Nouvelle Société française d'athérosclérose)
INRA (Institut national de recherche agronomique)
INSERM (Institut national de la santé et de la recherche médicale)

Actualités

Actualités de l'Institut Pasteur de Lille
Actualité du Réseau Morphée

Revues et bases de données médicales

Le Quotidien du médecin
Prescrire
Egora
The Lancet
The American Journal of Clinical Nutrition (*AJCN*)
American Journal of Physiology Endocrinology and Metabolism (*AJPEM*)
PLOS ONE
Journal of Clinical Sleep Medicine (*JCSM*)
The Journal of Science and Medicine in Sport
Journal of the American Medical Association (*JAMA*)
JAMA Pediatrics
Journal of Human Nutrition and Dietetics (*JHND*)
Elsevier Masson
MEDLINE (PubMed)
Entra MED
PsycINFO
Cochrane Library

Bibliographie

Rapport du 65e congrès annuel de l'*American Academy of Neurology.*

Traité de nutrition artificielle de l'adulte. Nourrir l'homme malade, collectif, 3e édition 2010, Springer Éditions.

Acné : données nouvelles et prise en charge, collectif, 2010, Springer Verlag France

L'année thérapeutique. Thérapeutique en dermato-vénérologie, n° 205, mars/avril 2011, cahier 1.

Marilia Carabotti, Annunziata Scirocco, Maria Antonietta Maselli, Carola Severi, *The gut-brain axis: interactions between enteric microbiota, central and enteric nervous systems. Annals of Gastroenterology*, University Sapienza, Rome ; S. De Bellis, Castellana Grotte, Bari, Italy.

Emeran A. Mayer, Kirsten Tillisch, and Arpana Gupta, *Gut/brain axis and the microbiota*, Oppenheimer Center for Neurobiology of Stress, Division of Digestive Diseases, Department of Medicine, Department of Physiology, and Department of Psychiatry,

David Geffen School of Medicine at UCLA, Los Angeles, California, USA ; Division of Integrative Medicine, Greater Los Angeles VA Healthcare System, Los Angeles, California, USA.

Fengyi Tang Bhaskara, L. Reddy Milton, H. Saier Jr., *Psychobiotics and Their Involvement in Mental Health*, Department of Molecular Biology, Division of Biological Sciences, University of California at San Diego, La Jolla, Calif., and Department of Mathematics and Natural Sciences, College of Letters and Sciences, National University, Ontario, Calif., USA, *published o nline* 30 August 2014.

Linghong Zhou Jane A Foster, *Psychobiotics and the gut-brain axis: in the pursuit of happiness. Review*, Department of Psychiatry and Behavioural Neurosciences, McMaster University, Hamilton, ON, Canada ; Brain-Body institute, St Joseph's Healthcare, Hamilton, ON, Canada, 16 mars 2015.

Solon-Biet SM et al., *The ratio of macronutrients, not caloric intake, dictates cardiometabolic health, aging, and longevity in ad libitum-fed mice. Celle Metabolism* 2014; 19: 418-430.

Nadine Perkinson-Gloor, Sakari Lemola, Alexander Grob, *Sleep duration, positive attitude toward life, and academic achievement: The role of daytime tiredness, behavioral persistence, and school start times. Journal of Adolescence* 36 (2013) 311-318.

Ji Hee Yu et al., *Evening chronotype is associated with metabolic disorders and body composition in middle-aged adults. The Journal of Clinical Endocrinology and Metabolism*, doi: 10.1210/jc.2014-3754, *published o nline* 1 April 2015.

Carskadon, Acebo, & Jenni, 2004; Crowley, Acebo, & Carskadon, 2007, *During adolescence, bedtime shifts to later in the evening, due to both biological maturation and environmental factors such as decreased parental influence on children's bedtimes, an increase in academic obligations and workload, and social activities* .

Mitsuo Hayashi, Makiko Watanabe, Tadao Hori, *The effects of a 20 min nap in the mid-afternoon on mood, performance and EEG activity. Clinical Neurophysiology* 110 (1999) 272-279.

Jennifer R. Goldschmied, Cheng, Kemp, Caccamo, Roberts, Dedlin, *Napping to modulate frustration and impulsivity. A pilot study,* Department of Psychology Michigan, 5 june 2015.

Lovato N., Lack L., *The effects of napping on cognitive functioning* (2010), *Progress in Brain Research*, 185 (C), pp. 155-166.

Rodrigo Bibiloni, Mathieu Membrez, Chieh Jason Chou, *Microbiote intestinal, obésité et diabète*, Ann Nestlé [Fr] 2009; 67: 39-48.

Sportif, comment faire vos courses, Insep, avril 2009.

C. Sonigo, G. Dray, N. Chabbert-Buffet, *Hormonal replacement therapy: practice aspects. Journal de gynécologie obstétrique et biologie de la reproduction* (2012) 41, F3-F12.

Enquête épidémiologique nationale sur le surpoids et l'obésité, INSERM / KANTAR HEALTH / ROCHE, Obépi 2012.

Marie-Aline Charles, *Obésité : que nous dit l'épidémiologie ? Cahiers de nutrition et de diététique* (2011) 46, 167-172.

Cécile Ciangura, Pauline Faucher, Jean-Michel Oppert, *Activité physique, nutrition et obésité, Nutrition clinique et métabolisme* 28 (2014) 279-286.

Abdul G. Dullooa, Jean Jacqueta, Josiane Seydouxb, Jean-Pierre Montani, *How dieting makes some fatter: From a perspective of human body composition autoregulation, Cahiers de nutrition et de diététique* (2013) 48, 15-25.

HRT: State of knowledge in 2012. Journal de gynécologie obstétrique et biologie de la reproduction (2012) 41, F1-F2.

Avis N.E. et al., *Duration of menopausal vasomotor symptoms over the menopause transition. JAMA Intern Med* 2015; 175: 531-539.

Spiegel K et al., *Leptin levels are dependent on sleep duration. The J of Clin Endocrinology and Met.* 2004.

Yanagisawa H., *Zinc Deficiency and Clinical Practice. J M AJ* 2004; 47(8): 359-364.

Olthof MR, van Vliet T, Verhoef P, Zock PL, Katan MB (2005), *Effect of homocysteine-lowering nutrients on blood lipids: Results from four randomised, placebo-controlled studies in healthy humans. PLoS Med* 2(5): e135.

Clarke R, Bennett DA, Parish S, Verhoef P, Dötsch-Klerk M, et al. (2012), *Homocysteine and Coronary Heart Disease: Meta-analysis of MTHFR Case-Control Studies, Avoiding Publication Bias. PLoS Med* 9(2): e1001177.

Lacorte J.M., *New markers for evaluation of glucose homeostasis: Physiology and physiopathology. Médecine nucléaire* 34 (2010) 564-565.

M.J. Budoff et al., *Long-term prognosis associated with coronary calcification. JACC*, 2007; 49: 1860-70.

R. Detrano et al., *Coronary calcium as a predictor of coronary events in four racial or ethnic groups. NEJM*, 2008; 358: 1336-45.

K. Nasir et al., *Interplay of coronary calcification and traditional risk factors for the prediction of all-cause mortality in asymptomatic individuals. Circulatio*n, 2012; *o nline* june 19.

Bonnefont-Rousselot Dominique, *Stress oxydant et vieillissement. Spectra Biologie* n° 157, Janvier - Février - Mars 2007, pp. 23-26.

Kassab A., Laradi S., Ferchichi S., Omezzine A., Charfeddine B., Ammar H., Chaieb L., Miled A., *Oxidative stress parameters in type 2 diabetes mellitus Immuno-analyse & Biologie spécialisée* 18 (2003) 79-85.

Roblin Xavier, Cavaille Alaric, Clavel Léa, Paul Stéphane, *Intérêt des biomarqueurs dans la prise en charge des MICI. Presse Med.* 2014; 43: 66-73 .

Van Rheenen PF, Van de Vijver E, Fidler V., *Faecal calprotectin for screening of patients with suspected inflammatory bowel disease: diagnostic meta analysis. BMJ.* 2010; 341: c3369.

Halaska M. et al., *Treatment of cyclical mastalgia with a VAC extract: results of a placebo controlled double blind study* (1999). *Breast* 8(4): 175-81.

Schellenberg R., *Treatment for the PMS with VAC fruit extract: prospective, randomised, placebo controlled study* (2001), *BMJ* 322(7279): 134-7.

Webster D.E et al., *Activation of the y opiate receptor by VAC méthanol extract : implication for its use in PMS* (2006). *J. Ethnopharmacol* 106(2): 216-21.

Milewicz A., *VAC extract in the treatment of luteal phase defects due to a latent hyperprolactinemia. Results of a randomized placebo controlled double blind study,* 1993 jul; 43(7); 752-6.

Diana van Die M. et al, *VAC extracts for female reproductive disorders: review of clinical trials*, 2012.

Ford. F., *PMS: nutritional aspects*, 2003, Elsevier Ltd..

Bianchi-Demicheli, *Gynécologie et fertilité. TDPM. Approach and treatment,* Genève, 2002.

Ho SC, Chang PW, *Inhibitory effects of several spices on inflammation caused by advanced glycation endproducts. American Journal of Plant Sciences*, 2012, 3: 995-1002.

Jarvill-Taylor K.J., Anderson R.A., Graves D.J., *A hydroxychalcone derived from cinnamone functions as a mimetic for insulin in 3T3-L1 adipocytes. J Am Coll Nutr* 2001, 20 (4): 327-36.

Jerome Sarris, Alexander Panossian, *Herbal medicine for depression, anxiety and insomnia: A review of psychopharmacology and clinical evidence*. Service of psychiatry Melbourne, 6 avril 2011.

Benezech and al., *A natural anxiolytic agent: the tryptic hydrolysate from bovine milk alpha-s1 casein. Annales médicopsy*, 2009.

Khan A., Safdar M., Ali Khan M.M., Khattak K.N., Anderson R.A., *Cinnamon Improves Glucose and Lipids of People With Type 2 Diabetes. Diabetes Care* 2003; 26: 3215-3218.

Packer L., Kraemer K., Rimbach G., *Molecular aspects of lipoic acid in the prevention of diabetes complications*, 2001, 17 (10): 888-95.

Park C., Lee J.S., *Banaba: the natural remedy as antidiabetic drug. Biomedical Research*, 2011, 22(2): 125-129.

Patel D.K, Kumar R., Laloo D., Hemalatha S., *Diabetes mellitus: an overview on its pharmacological aspects and reported medicinal plants having antidiabetic activity. Asian Pacific Journal of Tropical Biomedicine*, 2012, 2 (5): 411-420.

Cappuccio F.P, *Meta analysis of short sleep duration and obesity in children and adults. Sleep* 2008; 31: 619-626.

Spiegel k., *Sleep curtailment in healthy young men in associated with decreased leptin levels, elevated ghrelin levels end increased hunger and appetite. Med* 2004; 141: 846-850.

Lehnert h., *Neurochemical and behavioral consequence of acute, uncontrolable stress: effects of dietary tyrosine. Brain res.* 1984. jun 15, 303: 215-23.

Wurtman R., *Effects of their nutrient precursors on the synthetis and release of serotonin, the catecholamines and acethylcholine: implications for behavioral disorders*; 1988; 11. suppl. 1, pp. 187-193.

Fernstrom J., *Can nutrient supplements modify brain function? Clin. Nutr.* 2000; 71, pp. 1669-1675.

Sarris J., *Herbal medicine for depression, anxiety and insomnia. Clinical evidence.* University of Melbourne, 6 avril 2011.

M. Bénézech, E. Mullens, R. Lalonde, D. Desor, M. Messaoudi, *Un anxiolytique naturel : l'hydrolysat trypsique de caseine alpha-s1 de lait bovin. Son intérêt en médecine humaine et vétérinaire. Annales médicopsychologiques,* 2009.

Spasov A.A., *Adaptogenic effect of rhodiola rosea on the fatigue of students caused by stress during an examination period. Phytomedicine*, Vol 7; pp. 85-89, 2000.

Sibel, Cicero, Caglar, Erdogan, *Relationship between serum zinc levels, thyroid hormones and thyroid volume following successful iodine supplementation*, 10.6.2010.

Duraisamy and al., *Flavonols inhibit proinflammatory mediator release, intracellular calcium ion levels and protein kinase C in human mast cells. British Jnal of Pharm*, 2005.

I. A. Macdonald and J. Webber, *Feeding, fasting and starvation: factors affecting fuel utilization*, Department of Physiology and Pharmacology, University of Nottingham Medical School, Queen's Medical Centre, Nottingham NG7 2UH .

Data from Ruderman NB, Tornheim K, Goodman MN., *Fuel homeostasis and intermediary metabolism of carbohydrate, fat, and protein*. In: Becker KL, ed. *Principales and practice of endocrinology and metabolism*. Philadelphia: Lippincott; 1992: 1054-1064.

TB Chaston and JB Dixon, *Factors associated with percent change in visceral versus subcutaneous abdominal fat during weight loss: findings from a systematic review*, Australian Centre for Obesity Research and Education (CORE), Monash University, Melbourne, Victoria, Australia.

Cécile Ciangura, Pauline Faucher, Jean-Michel Oppert, *Activité physique, nutrition et obésité / Physical activity, nutrition and obesity.*

Brooks GA, Mercier J., *Balance of carbohydrate and lipid utilization during exercise: the "crossover" concept. J Appl Physiol* 1994; 76: 2253-61.

Mendelson M, Jinwala K, Wuyam B, Levy P, Flore P, *Can crossover and maximal fat oxidation rate points be used equally for ergocycling and walking/ running on a track? Diabetes Metab* 2012; 38: 264-70.

Achten J, Jeukendrup AE, *Maximal fat oxidation during exercise in trained men. Inter J Sport Med* 2003; 24: 603-8.

Romijn JA, Coyle EF, Sidossis LS, Rosenblatt J, Wolfe RR, *Substrate metabolism during different exercise intensities in endurance-trained women. J Appl Physiol* 2000; 88: 1707-14.

Romijn JA, Coyle EF, Sidossis LS, Gastaldelli A, Horowitz JF, Endert E, et al., *Regulation of endogenous fat and carbohydrate metabolism in relation to exercise intensity. Am J Physiol* 1993; 265: 380-91.

Achten J, Gleeson M, Jeukendrup AE, *Determination of the exercise intensity that elicits maximal fat oxidation. Med Sci Sports Exerc* 2002; 34: 92-7.

Pérez-Martin A, Dumortier M, Raynaud E, et al., *Balance of substrate oxidation during submaximal exercise in lean and obese people. Diabetes Metab* 2001; 27: 466-74.

Gmada N, Marzouki H, Haboubi M, Tabka Z, Shephard RJ, Bouhlel E, *Crossover and maximal fat-oxidation points in sedentary healthy subjects: methodological issues. Diabetes Metab* 2012; 38: 40-5.

Venables MC, Achten J, Jeukendrup AE, *Determinants of fat oxidation during exercise in healthy men and women: a cross- sectional study. J Appl Physiol* 2005; 98: 160-7.

Van Loon LJC, Greenhaff PL, Constantin-Teodosiu D, Saris WHM, Wagenmakers A.J.M, *The effects of increasing exercise intensity on muscle fuel utilization in humans. J Physiol* 2001; 536: 295-304.

Friedlander AL, Casazza GA, Horning MA, Buddinger TF, Brooks GA, *Effects of exercise intensity and training on lipid metabolism in young women. Am J Physiol Endocrinol Metab* 1998; 275: 853-63. .

Van Aggel-Leijssen DP, Saris WH, Wagenmakers AJ, Senden JM, Van Baak MA. Effect of exercise training at different intensities on fat metabolism of obese men. J Appl Physiol 2002; 92: 1300-9.

Coyle EF, Jeukendrup AE, Oseto MC, Hodgkinson BJ, Zderic TW, *Low-fat diet alters intramuscular substrates and reduces lipolysis and fat oxidation during exercise. Am J Physiol Endocrinol Metab* 2001; 280: 391-8.

Horowitz JF, Mora-Rodriguez R, Byerley LO, Coyle EF, *Lipolytic suppression following carbohydrate ingestion limits fat oxidation during exercise. Am J Physiol* 1997; 273: 768-75.

Weltman SM, Bosch AN, Dennis SC, Noakes TD, *Influence of muscle glycogen content on metabolic regulation. Am J Physiol* 1998; 274: 72-82.

Lima-Silva AE, Bertuzzi R, Pires FO, Gagliardi JF, Barros RV, Hammond J, et al., *Relationship between training status and maximal fat oxidation rate. J Sports Sci Med* 2010; 9: 31-5.

Stisen AB, Stougaard O, Langfort J, Helge JW, Sahlin K, Madsen K, *Maximal fat oxidation rates in endurance trained and untrained women. Eur J Appl Physiol* 2006; 98:497-506

Hansen K, Shriver T, Schoeller D, *The effects of exercise on the storage and oxidation of dietary fat. Sports Med* 2005; 35: 363-73.

Balci SS, *Comparison of substrate oxidation during walking and running in normal-weight and overweight/obese men. Obes Facts* 2012; 5: 327-38.

Bordenave S, Flavier S, Fédou C, Brun JF, Mercier J, *Exercise calorimetry in sedentary patients: procedures based on short 3 min steps underestimate carbohydrate oxidation and overes- timate lipid oxidation. Diabetes M.*

Bonnet C, *Mésopécie. Mésodiffusion*, 2003.

Étude MONALISA, 2005-2007.

Boschmann M et al., *Water induced thermogenesis. J Clin Endocrinol Metab.* 2003; 88(12): 6015-09.

Cohen et al., *Efficacity of urine alkalinization by oral administration of sodium bicarbonate. Am J Emerg Med* 2013 Dec; 31(12): 1073-6.

Adeva et al., *Diet induced metabolic acidosis. Clin Nutr* 2011 Aug; 30(4): 416-21.

Kanda et al., *Dietary acid intake and kidney disease progression in the ederly. Am J Nephrol* 2014; 39(2): 145-52.

Toxqui et al., *A sodium bicarbonated mineral water reduces gallbladder emptying and postprandial lipaemia. Eur J Nutr,* 2011 sept 13.

Hercberg et al., *The SUVIMAX study. Arch intern Med* 2004, 164, 2335-42.

Castebon et al., *ENNS 2006-2007. The British Journal of Nutrition* 2: 1-11.

Chavatte-Palmer P, Al Gubory K, Picone O, Heyman Y (2008), *Maternal nutrition: effects on offspring fertility and importance of the periconceptional period on long-term development. Gynecol obstetric fertil* 36: 920-9.

Rinaudo PF, Lamb J (2008), *Fetal origins of perinatal morbidity and/or adult disease. Semin Reprod Med* 26: 436-45.

Ramlau-Hansen CH, Thulstrup AM, Nohr EA, et al. (2007), *Sub fecundity in overweight and obese couples. Hum Reprod* 22: 1634-7.

Swan SH, Liu F, Overstreet JW, et al. (2007), *Semen quality of fertile US males in relation to their mothers' beef consumption during pregnancy. Hum Reprod* 22: 1497-502.

Watababe T, Ebara S, Kimura S, et al. (2007), *Maternal vitamin B12 deficiency affects spermatogenesis at the embryonic and immature stages in rats. Congenital Anom* (Kyoto) 47: 9-15.

Pront R, Margalioth EJ, Green R, et al. (2009), *Prevalence of low serum cobalamin in infertile couples. Andrologia* 41: 46-50.

Jokela M, Elovainio M, Kivimaki M (2008), *Lower fertility associated with obesity and underweight: the US National Longitudinal Survey of Youth. Am J Clin Nutr* 88: 886-93.

Jensen TK, Andersson AM, Jorgensen N, et al. (2004), *Body mass index in relation to semen quality and reproductive hormones among 1,558 Danish men. Fertil Steril* 82: 863-70.

Hammoud AO, Gibson M, Peterson CM, et al. (2008), *Impact of male obesity on infertility: a critical review of the current literature. Fertil Steril* 90: 897-904.

Sallmen M, Sandler DP, Hoppin JA, et al. (2006), *Reduced fertility among overweight and obese men. Epidemiology* 17: 520-3.

Nguyen RH, Wilcox AJ, Skjaerven R, Baird DD (2007), *Men's body mass index and infertility. Hum Reprod* 22: 2488-93.

Magnusdottir EV, Thorsteinsson T, Thorsteinsdottir S, et al. (2005), *Persistent organochlorines, sedentary occupation, obesity and human male subfertility. Hum Reprod* 20: 208-15.

Hanafy S, Halawa FA, Mostafa T, et al. (2008), *Serum leptin correlates in infertile oligozoospermie males. Andrologia* 39: 177-80.

Fejes I, Koloszar S, Szollosi J, et al. (2005), *Is semen quality affected by male body fat distribution? Andrologia* 37: 155-9.

Hammoud AO, Wilde N, Gibson M, et al. (2008), *Male obesity and alteration in sperm parameters. Fertil Steril* 90: 2222-5.

Kort HI, Massey JB, Elsner CW, et al. (2006), *Impact of body mass index values on sperm quantity and quality. Journal of andrology* 27: 450-2.

Aggerholm AS, Thulstrup AM, Toft G, et al. (2008), *Is overweight a risk factor for reduced semen quality and altered serum sex hormone profile? Fertil Steril* 90: 619-26

Ramirez-Torres MA, Carrera A, Zambrana M (2000), *High incidence of hyperestrogenemia and dyslipidemia in a group of infertile men. Ginecol. Obstet. Mex.* 68: 224-9.

Padron RS, Mas J, Zamora R, et al. (1989), *Lipids and testicular function. Int Urol Nephrology* 21: 515-9.

Kasturi SS, Tannir J, Brannigan RE (2008), *The metabolic syndrome and male infertility. J Androl* 29: 251-9.

Agarwal A, Makker K, Sharma R (2008), *Clinical relevance of oxidative stress in male factor infertility: an update. Am J Reprod Immunology* 59: 2-11.

Vicari E, Arancio A, Giuffrida V, et al. (2002), *A case of reversible azoospermia following withdrawal from alcohol consumption. J Endocrinal Invest* 25: 473-6.

Simaoui. M, El Feki., *Revue de Gynécologie obstétrique et fertilité*, ISSN 1297-2000, vol. 28 n1 : 51-59.

Young SS, Eskenazi B, Marchetti FM, et al. (2008), *The association of folate, zinc and antioxidant intake with sperm aneuploidy in healthy non-smoking men. Hum Reprod* 23: 1014-22.

Lederer J, *Cahiers de nutrition et de diététique. Le cuivre, oligoélément essentiel trop méconnu*, ISSN 0007-9960, Coden CNDQA8, Source / 1989, vol. 24, n° 6, pp. 445-452.

Neve J, Henry M, *Article 1987 Fran. Cahier de nutrition*, 145, 162, 117. 22,2. 0007-9960.

M. Aloosh et al., *Seminal plasma magnesium and premature ejaculation: a case-control study. B.J.U. interna.*, 98, 402-404, 2006.

Wathes DC, Abayasekara DR, Aitken RJ (2007), *Polyunsaturated fatty acids in male and female reproduction. Biol Reprod* 77: 190-201.

Aitken RJ, Wingate JK, De Iuliis GN, et al. (2006), *Cis-unsaturated fatty acids stimulate reactive oxygen species generation and lipid peroxidation in human spermatozoa. J Clin Endocrinol Metab* 91: 4154-63.

Tavilani H, Doosti M, Abdi K, et al. (2006), *Decreased polyunsaturated and increased saturated fatty acid concentration in spermatozoa from asthenozoospermic males as compared with normozoospermic males. Andrologia* 38: 173-8.

Forges T, Monnier-Barbarino P, Alberto JM, et al. (2007), *Impact of folate and homocysteine metabolism on human reproductive health. Hum Reprod Update* 13: 225-38.

Ebisch IM. et al. (2006), *Does folic acid and zinc intervention affect endocrine parameters and sperm characteristics in men? Int J Androl* 29: 339-45.

Tunc O, Thomson J, Tremellen K (2009), *Improvement in sperm DNA quality using an oral antioxidant therapy. Reprod Biomed Online* 18: 761-8.

Silver EW, Eskenazi B, Evenson DP, et al. (2005), *Effect of antioxidant intake on sperm chromatin stability in healthy non-smoking men. J Androl* 26: 550-6.

Aquila S, Guido C, Perrotta I, et al. (2008), *Human sperm anatomy: ultra structural localization of 1alpha,25-dihydroxyvitamin D_3 receptor and its possible role in the human male gamete. J Anat* 213: 555-64.

Mendiola J, Torres-Cantero AM, Moreno-Grau JM, et al. (2008), *Exposure to environmental toxins in males seeking infertility treatment: a case-controlled study. Reprod Biomed Online* 16: 842-50.

Vulkovic M, de Vries JH, Dohle GR, et al. (2009), *Associations between dietary patterns and semen quality in men undergoing IVF/ICSI treatment. Hum Reprod* 24: 1304-12.

Chavarro JE, Toth TL, Sadio SM, Hauser R (2008), *Soy food and isoflavone intake in relation to semen quality parameters among men from an infertility clinic. Hum Reprod* 23: 2584-90.

Collins, Bercik, P. (2009), *The relationship between intestinal microbiota and the central nervous sytem in normal gastrointestinal function and disease. J of Gastroenterology* 136.2003-2014.

Cooke et al., *Effects of acute and 14-day coenzyme Q10 supplementation on exercise performance in both trained and untrained individuals. J Int Soc Sports Nutr.* 5: 8.

O Brien C et al., *Dietary tyrosine benefits cogntive and psychomotor performance during body cooling. Physiol Behav*, 2007 feb 28.90 (2-3): 301-7.

Markus C, *Dietary amino-acids and brain serotonin function; implications for stress-related affective changes. Neuromolecular Med.* 2008. 10(4): 247-58.

Seow D.Y.B et coll., *The Association of Prehypertension With Meals Eaten Away From Home in Young Adults in Singapore. Am J Hypertens* (2015) doi: 10.1093/ajh/hpv027 First published o nline: March 18, 2015.

Burgoine T. et al., *Associations between exposure to takeaway food outlets, takeaways food consumption, and body weight in Cambridgeshire, UK: population based, cross sectional study. BMJ* 2014: 348: g1464.

Ji Hee Yu et al., *Evening chronotype is associated with metabolic disorders and body composition in middle-aged adults. The Journal of Clinical.*

Luders E et coll., *Forever Young(er): potential age-defying effects of long-term meditation on gray matter atrophy. Frontiers in Psychology*, article mis en ligne le 21 janvier 2015, doi: 10.3389/fpsyg.2014.01551.

Agrawal et coll., *'Metabolic syndrome' in the brain: deficiency in omega-3 fatty acid exacerbates dysfunctions in insulin receptor signalling and cognition. Journal of Physiology* 2012; 59: 2485-2499.

Qi Q et al., *Sugar-sweetened beverages and genetic risk of obesity. N Engl J Med* 2012; 367: 1387-96.

De Ruyter JC et al., *A trial of sugar-free or sugar-sweetened beverages and body weight in children. N Engl J Med* 2012; 367: 1397-406.

Ebbeling CB et al., *A randomized trial of sugar-sweetened beverages and adolescent body weight. N Engl J Med* 2012; 367: 1407-16.

Gomez-Pinilla F. et al., *J Physiol* 590.10 (2012), pp. 2485-2499.

Trasino SE et coll., *Vitamin A Deficiency Causes Hyperglycemia and Loss of Pancreatic β-Cell Mass. J Biol Chem.* 2014 Dec 1. pii: jbc.M114.616763.

Yang B et coll., *Calcium, vitamin D, dairy products, and mortality among colorectal cancer survivors: the Cancer Prevention Study-II Nutrition Cohort. J Clin Oncol.* 2014; 32(22): 2335-43 (ISSN: 1527-7755).

Levine ME et al., *Low protein intake is associated with a major reduction in IGF-1, cancer, and overall mortality in the 65 and younger but not older population. Cell Metabolism* 2014; 19: 407-417.

Couzin-Frankel J, *Diet studies challenge thinking on proteins versus carbs. Science* 2014: 343: 1068.

Solon-Biet SM et al., *The ratio of macronutrients, not caloric intake, dictates cardiometabolic health, aging, and longevity in ad libitum-fed mice. Celle Metabolism* 2014; 19: 418-430.

David L.A. et al., *Diet rapidly and reproducibly alters the human gut microbiome. Nature* 2014; 505: 559-563.

Mogensen SS et al., *Diagnostic work-up of 449 consecutive girls who were referred to be evaluated for precocious puberty. J Clin Endocrinol Metab* 2011; 96: 1393-1401.

Gardner C. et al., *Nonnutritive sweeteners: current use and health perspectives. Diabetes Care* 2012; 35: 1798-1808.

Lehrner J, Marwinski G, et al., *Ambient odors of orange and lavender reduce anxiety and improve mood in a dental office. Physiol Behav.* 2005; 86(1-2): 92-5

Dunn C, Sleep J, Collett D, *Sensing an improvement: an experimental study to evaluate the use of aromatherapy, massage and periods of rest in an intensive care unit. J Adv Nurs.* 1995 Jan; 21(1): 34-40.

Yim VW, Ng AK, et al., *A review on the effects of aromatherapy for patients with depressive symptoms. J Altern Complement Med.* 2009; 15(2): 187-95.

Nguyen QA, Paton C, *The use of aromatherapy to treat behavioural problems in dementia. Int J Geriatr Psychiatry*, 2007.

Fujii M, Hatakeyama R, et al., *Lavender aroma therapy for behavioral and psychological symptoms in dementia patients. Geriatr Gerontol Int.* 2008; 8(2): 136-8.

Jimbo D, Kimura Y, et al., *Effect of aromatherapy on patients with Alzheimer's disease. Psychogeriatrics*, 2009; 9(4): 173-9.

Holmes C, Hopkins V, et al., *Lavender oil as a treatment for agitated behaviour in severe dementia: a placebo controlled study. Int J Geriatr Psychiatry*, 2002; 17(4): 305-8.

Muzzarelli L, Force M, Sebold M, *Aromatherapy and reducing preprocedural anxiety: A controlled prospective study. Gastroenterol. Nurs.* 2006; 29(6): 466-71.

Table des matières

Achevé d'imprimer en juin 2024 par Corlet Imprimeur - 14110 Condé-en-Normandie
N° d'imprimeur : 24060160 - Imprimé en France